医学高等专科教育"十三五"规划教材

Gynecological Nursing

妇科护理学

供护理、助产等专业用

（第2版）

主　审　黎　梅
主　编　杨　静
副主编　张玉红　屈薇娜　任　阳　严　锐
编　委　（按姓氏笔画排序）
　　　　万丛芳（毕节医学高等专科学校）
　　　　王婷婷（泰州职业技术学院）
　　　　任　阳（山东力明科技职业学院）
　　　　孙　俨（毕节职业技术学院）
　　　　严　锐（黔南民族医学高等专科学校）
　　　　杨　静（毕节医学高等专科学校）
　　　　张玉红（江苏医药职业学院）
　　　　单　媛（承德医学院）
　　　　屈薇娜（滁州城市职业学院）

江苏凤凰科学技术出版社
国家一级出版社　全国百佳图书出版单位
·南　京·

图书在版编目(CIP)数据

妇科护理学 / 杨静主编. —2 版. —南京:江苏
凤凰科学技术出版社,2020.12
医学高等专科教育"十三五"规划教材
ISBN 978 - 7 - 5537 - 9100 - 5

Ⅰ. ①妇… Ⅱ. ①杨… Ⅲ. ①妇科学-护理学-医学
院校-教材 Ⅳ. ①R473.71

中国版本图书馆 CIP 数据核字(2018)第 055641 号

妇科护理学

主 编	杨 静	
责 任 编 辑	楼立理	
责 任 校 对	杜秋宁	
责 任 监 制	刘文洋	

出 版 发 行	江苏凤凰科学技术出版社
出版社地址	南京市湖南路 1 号 A 楼,邮编:210009
出版社网址	http://www.pspress.cn
照 排	南京紫藤制版印务中心
印 刷	江苏凤凰数码印务有限公司

开 本	880 mm×1230 mm 1/16
印 张	13.75
字 数	388 000
版 次	2020 年 12 月第 2 版
印 次	2020 年 12 月第 1 次印刷

标 准 书 号	ISBN 978 - 7 - 5537 - 9100 - 5
定 价	54.00 元

图书若有印装质量问题,可随时向我社出版科调换。

医学高等专科教育"十三五"规划教材
建设指导委员会

主 任 委 员

曾庆琪　傅　梅

副主任委员

陈鸣鸣　耿　磊　黎　梅　高明灿

李志军　宋大卫　樊　明　封苏琴

委　　员

陈宽林	陈丽云	陈　玲	陈　岩	陈轶玉	成　鹏	程田志
崔　萱	丁凤云	丁运良	高　薇	高　义	谷建亚	韩景新
韩　蕾	何曙芝	洪　震	华　霞	姬栋岩	贾启艾	蒋青桃
李德玲	李根亮	李文艳	李　星	连燕舒	梁丽萍	梁少英
林　波	林　琳	刘　丹	刘军英	刘丽艳	刘卫华	吕广梅
毛淑芳	缪文玲	莫永珍	潘红宁	潘兴寿	钱丽冰	秦红兵
秦立国	宋鸣子	苏丹丹	宿　庄	覃后继	王爱民	王沧霖
王春燕	王锦淳	王开贞	王　莉	王明波	王苏平	王晓凌
王学梅	望永鼎	吴金英	吴　玲	吴　鹏	吴晓琴	夏立平
徐锦芝	徐利云	徐益荣	许　红	许　婷	许小青	杨朝晔
杨　静	杨　铤	尹海鹰	于爱莲	袁　俐	臧谋红	张克新
张巧玲	张万秋	张卫东	张兴平	张　颖	周金莉	朱　蓓
朱劲华						

前　　言

　　为大力贯彻落实《国家中长期教育改革和发展规划纲要（2010—2020年）》《关于深化职业教育教学改革　全面提高人才培养质量的若干意见》（教职成〔2015〕6号）等文件精神，配合《高等职业学校专业教学标准（试行）》贯彻实施，切合全国高职高专教育医药卫生类专业课程改革确定的培养目标定位的指导原则，根据国家教育部"十三五"职业教育国家规划教材建设的具体要求，结合护士执业资格考试的要求，我们组织了一批具有丰富实践经验的护理教学、临床一线骨干教师和专家，编写了这本《妇科护理学》。

　　《妇科护理学》是助产专业一门主干专业课程，在护理人才培养计划中处于不可或缺的地位。全书采用以护理程序为框架的编写模式，全面介绍了妇科常见病和多发病，注重突出基础理论、基本知识、基本技能，充分体现了教材的思想性、科学性、先进性、启发性、适用性。为配合教学改革的需要，减轻学生负担，本教材文字精炼，注重提高内容质量。在教材内容的编写上，注重教材的实用性，将护理诊断与护理措施对应起来进行编写；教材编写形式上提倡实行目标教学，教材每节前均列出了学习目标，使学生明确通过本章的学习，达到应有的知识要求、素质要求和能力要求。

　　本教材共十七章，第一章和第二章为妇科护理的病历特点、妇科常用的特殊检查与护理配合；第三章至第十四章为妇科常见病与多发病患者的整体护理；第十五章为计划生育妇女的护理；第十六章为妇女保健；第十七章为妇科常用护理技术。每章后附有护士执业考试模拟习题，贴近临床护理，按护士执业考试的知识点和题型出题，有助于提高学生分析问题和解决问题的能力，使理论和实践相结合，对今后的护理工作起到一定的指导作用。

　　本教材可供医学高等专科教育助产、护理等专业的学生使用，也可作为临床护理工作者的参考书。

　　本教材的编写凝聚了各位编者对护理职业教育事业的热爱，浸透了他们默默奉献的辛勤汗水。教材的顺利出版，也得到了江苏凤凰科学技术出版社的大力支持，在此深表谢意和敬意！

　　限于编者的能力和水平，书中不妥之处在所难免，在此恳请各院校师生、读者和护理同仁多提宝贵意见，以便再版时完善。

编　者

目　　录

第一章　妇科护理病历

学习目标

掌握：妇科患者病史采集的方法及病史内容，妇科检查的注意事项。

熟悉：妇科检查方法和基本要求，学会使用阴道窥器进行护理操作；妇科常见的异常症状与体征。

了解：结合妇科患者的特点进行心理-社会评估，制订个体化的护理措施。

- -

　　妇科护理病历的书写要求护理人员应用护理程序，采集病史、进行体格检查、评估和分析患者的心理-社会状态，制订相应的护理计划并实施。妇科检查是诊治妇科疾病、估计预后和护理评估的主要依据，也是妇科临床实践的基本技能。本章除介绍妇科病史的采集和妇科检查方法外，还重点介绍妇科疾病常见症状、体征及护理诊断/合作性问题。

第一节　妇科病史采集的方法

　　病史采集是诊治患者的第一步，也是培养护患沟通技巧、建立良好护患关系的重要时机。有效的交流是对患者准确评估和处理的基础，能增加患者的安全感和满意度，不仅可以采集到真实、完整、准确的病史，也可减少医疗纠纷的发生。采集病史时，应做到耐心细致、态度和蔼、语言亲切。询问病史应带有目的性，切勿遗漏关键性内容；可采用启发式提问，避免暗示和主观臆测；对危急重症患者在初步了解病情后，应立即抢救处理，以免贻误时机；从外院转诊的患者，应询问并索要病情介绍、治疗经过作为重要参考资料；不能自己口述的患者，应询问了解病情经过的家属或亲友；要考虑患者的隐私，若其故意隐瞒、否认（如与性生活有关细节），不愿说出真实情况者，不可盲目相信，也不宜反复追问，可通过体格检查或辅助检查发现异常。

　　［考点提示：病史采集是疾病诊治的重要步骤，应做到准确、完整；重视沟通技巧和尊重患者的隐私］

第二节　妇科患者的护理评估

　　护理评估是护理程序的第一步，是指收集有关患者的全面资料，并加以整理、综合、判断的过程。妇科护理评估可以通过观察、会谈、体格检查、心理测试等方法，获得妇女生理、心理、社会、精神和文化等各方面的资料。

一、病史内容

病史内容包括一般项目、主诉、现病史、月经史、婚育史、既往史、个人史和家族史八个方面。

1

1. 一般项目 包括患者的姓名、性别、年龄、籍贯、职业、民族、婚姻、住址、入院方式、入院日期、病史记录时间、可靠程度。若非患者本人陈述，应注明陈述者与患者的关系。

2. 主诉 是指促使患者就诊的主要症状(或体征)和持续时间。要求通过主诉初步估计疾病的大致范围，了解患者就诊的主要目的及护理问题。力求简明扼要，通常不超过20个字。妇科临床常见症状有外阴瘙痒、阴道出血、白带异常、下腹痛、下腹部包块、停经、不孕等。若患者有停经、阴道出血及腹痛三种主要症状时，应按其发生时间的顺序将主诉书写为：停经×日后，阴道出血×日，腹痛×日。若患者无任何自觉不适，仅在妇科疾病普查时发现早期子宫颈癌，主诉应据实写为：普查发现"子宫颈癌"×日。

3. 现病史 为病史的主要组成部分，是指患者本次疾病发生、演变和诊疗的全过程。应以主要症状为核心，按时间先后依次描述。首先了解发病的时间、原因及可能的诱因和起病缓急；主要症状特点、部位、持续时间及严重程度；病情的发展与演变，是持续性还是间歇性，是进行性加剧还是逐渐缓解；发病后的诊断及治疗经过、治疗效果及不良反应等。除主要症状外，还要详细询问患者有无伴随症状及其出现的时间、特点和演变过程，特别是与主要症状之间的相互关系。此外，详细询问患者相应的心理反应，如睡眠、饮食、大小便、体重变化、性生活、夫妻关系、活动能力、自我感觉、角色关系、应激能力的变化等心理-社会资料。对与鉴别诊断的有关阳性或阴性资料也应写入现病史中。与本次疾病虽无紧密关系，但仍需治疗的其他疾病及用药情况，可在现病史后另起一段记录。

4. 月经史 包括初潮年龄、月经周期、经期持续时间、经量、经期伴随症状。如14岁初潮，月经周期28～30日，持续5日，可简写为 $14\dfrac{5}{28\sim30}$。经量多少可通过询问每日更换卫生巾次数得知，有无血块；伴随症状包括经前或经期有无不适(如乳房胀痛、水肿、精神抑郁或易激动等)；有无痛经，疼痛的部位、性质、程度，以及痛经起始和消失的时间；常规询问末次月经(LMP)起始日期、经量和持续时间。当其流血情况不同于以往正常月经时，还应了解前次月经(PMP)起始日期。绝经后患者应询问其绝经年龄，以及绝经后有无再出现阴道出血、白带有无异常或其他不适。

5. 婚育史 婚次及每次结婚年龄、是否近亲结婚(直系血亲及三代旁系血亲)、男方健康状况，有无冶游史、性病史以及双方同居情况等；生育史包括足月产、早产、流产次数以及现存子女数，简写为"足-早-流-存"，如足月产3次，无早产，流产1次，现存子女2人，可记录为3-0-1-2，或仅用"孕×产×"表示，如孕4产3，表示为G_4P_3；记录分娩方式，有无难产史，新生儿出生情况，产后有无大量出血或感染史；自然流产或人工流产情况，末次分娩或流产日期，采用何种计划生育措施及其效果等。

6. 既往史 是指患者以往健康和疾病情况，包括以往健康状况、传染病史、预防接种史、疾病史，特别是妇科疾病、结核病(肺结核、肠结核、结核性腹膜炎)、肝炎、心血管疾病，以及手术史、外伤史、输血史、药物过敏史，并注明对何种药物过敏等。若患过某种疾病，应记录疾病名称、患病时间及诊疗转归。为避免遗漏，可按全身各系统依次询问。

7. 个人史 患者生活和居住情况，出生地和曾居留地区，有无烟、酒等嗜好，生活方式、卫生习惯等。了解与疾病有关的职业、工种、劳动条件，有无毒品使用史。

8. 家族史 父母、兄弟、姊妹及子女健康情况。家族成员中有无遗传性疾病(如血友病、白化病等)、可能与遗传有关的疾病(如糖尿病、高血压、肿瘤等)以及传染病(如结核等)。

[考点提示：月经史和婚育史]

二、身体评估

身体评估应在采集病史后进行。评估范围包括全身检查、腹部检查和盆腔检查。除急危重症外，应按下列先后顺序进行。不仅要记录与疾病有关的重要体征，还要记录有鉴别意义的阴性体征。

（一）全身检查

全身检查应常规测量体温、脉搏、呼吸、血压，必要时测量体重、身高。观察患者的意识、精神状态、面容、体态、全身发育及毛发分布情况、皮肤、淋巴结（特别是左锁骨上淋巴结和腹股沟淋巴结）、头部器官、颈、乳房（注意其发育、皮肤变化以及有无包块或分泌物）、心、肺、脊柱及四肢。

（二）腹部检查

腹部检查为妇科疾病体格检查的重要组成部分，应在盆腔检查之前进行。视诊观察腹部是否隆起或呈蛙腹状，腹壁有无瘢痕、静脉曲张、妊娠纹、腹壁疝、腹直肌分离等；触诊腹壁厚度，肝、脾、肾有无增大及压痛，腹部有无压痛、反跳痛或肌紧张，能否扪及包块。有包块时应描述包块的部位、大小（以 cm 为单位或相当于妊娠子宫月份表示）、形状、质地、活动度、表面是否光滑或有高低不平隆起，以及有无压痛等；叩诊时注意鼓音和浊音的分布范围，有无移动性浊音；听诊并了解肠鸣音情况。若合并妊娠，应检查宫底高度、腹围、胎方位、胎心率、胎动及胎儿大小等。

（三）盆腔检查

盆腔检查为妇科所特有，又称妇科检查，包括外阴、阴道、子宫颈、子宫体及双侧附件检查。

1. 用物准备 检查器械包括一次性手套（或无菌消毒手套）、阴道窥器、鼠齿钳、长镊、子宫探针、宫颈刮板、玻片、棉拭子、消毒液、液状石蜡或肥皂水、生理盐水等。

2. 基本要求 ①检查者应关心、体贴患者，做到态度严谨、语言亲切、检查仔细、动作轻柔。②除尿失禁患者外，检查前应排空膀胱，必要时导尿排空膀胱。大便充盈者应在排便或灌肠后检查。③每检查一位患者，均应更换置于臀部下面的垫单或纸单，以防交叉感染。④除个别尿瘘患者有时需取膝胸位外，一般盆腔检查时均取膀胱截石位（图 1-1）。患者臀部置于检查台缘，头部略抬高，双手平放于身旁，以使腹肌松弛。检查者面向患者，站在患者两腿之间。危重患者不宜搬动时可在病床上检查。⑤应避免于经期做盆腔检查。若为异常出血，则必须检查，检查前应先消毒外阴，并使用无菌手套及器械，以防发生感染。⑥对无性生活史的患者禁做双合诊、三合诊及阴道窥器检查，应行直肠-腹部诊。若有必要检查时，在征得患者及家属同意后才可做双合诊或使用阴道窥器检查。⑦对疑有盆腔内病变的腹壁肥厚、高度紧张不合作或未婚患者，当盆腔检查不满意时，可行 B 型超声检查；也可肌内注射哌替啶后，甚至在骶管麻醉下进行盆腔检查，以做出较正确的诊断。⑧男性医护人员对患者进行妇科检查时，应有女性医护人员在场，避免不必要的误会，并减轻患者的紧张心理。

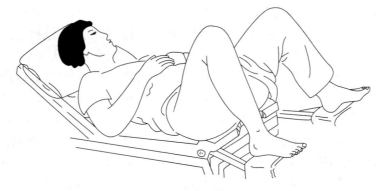

图 1-1 膀胱截石位

[考点提示：盆腔检查的基本要求]

3. 检查方法及步骤

（1）外阴部检查：观察外阴发育及阴毛疏密和分布情况，有无畸形、水肿、皮炎、溃疡、赘生物或肿块，注意皮肤和黏膜的色泽及质地变化，有无增厚、变薄或萎缩；然后用右手拇指和示指分开小阴唇,暴露阴道前庭及尿道口和阴道口。未婚者的处女膜完整未破,其阴道口勉强可容一示指;已有性生活者的阴道口可容两指通过;经产妇的处女膜仅余残痕或可见会阴侧切瘢痕。检查时应让患者用力向下屏气,观察有无阴道前壁或后壁膨出、子宫脱垂或尿失禁等。

(2)阴道窥器检查:应根据患者阴道壁松弛情况,选用大小适当的阴道窥器,具体检查方法如下。

1)放置和取出:将阴道窥器两叶合拢,用液状石蜡或肥皂液润滑两叶前端,以利于插入,避免损伤。若拟做宫颈刮片或阴道上段涂片细胞学检查,则不宜用润滑剂,改用生理盐水,以免影响检查结果。放置窥器前先用左手示指和拇指分开两侧小阴唇,暴露阴道口,右手持阴道窥器,避开敏感的尿道周围区,斜行沿阴道侧后壁缓慢地插入阴道内,向上、向后推进,边推进边将两叶转平,并逐渐张开两叶,直至完全暴露子宫颈为止(图1-2)。取出窥器前,应将两叶合拢再沿阴道侧后壁缓慢取出,以免小阴唇和阴道壁黏膜被夹入两叶侧壁间而引起患者剧痛或不适。

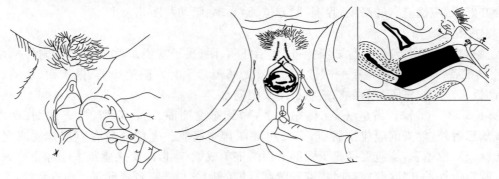

图1-2 放置阴道窥器、暴露子宫颈

2)视诊:暴露子宫颈后,观察宫颈大小、颜色、外口形状,有无出血、撕裂、外翻、糜烂样改变、腺囊肿、息肉、肿块,宫颈管内有无出血或分泌物。宫颈刮片和宫颈管分泌物涂片和培养的标本均应于此时采集;然后,旋转窥器,观察阴道前壁、后壁和侧壁黏膜颜色,皱襞多少,是否有阴道隔或双阴道等先天畸形,有无溃疡、赘生物或囊肿等。注意阴道内分泌物的量、性质、色泽,有无臭味。白带异常者应做涂片或培养找滴虫、假丝酵母菌、淋菌及线索细胞等。

(3)双合诊:检查者用一只手的两指或一指放入阴道,另一只手在腹部配合检查,称为双合诊。双合诊是盆腔检查最重要的项目,其目的在于扪清阴道、子宫颈、子宫体、输卵管、卵巢、子宫韧带和子宫旁结缔组织,以及盆腔内其他器官有无异常。

检查方法:检查者戴无菌手套,一只手示指和中指涂润滑剂后,轻轻地通过阴道口沿后壁放入阴道,检查阴道通畅度和深度,有无先天畸形、结节或肿块;再扪及宫颈的大小、形状、硬度,以及宫颈外口情况,有无接触性出血。若上抬宫颈时患者感到疼痛称为宫颈举痛,为盆腔内器官有病变的表现。当扪及宫颈外口方向朝后时,子宫体多为前倾;宫颈外口朝前时宫体多为后倾;宫颈外口朝前且阴道内手指伸达后穹隆顶部触及子宫体时,子宫为后屈。随后将阴道内两指放在宫颈后方,另一只手掌心朝下,手指平放在患者腹部平脐处,当阴道内手指向上、向前抬举宫颈时,腹部手指向下、向后按压腹壁,并逐渐向耻骨连合移动,通过内、外手指同时分别抬举和按压,相互协调,即可扪清子宫的位置、大小、形状、软硬度、活动度以及有无压痛(图1-3)。正常子宫位置一般是前倾略前屈。扪清子宫情况后,将阴道内两指由宫颈后方移至一侧穹隆部,尽可能地往上向盆腔深部扪触,与此同时,另一只手从同侧下腹壁髂嵴水平开始,由上往下按压腹壁,与阴道内手指相互对合,以触摸该侧子宫附件处有无包块、增厚或压痛(图1-4)。若扪及包块,应查清其位置、大小、形状、软硬度、活动度、与子宫的关系以及有无压痛等。正常卵巢偶可扪及,约4 cm×3 cm×1 cm大小,可活动,触之稍有酸胀感。正常的输卵管不能扪及。

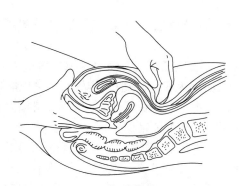

图 1－3　双合诊检查子宫

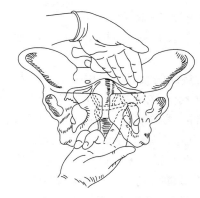

图 1－4　双合诊检查子宫附件

（4）三合诊：即腹部、阴道、直肠联合检查。在双合诊检查之后，将一只手的中指退出，放入直肠，示指在阴道内，另一只手在腹壁配合检查，具体检查步骤与双合诊时相同（图 1－5）。三合诊的目的在于弥补双合诊的不足，通过三合诊可扪清后倾或后屈子宫的大小，发现子宫后壁、直肠子宫陷凹、宫骶韧带及双侧盆腔后部的病变，估计盆腔内的病变范围，特别是肿瘤与盆壁间的关系，以及扪及阴道直肠隔、骶骨前方或直肠内有无病变等。

（5）直肠－腹部诊：检查者一只手示指伸入直肠，另一只手在腹部配合检查，称为直肠－腹部诊（图 1－6）。一般适用于无性生活史、阴道闭锁或因其他原因不宜行双合诊的患者。

［考点提示：双合诊、三合诊、直肠-腹部诊的操作方法］

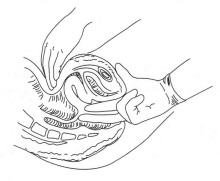

图 1－5　三合诊

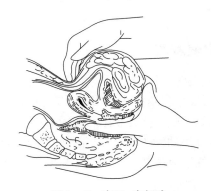

图 1－6　直肠-腹部诊

4. 盆腔检查结果记录

盆腔检查结束后，应将检查结果按顺序记录。

（1）外阴：发育及阴毛分布情况，有无皮炎、溃疡、赘生物，皮肤和黏膜的色泽及质地变化，阴道前庭、尿道口和阴道口是否异常，以及处女膜情况。

（2）阴道：通畅性，黏膜的弹性、色泽，有无赘生物，分泌物的量、色泽、性质、有无臭味，以及阴道穹隆情况等。

（3）子宫颈：大小、硬度、活动度、外口形状，有无撕裂、外翻、息肉、肿块，宫颈管内有无出血或分泌物等，有无接触性出血、举痛。

（4）子宫：位置、大小、硬度、活动度、形态、有无压痛等。

（5）附件：有无肿物、压痛、增厚，肿物的大小、硬度、活动度以及表面情况，与子宫及盆壁的关系等。左右两侧分别记录。

三、心理-社会评估

1. 人格类型　评估患者属于依赖型、独立型，紧张型、松弛型，主动型、被动型，内向型、外向型等,为制订护理措施提供依据。

2. 应激水平和应对措施　评估睡眠、精力、食欲是否因环境改变而发生改变,了解患者的应对方式及能力。

3. 对疾病的反应　借用量化评估表评估患者患病前后的应激方法,面对压力的解决方式,处理问题过程中遭遇的困难,可以明确引起患者疾病的社会及心理因素,以采取相应的心理护理措施。

4. 精神-心理状态　评估患者患病后的定向力、意识水平、注意力、仪表、举止、情绪及沟通交流能力有无改变;患者患病后有无焦虑、恐惧、绝望、自责、愤怒等情绪变化。

5. 社会方面　主要评估个人生命中依赖他人或受他人影响等方面。对患者的社会关系网进行了解,看其能否满足患者的基本需要,包括社会关系、社会-经济状况、生活方式、患者丈夫与患者间的亲密程度。评估夫妻感情及对患者的影响,内容包括患者家属探视情况,家属询问病情态度,家属对于手术预后的态度,夫妻双方配合治疗的可能性及实施情况。

四、辅助检查及特殊检查

辅助检查及特殊检查包括血常规、尿常规、便常规三大常规检查,相应的实验室检查项目及相应的物理检查,如生殖道分泌物检查、生殖道脱落细胞学检查、活体组织学检查、激素测定、基础体温测定、B 型超声、X 线检查、输卵管通液术、阴道后穹隆穿刺术、内镜检查等。

第三节　妇科疾病常见症状及体征

一、阴道流血

阴道流血为女性最常见的主诉之一。生殖道任何部位,包括阴道前庭、处女膜、阴道、子宫颈和子宫体均可发生出血。出血大多数来自宫体,不论其源自何处,除正常月经外均称为阴道流血。

1. 病因　阴道流血常见的病因有以下七类。

(1)内分泌功能失调:如功能失调性子宫出血、雌激素水平下降所致子宫出血等。

(2)与妊娠有关的子宫出血:如流产、异位妊娠、妊娠滋养细胞疾病、产后胎盘残留、胎盘息肉和子宫复旧不全等。

(3)生殖器炎症:如外阴溃疡、阴道炎、宫颈炎、宫颈息肉和子宫内膜炎等。

(4)生殖器肿瘤:如子宫肌瘤和生殖器恶性肿瘤。子宫肌瘤是引起阴道流血的常见良性肿瘤。恶性肿瘤包括外阴癌、阴道癌、宫颈癌、子宫内膜癌、子宫肉瘤、绒毛膜癌。具有分泌雌激素功能的卵巢肿瘤也可引起阴道流血。

(5)损伤、异物:如外阴、阴道骑跨伤、性交所致处女膜或阴道损伤,均可发生出血;放置宫内节育器常并发子宫出血。

(6)与全身疾病有关的阴道流血:如血小板减少性紫癜、再生障碍性贫血、白血病、肝功能损害等,均可导致子宫出血。

(7)外源性性激素:使用雌激素或孕激素不当,也可引起不规则子宫出血。

2. 阴道流血的表现形式

(1)月经周期改变的阴道流血:周期不规则的阴道流血多为无排卵性功能失调性子宫出血,应注意排除早期子宫内膜癌;周期缩短、经期正常的阴道流血,多为黄体功能不全引起的子宫出血;雌激素药物使用不当或使用避孕药物,也可导致月经出血不规则;无周期性的长期持续阴道流血,一般多为生殖道恶性肿瘤所致,首先应考虑宫颈癌或子宫内膜癌的可能;两次月经之间阴道流血,若发生在下次月经来潮前 14~15 日,历时 3~4 日,且出血量极少,多为排卵期出血。

(2)经量增多,经期改变:周期基本正常,但月经量多(>80 ml)或经期延长多为子宫肌瘤的典型症状,其他如子宫腺肌病、排卵性月经失调、放置宫内节育器等均可有经量增多;月经周期正常,月经来潮前数日或来潮后数日持续少量阴道流血或有极少量阴道褐红色分泌物,可见于有排卵性月经失调或放置宫内节育器的副反应。此外,子宫内膜异位症也可能出现类似情况。

(3)停经后阴道流血:发生于育龄妇女,应先考虑与妊娠有关的疾病,如流产、异位妊娠、葡萄胎等;发生于围绝经期妇女者,排除生殖道恶性肿瘤后,多考虑为无排卵性功能失调性子宫出血。

(4)绝经多年后阴道流血:若流血量极少,历时2~3日即净,多为绝经后子宫内膜脱落引起的出血或萎缩性阴道炎;若流血量较多、流血持续不净或反复阴道流血,应考虑子宫内膜癌的可能。

(5)接触性出血:性交后或阴道检查后即有鲜血,应考虑早期宫颈癌、宫颈息肉或子宫黏膜下肌瘤伴感染可能。

(6)阴道流血伴白带异常:一般应考虑晚期宫颈癌、子宫内膜癌或子宫黏膜下肌瘤伴感染;间歇性阴道排出血水,应警惕有输卵管癌的可能。

(7)外伤后阴道流血:常见于发生骑跨伤后,流血量可多可少。

3. 年龄对诊断阴道流血的参考价值 女性新生儿出生后数日有少量阴道流血,是因离开母体后雌激素骤然下降,子宫内膜脱落所致;幼女出现阴道流血,应考虑有性早熟或生殖道恶性肿瘤的可能;青春期少女阴道流血,多为无排卵性功能失调性子宫出血;育龄妇女出现阴道流血,应考虑与妊娠相关的疾病;绝经过渡期阴道流血,多考虑无排卵性功能失调性子宫出血,但应首先排除生殖道恶性肿瘤。

二、白带异常

白带由阴道黏膜渗出物、宫颈管及子宫内膜腺体分泌物等混合而成,其形成与雌激素的作用有关。正常白带呈白色稀糊状或蛋清样,黏稠,无腥臭味,量少,对妇女健康无不良影响。当生殖道出现炎症,特别是阴道炎、宫颈炎或发生癌变时,白带显著增多且性状也有改变,称为白带异常。临床常见的白带异常有以下七种。

1. 透明黏性白带 无色、透明、呈蛋清样,外观与正常白带相似,但量显著增多,应考虑子宫颈炎、卵巢功能失调、阴道腺病或宫颈高分化腺癌等疾病的可能。

2. 白色或灰黄色泡沫状稀薄白带 为滴虫阴道炎的特征,可伴外阴瘙痒。

3. 凝乳块状或豆渣样白带 为外阴阴道假丝酵母菌病的特征,常伴严重的外阴瘙痒或局部灼痛。

4. 灰白色匀质鱼腥味白带 常见于细菌性阴道病,有鱼腥味,伴外阴轻度瘙痒。

5. 脓性白带 色黄或黄绿,黏稠,多有臭味,为细菌感染所致,可见于急性阴道炎、子宫颈炎症。宫腔积脓、子宫颈癌、阴道癌或阴道内异物残留也可导致脓性白带。

6. 血性白带 白带中混有血液,血量多少不一,应考虑子宫颈癌、子宫内膜癌、子宫颈息肉或子宫黏膜下肌瘤等。放置宫内节育器也可引起血性白带。

7. 水样白带 持续流出淘米水样白带,且具奇臭者一般为晚期子宫颈癌、阴道癌或黏膜下肌瘤伴感染。间断性排出黄红色或红色水样白带,应考虑输卵管癌的可能。

三、外阴瘙痒

外阴瘙痒是妇科患者常见的症状,多由外阴各种不同病变引起,外阴正常者也可以发生。严重瘙痒患者坐卧不安,以致影响生活与工作。

1. 病因 外阴阴道假丝酵母菌病和滴虫阴道炎是引起外阴瘙痒最常见的原因。此外,细菌性阴道病、萎缩性阴道炎、外阴鳞状上皮增生、各种皮肤病、阴虱、疥疮、蛲虫病、药物过敏、化学品刺激及不良卫生习惯等也可导致外阴瘙痒;还可见于糖尿病、黄疸、贫血、白血病、妊娠期肝内胆汁淤积症等;亦有不明原因的外阴瘙痒。

2. 临床表现　外阴瘙痒常为阵发性发作,也可为持续性,一般于夜间加剧。瘙痒程度因不同疾病和不同个体而有明显差异。外阴阴道假丝酵母菌病和滴虫阴道炎以外阴瘙痒、白带增多为主要症状;外阴鳞状上皮增生以外阴奇痒为主要症状,伴有外阴皮肤发白;蛲虫病引起的外阴瘙痒以夜间为甚;糖尿病患者由于尿糖对外阴皮肤刺激,特别是伴发外阴阴道假丝酵母菌病时,外阴瘙痒剧烈;无原因的外阴瘙痒一般仅发生在生育年龄或绝经后妇女,外阴瘙痒十分严重,甚至难以忍受,但局部皮肤和黏膜外观正常;妊娠期肝内胆汁淤积症也可出现包括外阴在内的全身皮肤瘙痒;黄疸、维生素 A 缺乏、B 族维生素缺乏、严重贫血、白血病等慢性疾病患者出现外阴瘙痒时,常有全身瘙痒症状。

外阴瘙痒多位于阴蒂、小阴唇,也可波及大阴唇、会阴甚至肛周等皮损区。长期搔抓可引起抓痕、血痂或继发毛囊炎。

四、下腹痛

下腹痛为妇科疾病常见的症状,应根据下腹痛的性质和特点考虑各种不同的妇科疾病。

1. 起病缓急　起病缓慢而逐渐加剧者,多为内生殖器炎症或恶性肿瘤所引起;急骤发病者,应考虑卵巢囊肿蒂扭转或破裂,或子宫浆膜下肌瘤蒂扭转;反复隐痛后突然出现撕裂样剧痛者,应考虑输卵管妊娠破裂或流产的可能。

2. 疼痛部位　下腹正中出现疼痛多为子宫病变引起;一侧下腹痛应考虑为该侧子宫附件病变,如卵巢囊肿蒂扭转、输卵管卵巢炎症,右侧下腹痛还应排除急性阑尾炎等;双侧下腹痛常见于子宫附件炎性病变;整个下腹痛甚至全腹疼痛,要考虑到卵巢囊肿破裂、输卵管妊娠破裂或盆腔腹膜炎的可能。

3. 疼痛性质　持续性钝痛多为炎症或腹腔内积液所致;顽固性疼痛难以忍受,应考虑晚期生殖器肿瘤的可能;子宫或输卵管等空腔器官收缩表现为阵发性绞痛;输卵管妊娠或卵巢肿瘤破裂可引起撕裂性锐痛;宫腔内有积血或积脓常导致下腹坠痛。

4. 疼痛时间　在月经周期中间出现一侧下腹隐痛,应考虑为排卵性疼痛;经期出现腹痛,或为原发性痛经,或有子宫内膜异位症的可能;周期性下腹痛但无月经来潮多为经血排出受阻所致,见于先天性生殖道畸形或术后宫腔、宫颈管粘连等。

5. 疼痛放射部位　疼痛放射至肩部应考虑为腹腔内出血;疼痛放射至腰骶部多为宫颈、子宫病变所致;疼痛放射至腹股沟及大腿内侧,一般为该侧子宫附件病变所引起。

6. 伴随症状　下腹痛同时有停经史,多为妊娠并发症;伴恶心、呕吐考虑有卵巢囊肿蒂扭转的可能;有畏寒、发热常为盆腔炎症;有休克症状应考虑有腹腔内出血;出现肛门坠胀,一般为直肠子宫陷凹有积液所致;伴有恶病质,为生殖器晚期肿瘤的表现。

五、下腹部包块

下腹部包块是妇科患者就医时的常见主诉。包块可能是患者本人或家属无意发现,或因其他症状(如下腹痛、阴道流血等)做妇科检查或超声检查时被发现。根据包块质地不同,可分为囊性和实性。囊性包块多为良性病变,如卵巢囊肿、输卵管卵巢囊肿、输卵管积水等;实性包块除妊娠子宫外,子宫肌瘤、卵巢纤维瘤、盆腔炎性包块等为良性病变外,其他应首先考虑为恶性肿瘤。

1. 子宫增大　位于下腹正中且与宫颈相连,可能的原因有以下六个方面。

(1)妊娠子宫:育龄妇女有停经史,扪及下腹正中包块,应首先考虑为妊娠子宫。停经后出现不规则阴道流血,且子宫迅速增大超过停经周数者,可能为葡萄胎;妊娠早期子宫峡部变软,宫体似与宫颈分离,此时应警惕将宫颈误认为宫体,将妊娠子宫误诊为卵巢肿瘤。

(2)子宫肌瘤:子宫均匀增大,或表面有单个或多个球形隆起。子宫肌瘤的典型症状为月经过多。带蒂的浆膜下肌瘤仅蒂与宫体相连,一般无症状,检查时有可能将其误诊为卵巢实质性肿瘤。

（3）子宫腺肌病：子宫均匀增大，一般不超过妊娠 12 周子宫大小。患者多伴有逐年加剧的进行性痛经、经量增多及经期延长。

（4）子宫畸形：双子宫或残角子宫可扪及子宫另一侧有与其对称或不对称的包块，两者相连，硬度相似。

（5）子宫恶性肿瘤：老年患者子宫增大，伴有不规则阴道流血，应考虑子宫内膜癌的可能；子宫增长迅速，伴有腹痛及不规则阴道流血，可能为子宫肉瘤；既往有生育史或流产史，特别是有葡萄胎史者，若子宫增大且外形不规则及子宫异常出血时，应考虑妊娠滋养细胞肿瘤的可能。

（6）子宫阴道积血或子宫积脓：青春期无月经来潮伴有周期性腹痛，并扪及下腹正中肿块，应考虑处女膜闭锁或阴道无孔横隔。子宫也可因子宫内膜癌、老年性子宫内膜炎合并子宫积脓而增大。

2. 子宫附件包块　正常情况下输卵管和卵巢均难以扪及。当附件出现肿块时，多属于病理现象。临床常见的附件肿块有以下四种情况。

（1）输卵管妊娠：肿块位于子宫旁，大小、形状不一，有明显触痛。患者多有短期停经后阴道持续少量流血及腹痛史。

（2）附件炎性肿块：肿块多为双侧性，位于子宫两旁，与子宫有粘连，压痛明显。急性附件炎症患者有发热、腹痛。慢性附件炎症患者有不孕及下腹部隐痛史，甚至出现反复急性盆腔炎发作。

（3）卵巢非赘生性囊肿：多为单侧、可活动的囊性包块，直径一般不超过 8 cm。黄体囊肿可出现于妊娠早期；葡萄胎常并发双侧卵巢黄素化囊肿；卵巢子宫内膜异位囊肿多为与子宫有粘连、活动受限且有压痛的肿块。

（4）卵巢赘生性囊肿：不论肿块大小，其表面光滑、囊性且可活动者，多为良性囊肿；肿块为实性，表面不规则，活动受限，特别是盆腔内扪及其他结节或伴有胃肠道症状者，多为卵巢恶性肿瘤。

3. 肠道及肠系膜包块

（1）粪块嵌顿：包块位于左下腹，多呈圆锥状，直径为 4～6 cm，质偏实，略能推动。排便后包块消失。

（2）阑尾脓肿：包块位于右下腹，边界不清，距子宫较远且固定，有明显压痛，伴发热、白细胞增高和红细胞沉降率加快。初发病时先有脐周疼痛，随后疼痛逐渐转移并局限于右下腹。

（3）腹部手术或感染后继发的肠管、大网膜粘连：肿块边界不清，叩诊时部分区域呈鼓音。患者既往有手术史或盆腔感染史。

（4）肠系膜肿块：部位较高，包块表面光滑，向左右移动度大，上下移动受限制，易误诊为卵巢肿瘤。

（5）结肠癌：包块位于一侧下腹部，呈条块状，略能推动，有轻压痛。患者多有下腹隐痛、便秘、腹泻或便秘腹泻交替，以及粪便中带血史，晚期出现贫血、恶病质。

4. 泌尿系统包块

（1）充盈膀胱：包块位于下腹正中、耻骨连合上方，呈囊性，表面光滑，不活动。导尿后包块消失。

（2）异位肾：先天异位肾可位于髂窝部或盆腔内，形状类似正常肾，略小，一般无自觉症状。静脉尿路造影可确诊。

5. 腹壁或腹腔包块

（1）腹壁血肿或脓肿：位于腹壁内，与子宫不相连。患者有腹部手术或外伤史。为区别是腹壁还是盆腔包块，让患者抬起头部，使腹肌紧张，若包块更明显，多为腹壁包块。

（2）腹膜后肿瘤或脓肿：包块位于直肠和阴道后方，与后腹壁固定，不活动，多为实性，以肉瘤最常见；也可为囊性，如畸胎瘤、脓肿等。静脉尿路造影可见输尿管移位。

（3）腹水：大量腹水易与巨大卵巢囊肿相混淆。腹部两侧浊音、脐周鼓音为腹水特征。腹水若合并卵巢肿瘤，腹部冲击触诊法可发现潜在的包块。

（4）盆腔包裹性积液：包块为囊性、表面光滑、界限不清、固定不动。囊肿可随患者病情加剧而增大或好转而缩小。

(5)直肠子宫陷凹脓肿:包块呈囊性,向后穹隆突出,压痛明显,伴发热及急性盆腔腹膜炎体征。后穹隆穿刺抽出脓液可确诊。

第四节 妇科常见护理诊断/合作性问题

护理诊断是关于个人、家庭、社区对现存的或潜在的健康问题的一种临床判断,是护士为达到预期的结果选择护理措施的基础。护理诊断是护士独立采取措施能够解决的问题。护士通过评估全面收集服务对象的健康资料后,对资料加以整理、分析,确定服务对象的健康问题、形成护理诊断。它包括患者现存、潜在、健康的综合的几种类型。我国目前使用的是北美护理诊断协会(NANDA)认可的护理诊断。

医护合作性问题是指不能通过护士的独立手段解决的某些疾病过程中的并发症,这些并发症需要护士与医师共同合作解决。对合作性问题,护理措施的重点是监测。

确认相应的护理诊断和合作性问题后,需按照其重要性和紧迫性排列先后顺序,使护士能根据患者病情轻重缓急采取护理措施。按生理、心理、社会等方面分类,根据 NANDA 所规定的护理诊断名称排列书写。妇科常见护理诊断有:舒适改变、疼痛、组织完整性受损、尿潴留、排尿障碍、营养失调、有感染的危险、潜在并发症、疲乏/活动无耐力、睡眠型态紊乱、自我形象紊乱、焦虑/恐惧、预感性悲哀、知识缺乏、个人应对无效等,并根据护理诊断的轻重缓急制订护理计划、提出护理目标、实施护理措施、评价护理效果等。

- -

能力测试题

A1 型题

1. 妇科检查床的台垫更换频率为( )
   A. 一人一换   B. 每日一换   C. 隔日一换   D. 三合诊检查后换   E. 出现污渍后换

2. 观察阴道壁、子宫颈情况所用的检查方法是( )
   A. 外阴检查   B. 阴道窥器检查   C. 双合诊检查   D. 三合诊检查   E. 肛-腹诊检查

A2 型题

3. 患者,女性,30 岁。流产 1 次,早产 1 次,足月产 2 次,现存子女 2 人,生育史可简写为( )
   A. 3-1-0-2 B. 1-3-0-2 C. 1-0-2-3 D. 2-1-1-2 E. 2-0-3-1

4. 患者,女性,60 岁。13 岁初潮,每 28~30 日来一次月经,每次持续 6~7 日,50 岁绝经。其月经史可描述为( )

   A. $13\dfrac{6\sim7}{28\sim30}60$　　　　B. $13\dfrac{6\sim7}{28\sim30}50$　　　　C. $13\dfrac{28\sim30}{6\sim7}60$

   D. $13\dfrac{28\sim30}{6\sim7}50$　　　　E. $60\dfrac{6\sim7}{28\sim30}13$

5. 患者,女性,18 岁,无性生活。因严重经期腹痛就诊,合适的盆腔检查方式是( )
   A. 双合诊   B. 三合诊   C. 直肠-腹部诊   D. 直肠指检   E. 阴道窥器检查

(王婷婷)

第二章　妇科常用的特殊检查与护理配合

学习目标

掌握:妇科常用特殊检查的护理配合。

熟悉:妇科常用特殊检查的方法、适应证、禁忌证、物品准备。

了解:妇科常用特殊检查的结果和临床意义。

第一节　生殖道分泌物检查

一、阴道分泌物检查

阴道分泌物又称白带,主要由阴道黏膜渗出液、宫颈管腺体及子宫内膜腺体分泌液混合组成,其性状及量随体内雌孕激素变化发生周期性改变。通过阴道分泌物的检查可以了解卵巢的内分泌功能、阴道清洁度,确诊有无病原体的感染等,常用于诊断各种阴道炎。

【适应证】

了解是否患生殖器炎症。

【禁忌证】

月经期,阴道异常出血。

【物品准备】

阴道窥器1个,清洁、干燥试管,无菌长棉拭子,清洁玻片,生理盐水,10%氢氧化钾,显微镜,一次性会阴垫,一次性手套等。

【操作方法】

1. 协助患者取膀胱截石位,于臀下铺一次性会阴垫。检查者戴一次性手套。

2. 已有性生活史者,放置阴道窥器,检查者用一手示指及拇指分开双侧小阴唇,暴露阴道口,另一手持阴道窥器沿阴道侧后壁插入阴道,边推进边将阴道窥器两叶转平张开,暴露阴道和子宫颈,并观察阴道黏膜及分泌物情况。用长棉签自阴道深部、后穹隆部或子宫颈口取少许分泌物检查。对无性生活者,直接用长棉签轻轻深入阴道深部取分泌物。

3. 检查完毕,合拢阴道窥器上下两叶后转成侧位取出。

4. 临床常用悬滴法(湿片法)做成匀薄涂片,置于显微镜下检查。此外,还有涂片法、培养法。

【护理配合】

1. 检查前备齐物品,所有器械必须严格消毒。

2. 向患者解释阴道分泌物检查的必要性及检查步骤,指导其配合。

3. 及时将标本送检观察,及时收集检查结果。

【检查结果及临床意义】

1. 结果判断

(1)正常白带：性状为乳白色或无色透明黏液状，略带腥味或无味。其分泌量、性状受体内雌激素、孕激素水平高低的影响，随月经周期而量多或量少、质稀或质稠的周期性变化。

(2)阴道分泌物清洁度：判定如表 2－1。

表 2－1　阴道分泌物的清洁度分级

清洁度	阴道杆菌	球菌	上皮细胞	白(脓)细胞(个/HP)
Ⅰ	多	—	满视野	0～5
Ⅱ	少	少	1/2 视野	5～15
Ⅲ	少	多	少	15～30
Ⅳ	—	大量	—	＞30

(3)病原体：包括四种。①阴道毛滴虫：呈梨形，比白细胞大 2 倍，顶端有鞭毛 4 根，在 25～42℃温度下可活动；②假丝酵母菌：在高倍镜下见卵圆形孢子或假菌丝与出芽细胞相连接，成链状及分枝状；③线索细胞：悬滴涂片中见到阴道上皮细胞，其边缘呈颗粒状或点画状，模糊不清者即为线索细胞；④其他：如衣原体、病毒等。

2. 临床意义　清洁度在Ⅰ～Ⅱ度视为正常，Ⅲ度、Ⅳ度为异常，多为阴道炎。单纯清洁度降低而不见病原体者，可见于非特异性阴道炎。找到阴道毛滴虫是滴虫阴道炎的诊断依据。找到阴道假丝酵母菌是外阴阴道假丝酵母菌病的诊断依据。

【注意事项】

1. 协助患者取膀胱截石位，臀下铺一次性会阴垫，防止交叉感染。
2. 月经期、阴道流血时应避免采集阴道分泌物。
3. 采集阴道分泌物前 24 小时禁止性生活、盆浴、阴道灌洗、外阴冲洗及阴道内用药。
4. 所用器械必须严格消毒，阴道窥器不可用润滑剂或化学药品，需要时只能用少量无菌生理盐水润湿。
5. 寒冷季节采集分泌物后要注意保温并及时送检，否则滴虫活动力减弱，造成辨认困难。

二、子宫颈黏液检查

子宫颈黏液由子宫颈黏膜分泌物、子宫内膜及输卵管内膜分泌物等组成。子宫颈黏液的量、性状及结晶形态受卵巢分泌性激素的影响，随月经周期呈规律变化。通过观察宫颈黏液性状及结晶的变化，可以了解卵巢功能，推测排卵期，判断有无排卵；了解月经失调、闭经及不孕症等原因；协助早期妊娠的诊断等。

【适应证】

了解卵巢功能。

【禁忌证】

月经期。

【物品准备】

阴道窥器 1 个，无菌长镊子 1 把，无菌持物钳 1 把，无菌干棉签及棉球，清洁玻片，一次性会阴垫，一次性手套 1 副，污物桶等。

【操作方法】

1. 臀下铺一次性会阴垫，检查者戴一次性手套，放置阴道窥器以暴露子宫颈。
2. 用干棉球拭净子宫颈及阴道后穹隆分泌物，勿使子宫颈出血。

3. 将干燥、无菌的长镊子伸入子宫颈管内 0.5～1.0 cm,夹取黏液。

4. 将长镊子缓慢张开,观察黏液的拉丝长度。

5. 将夹取的黏液置于干玻片上,顺一个方向涂抹。

6. 待玻片自然晾干(或烘干)后,置于低倍显微镜下观察结晶的类型。

7. 取出阴道窥器。

【护理配合】

1. 检查前备齐物品,所有器械必须严格消毒。

2. 向患者解释子宫颈黏液检查的意义及步骤,指导其配合检查。

3. 指导患者依据检查的需要,了解患者月经情况,确定检查时间。

4. 及时观察标本并送检,及时收集检查结果。

【检查结果及临床意义】

1. 结果判断　检查结果(图 2-1):主要观察黏液的量、性状、拉丝度、有无结晶。

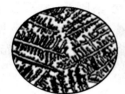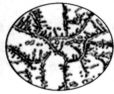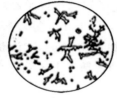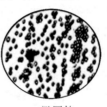

典型羊齿植物状结晶　　较典型羊齿植物状结晶　　不典型结晶　　椭圆体

图 2-1　子宫颈黏液结晶类型

(1)典型羊齿植物状结晶:主干为梗,分支密而长,与主干垂直。见于接近排卵前或排卵期。

(2)较典型羊齿植物状结晶:主干较软,分支较短而少,似雪压树枝。见于月经周期第 8～12 日。

(3)不典型结晶:主干及分支均细小,分支稀疏,有的像金鱼草状。见于月经周期第 7～8 日和排卵后 3～4 日。

(4)椭圆体:见不到任何结晶,代之以排列成行的椭圆体。见于正常月经周期第 22 日左右。

2. 临床意义　①月经规律,整个周期持续出现典型羊齿状结晶,见不到椭圆体,说明雌激素过高,提示无排卵或未孕。②闭经而出现典型或较典型的结晶,可以除外妊娠;闭经者宫颈黏液有正常周期变化,闭经原因多在子宫;无周期变化,则说明闭经的原因在卵巢或卵巢以上部位。③若无结晶形成或仅有不典型结晶,表示雌激素过低,卵巢功能不全。④月经过期者,涂片中出现椭圆体,且持续 2 周以上,可能妊娠。⑤月经后半周期或已确诊妊娠,出现不典型羊齿状结晶,提示孕激素不足或可能发生先兆流产。

【注意事项】

1. 月经期、阴道流血时应禁止检查。

2. 阴雨天或空气湿度大时,可用酒精灯或烘烤箱烤干后镜检。

第二节　生殖道细胞学检查

　　女性生殖道脱落细胞包括来自阴道上段、宫颈阴道部、宫腔、输卵管及腹腔的上皮细胞,其中以阴道上段、宫颈阴道部的上皮细胞为主。阴道上皮细胞受卵巢激素的影响出现周期性变化。因此,生殖道脱落细胞学检查可反映体内性激素水平,了解卵巢功能,同时协助诊断生殖系统不同部位恶性肿瘤及观察治疗的效果,是一种简单、实用的辅助诊断方法。通过生殖道脱落细胞检查找到恶性细胞也只能作为初步筛选,不能定位,需要进一步检查才能确诊;而未找到恶性细胞,也不能完全排除恶性肿瘤的可能,需要结合其他检查综合考虑。

【适应证】

1. 生殖器肿瘤的筛查,最常用于子宫颈癌的筛查。

2. 了解卵巢功能,包括功能失调性子宫出血、闭经、流产、过期妊娠等。

3. 胎盘功能的监测。

4. 特异性子宫颈炎,如阿米巴、结核、尖锐湿疣感染等。

【禁忌证】

月经期,生殖器官急性炎症。

【物品准备】

阴道窥器1个,消毒钳1把,宫颈刮板2个,宫颈吸管1根,载玻片2个。无菌干棉球若干个,长棉签2支,装有固定液(95%乙醇)标本瓶1个。

【操作方法】

1. 阴道涂片　主要目的是了解卵巢或胎盘功能。对已婚妇女,患者取膀胱截石位,用阴道窥器扩开阴道后,用刮板在阴道侧壁上1/3处轻轻刮取黏液及细胞,薄而均匀地涂在玻片上,置于95%乙醇内固定,避免将深层细胞混入而影响诊断。对未婚女性,可将卷紧的无菌棉签先在生理盐水中浸湿,然后将棉签伸入阴道侧壁上1/3处轻卷取出,在玻片上涂片并固定。

2. 宫颈脱落细胞学检查

(1)宫颈刮片:是筛查子宫颈癌的重要方法。患者取膀胱截石位,阴道窥器扩开阴道后,以宫颈外口为圆心,用木质小刮板刮取子宫颈外口鳞-柱状上皮交界处1周,将刮出物均匀涂抹于载玻片上(图2-2,图2-3),玻片置于固定液中固定。经巴氏染色、封片,观察细胞形态染色及分布。此法获取的细胞数目较少,制片效果不理想。

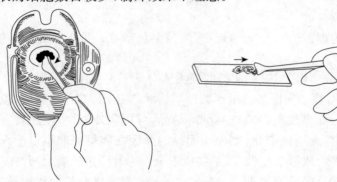

图2-2　宫颈刮片法　　　　　图2-3　涂片方法

(2)宫颈管涂片:用特制的宫颈刷在宫颈管内旋转360°取材,然后立即将宫颈刷放在特制细胞保存液内搅拌10秒,再通过离心、过滤后,将标本中的杂质分离,取滤后的上皮细胞涂片,可用薄层液基细胞学制片法,其效果好、诊断率高,目前该方法临床广泛使用。

3. 宫腔吸片　疑宫腔有恶性病变时,可用宫腔吸片,将抽出物涂片制成标本;也可用宫腔灌洗法,此法比较适于绝经后出血的妇女。与诊断性刮宫相比,患者痛苦小、易接受,但取材不全面。

【护理配合】

1. 嘱受检者于检查前2日内禁止性生活、阴道检查及阴道内放置药物。

2. 检查前将用物准备齐全,检查用具必须消毒、清洁、干燥。

3. 向患者解释生殖道脱落细胞学检查的意义及步骤,消除思想顾虑,指导其配合检查。

4. 载玻片应标记患者姓名和取材部位,避免混淆并及时送检。

5. 嘱患者取回病理报告后,及时将检查结果反馈给医师,以免延误治疗。

【检查结果及临床意义】

1. 正常生殖道脱落细胞的形态特征

(1)鳞状上皮细胞:阴道鳞状上皮生长与成熟受卵巢雌激素影响。女性一生中不同时期及月经周期中不同时间,阴道上皮细胞各层细胞的比例均不相同,细胞由底层向表层逐渐成熟。鳞状细胞的成熟过程是:细胞由小逐渐变大,细胞形态由圆形变为舟形、多边形;细胞质染色由蓝染变粉染,细胞质由厚变薄;胞核由大变小,由疏松变致密。

(2)柱状上皮细胞:又分为宫颈黏膜细胞及子宫内膜细胞。①宫颈黏膜细胞:有黏液细胞和带纤毛细胞两种,在宫颈刮片及宫颈管吸取物涂片中均可找到。黏液细胞呈高柱状或立方状,核在底部,呈圆形或卵圆形,染色质分布均匀,细胞质内有空泡,易分解而留下裸核。带纤毛细胞呈立方形或矮柱状,带有纤毛,核为圆形或卵圆形,位于细胞底部。②子宫内膜细胞:较宫颈黏膜细胞小,细胞为低柱状,为中性粒细胞的1~3倍。核呈圆形,核大小、形状一致,多成堆出现,细胞质少,呈淡灰色或淡红色,边界不清。

(3)非上皮成分:如吞噬细胞、白细胞、红细胞、淋巴细胞等。

2. 生殖道脱落细胞学检查 用于妇科疾病诊断。

(1)阴道细胞学检查:是卵巢功能检查最常见的一种方法。一般有雌激素影响者,涂片上基本无底层细胞;轻度影响者表层细胞占20%以下,中度者表层细胞占20%~60%,高度影响者表层细胞占60%以上。如果卵巢功能低下,雌激素水平下降,则出现底层细胞。根据细胞有无周期性变化、成熟指数结果和嗜伊红细胞指数等可以推断闭经病变部位、功能失调性子宫出血类型及流产疗效评价。

(2)生殖道脱落细胞学检查:可用于妇科肿瘤的诊断。

(3)细胞的形态特征:可推断生殖道感染的病原体种类。

3. 生殖道脱落细胞学诊断的报告形式 报告形式主要分为分级诊断及描述性诊断两种。目前我国多数医院仍采用分级诊断,临床常采用巴氏五级分类法。近年来更推荐应用TBS分类法及其描述性诊断。

(1)巴氏分类法:

1)巴氏Ⅰ级:正常,涂片中没有不正常细胞。

2)巴氏Ⅱ级:炎症,涂片中细胞有异形改变。

3)巴氏Ⅲ级:可疑癌,涂片中的可疑癌细胞有核异质改变,但不能肯定,需进一步随诊检查确诊。

4)巴氏Ⅳ级:高度可疑癌,涂片中有恶性改变的细胞,但在涂片中恶性细胞量少。

5)巴氏Ⅴ级:癌症,涂片中细胞具有典型癌细胞的特性且量多。

巴氏分级法以级别表示细胞改变的程度容易造成假象,对癌前病变无明显规定,不能与组织病理学诊断名词相对应,现逐渐被TBS分类法所取代。

(2)TBS分类法:包括标本满意度的评估和对细胞形态学特征的描述性诊断,描述性诊断的内容主要包括以下五个方面。

1)病原体:①滴虫;②真菌:假丝酵母菌、纤毛菌等;③细菌:放线菌、球杆菌等;④病毒:单纯疱疹病毒、巨细胞病毒等;⑤衣原体。

2)非瘤样发现:①反应性细胞改变,与炎症、放疗、宫内节育器等相关的反应性细胞改变;②子宫切除术后的腺细胞;③萎缩,常见于儿童、绝经期妇女和产后妇女。

3)上皮细胞异常:①不典型鳞状细胞(typical squamous cells,ASC):包括无明确诊断意义的不典型鳞状细胞(atypical squamous cell of undetermined significance,ASCUS)和不能排除高级别鳞状上皮内病变不典型鳞状细胞(atypical squamous cell - cannot excluede HIS,ASC-H);②低度鳞

状上皮内病变(low - grade squamous intraepithelial,LSILs):符合宫颈上皮内瘤变 CIN Ⅰ;③高度鳞状上皮内病变(high - grade squamous intraepithelial lesions,HSILs):包括 CIN Ⅱ、CIN Ⅲ 和原位癌;④鳞状细胞癌:若能明确组织类型,应按下述报告:角化型鳞癌、非角化型鳞癌、小细胞型鳞癌。

4)腺上皮改变:①不典型腺上皮细胞,包括子宫颈管细胞和子宫内膜细胞;②腺原位癌;③腺癌。

5)其他恶性肿瘤:原发于子宫颈和子宫体的不常见肿瘤及转移癌。

【注意事项】

1. 刮片、阴道窥器必须消毒、干燥,未吸附任何化学药品或润滑剂,必要时可用生理盐水湿润阴道窥器。另外,所用的载玻片应行脱脂处理。

2. 取标本时,动作应轻、稳、准,以免损伤组织,引起出血。如白带较多,可先用无菌干棉球轻轻拭去,再行标本刮取。

3. 涂片应均匀,不可来回涂抹,以免破坏细胞。

第三节 基础体温测定

正常育龄妇女的基础体温与月经周期一样,呈周期性变化,这种体温变化与排卵有关。在月经期及卵泡期基础体温较低,排卵后因卵巢有黄体形成,产生的孕酮作用于下丘脑体温调节中枢,使体温升高 $0.3\sim0.5℃$,一般持续到经前 $1\sim2$ 日或月经第 1 日,体温又降至原来的水平。连续监测基础体温并绘制成图,可以协助判断月经周期中有无排卵,了解排卵日期、黄体功能,协助诊断早孕等。

【操作方法】

1. 准备一支体温计,掌握读表方法,务求精确。

2. 每晚临睡前,将体温计水银柱甩至 35℃ 以下,放在伸手可及的地方。

3. 每日清晨醒后,不讲话,也不活动,将体温计置于舌下,测口温 5 分钟后取出读数,每日测量体温的时间最好固定不变。每日将测得的结果记录在基础体温单上,并连成曲线。

4. 一般在早晨 $5\sim7$ 时测量,夜班工作者应在休息 $6\sim8$ 小时后测量。

5. 将生活中有可能影响体温的情况(如月经期、性生活、失眠、上呼吸道感染等)也随时记在体温单上以便参考。

6. 一般需要连续测量 3 个月经周期以上。

【护理配合】

1. 向患者说明检查的目的、方法和要求,嘱患者连续测量 3 个月经周期以上。

2. 指导患者将每日的体温测量结果及时标记于体温单上,如遇发热、用药、性生活、身体不适等情况应如实记载,以便分析参考。

【检查结果及临床意义】

1. 结果判断

(1)典型的双相型体温:提示有排卵。在排卵前体温略低,排卵后,黄体分泌孕激素,体温迅速上升 $0.3\sim0.5℃$,如未受孕,则持续至下次月经来潮前才下降(图 2-4)。

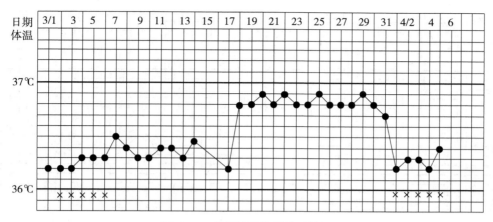

图 2-4　典型的双相型基础体温

(2)黄体功能异常的双相型体温:①体温上升缓慢,黄体分泌的孕激素浓度不够,导致排卵期体温上升缓慢,这种情形显示黄体发育不良,通常也代表排卵状况不良,受孕概率下降。②体温升高的幅度不足。③黄体期基础体温高温相不足 12 日,通常表示黄体过早萎缩,如图 2-5。④月经来潮后,体温仍持续在比较高的水平,通常表示黄体萎缩过程延长,如图 2-6。

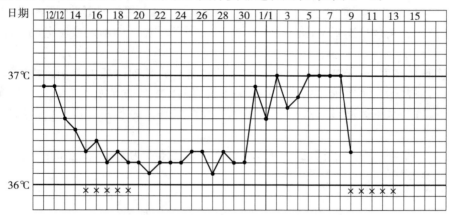

图 2-5　双相型基础体温(黄体期短)

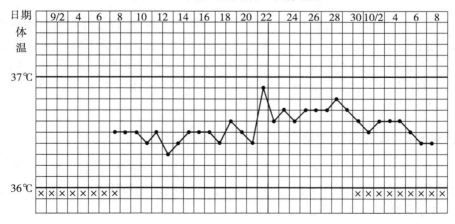

图 2-6　双相型基础体温(黄体萎缩不全)

(3)单相型基础体温:提示无排卵。无排卵的月经周期,缺乏孕激素,体温虽有波动,但无持续性的升温,如图 2-7。

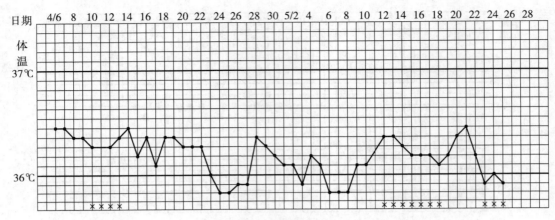

图 2 - 7 单相型基础体温

2. 临床意义

(1)判断是否排卵,指导避孕与受孕:生育年龄妇女,排卵期约在下次月经来潮前 14 日,基础体温上升 0.3～0.5℃,甚至更高,表示处于排卵的状态;基础体温上升前后 2～3 日是围排卵期,根据排卵时间可以指导避孕与受孕。

(2)诊断早孕和判断孕早期安危:基础体温上升持续 18 日即可协助诊断早孕,若超过 3 周,其早孕的可能性极大。在孕早期基础体温曲线渐渐下降,表示黄体功能不足或胎盘功能不良,有流产倾向。

(3)协助诊断月经失调:无排卵型功能失调性子宫出血的基础体温为单相。排卵型功血,若黄体期短于 11 日,属黄体过早萎缩;若持续时间虽正常,但体温上升幅度<0.3℃,可能黄体发育不良,孕酮分泌不足;若基础体温虽为双相,但下降缓慢,可能是黄体萎缩过程延长,导致子宫内膜不规则脱落。

(4)诊断闭经:基础体温呈双相,提示子宫性闭经;基础体温为单相,闭经的病变部位可能在卵巢或垂体、下丘脑等部位。

第四节 内分泌激素测定

女性生殖内分泌系统激素包括由下丘脑、垂体、卵巢分泌的激素,这些激素在中枢神经系统的影响和各器官之间相互协调作用下发挥正常的生理功能。因此,测定下丘脑-垂体-卵巢轴各激素的水平,对于某些疾病的诊断、疗效的观察、预后的评估,以及生殖生理和避孕药物作用机制的研究具有重要意义。激素测定一般抽取静脉血进行,常用方法有酶标记免疫法、放射免疫测定法、免疫化学发光法、荧光显示法等。

一、下丘脑促性腺激素释放激素(GnRH)测定

由于 GnRH 在外周血中含量很少,半衰期又短,直接测定 GnRH 有困难,目前主要采用促性腺激素刺激试验与氯米芬试验了解下丘脑和垂体的功能及其病理生理状态。

(一)促性腺激素释放激素刺激试验

【原理】

黄体生成激素释放激素(luteinizing hormone releasing hormone,LHRH)对垂体促性腺激素有兴奋作用,给受试者注射外源性 LHRH 后在不同时段抽取静脉血测定促性腺激素含量,以了解垂体功能。垂体功能良好,促性腺激素水平升高;垂体功能不良,则反应性差或延迟反应,促性腺激素水平不升高或延迟升高。

【操作方法】

上午 8:00 静脉注射 LHRH 100 μg(溶于 5 ml 0.9％氯化钠溶液中),于注射前和注射后 15 分钟、30 分钟、60 分钟和 90 分钟分别取静脉血 2 ml,测定黄体生成素(LH)值。

【检查结果及临床意义】

1. 结果判断

(1)正常反应:静脉注射 LHRH 后,LH 值比基值升高 2～3 倍,高峰出现在 15～30 分钟。

(2)活跃反应:高峰值比基值升高 5 倍。

(3)延迟反应:高峰出现时间迟于正常反应出现的时间。

(4)无反应或低弱反应:注入 LHRH 后 LH 值不变,一直处于低水平或稍有上升,但不足基值的 2 倍。

2. 临床意义

(1)青春期延迟:GnRH 兴奋试验呈正常反应。

(2)垂体功能减退:如希恩综合征、垂体手术或放射治疗垂体组织遭到破坏等,GnRH 兴奋试验呈无反应或低弱反应。

(3)下丘脑功能减退:可能出现延迟反应或正常反应。

(4)卵巢功能不全:卵泡刺激素(FSH)、LH 基值均＞30 IU/L,GnRH 兴奋试验呈活跃反应。

(5)多囊卵巢综合征:LH/FSH 比值≥2～3,GnRH 兴奋试验呈活跃反应。

(二)氯米芬试验

【原理】

氯米芬又称克罗米芬,是一种具有弱雌激素作用的非甾体类的雌激素拮抗剂,在下丘脑可与雌激素、雄激素受体结合,阻断性激素对下丘脑和(或)腺垂体促性腺激素细胞的负反馈作用,引起 GnRH 释放。氯米芬试验可用于评估闭经患者下丘脑-垂体-卵巢轴的功能,鉴别下丘脑和垂体病变。

【操作方法】

月经来潮第 5 日开始,每日口服氯米芬 50～100 mg,连服 5 日,服药后 LH 可增加 85％,FSH 增加 50％,停药后 LH、FSH 即下降。若以后再出现 LH 上升达排卵期水平,诱发排卵为排卵型反应,排卵一般出现在停药后的第 5～9 日。若停药后 20 日不再出现 LH 上升为无反应。分别在服药第 1 日、第 3 日、第 5 日测 LH、FSH,第 3 周或经前抽血测孕酮。

【临床意义】

1. 下丘脑病变　下丘脑病变时对 GnRH 兴奋试验有反应,而对氯米芬试验无反应。

2. 青春期延迟　通过 GnRH 兴奋试验判断青春期延迟是否为下丘脑或垂体病变所致。

二、垂体促性腺激素测定

【原理】

FSH 和 LH 是腺垂体分泌的促性腺激素,受下丘脑 GnRH、雌激素、孕激素的调节,生育期妇女的垂体促性腺激素随月经周期而出现周期性变化。LH 的生理作用主要是促进女性排卵和黄体生成,以促使黄体分泌孕激素和雌激素。FSH 的生理作用主要是促进卵泡成熟及分泌雌激素。

【正常值】

血清卵泡刺激素正常浓度范围在卵泡期、黄体期为 1～9 U/L,排卵期为 6～26 U/L,绝经期为 30～118 U/L;血清黄体生成素正常浓度范围在卵泡期、黄体期为 1～12 U/L,排卵期为 16～104 U/L,绝经期为 16～66 U/L。

【临床意义】

1. 协助判断闭经的原因　FSH 及 LH 水平低于正常值,提示闭经原因在腺垂体或下丘脑。FSH 及 LH 水平均高于正常,提示病变在卵巢。

2. 估计排卵时间　通过测定黄体生成素峰值可以估计排卵时间,有助于不孕症的治疗及研究避孕药物的作用机制。

3. 协助诊断多囊卵巢综合征测定　通过测定 LH/FSH 比值,有助于诊断多囊卵巢综合征。

4. 诊断性早熟　有助于区分真性性早熟和假性性早熟。真性性早熟由促性腺激素分泌增多引起,FSH 及 LH 呈周期性变化。假性性早熟的 FSH 及 LH 水平较低,且无周期性变化。

三、垂体催乳激素测定

【原理】

垂体催乳激素(prolactin,PRL)是腺垂体催乳激素细胞分泌的一种多肽蛋白激素,受下丘脑催乳激素抑制激素(主要是多巴胺)和催乳激素释放激素的双重调节。在人体内可能还存在其他刺激或抑制因子,如促甲状腺激素释放激素、雌激素、5-羟色胺等对其均有促进作用。血中 PRL 分子结构有四种形态:小分子 PRL、大分子 PRL、大大分子 PRL 及异型 PRL。仅小分子 PRL 具有激素活性,占分泌总量的 80%,临床测定的 PRL 是各种形态的总和,因此 PRL 的测定水平与生物学作用不一定平行。PRL 的主要功能是促进乳房发育及泌乳,与卵巢类固醇激素共同作用促进分娩前乳房导管及腺体发育。PRL 还参与机体的多种功能,特别是对生殖功能的调节。

【正常值】

不同时期血 PRL 正常范围:非妊娠期<1.14 mmol/L,妊娠早期<3.64 mmol/L,妊娠中期<7.28 mmol/L,妊娠晚期<18.20 mmol/L。

【临床意义】

1. 闭经、不孕及月经失调者,无论有无泌乳均应测催乳激素,以排除 PRL 血症。

2. 垂体肿瘤患者伴 PRL 异常增高时,应考虑垂体催乳激素瘤的可能。

3. PRL 水平升高还见于性早熟、原发性甲状腺功能低下、卵巢早衰、黄体功能欠佳、长期哺乳、神经-精神刺激、药物作用(如氯丙嗪、避孕药、大量雌激素、利血平等)因素等;PRL 水平降低多见于垂体功能减退、单纯性催乳激素分泌缺乏症等。

4. 10%~15% 的多囊卵巢综合征患者表现为轻度的 PRL 血症,可能与雌激素持续刺激有关。

四、雌激素测定

【原理】

雌激素主要由卵巢、胎盘产生,少量由肾上腺产生。雌激素分为雌酮(E_1)、雌二醇(E_2)及雌三醇(E_3)。雌激素中以 E_2 活性最强,是卵巢产生的主要激素之一,对维持女性生殖功能及第二性征有重要作用。绝经后妇女的雌激素以 E_1 为主,主要来自肾上腺皮质分泌的雄烯二酮,在外周转化为雌酮。

幼女及少女体内雌激素处于较低水平,随年龄增长自青春期至性成熟期女性 E_2 水平不断增高。在正常月经周期中,E_2 随卵巢内分泌的周期性变化而波动。卵泡期早期雌激素水平最低,以后逐渐上升,至排卵前达高峰,以后又逐渐下降,排卵后达低点,以后又开始上升,排卵后 7~8 日出现第二个高峰,但低于第一个峰,以后迅速降至最低水平。绝经后妇女卵巢功能衰退,E_2 水平低于卵泡期早期,雌激素主要来自雄烯二酮的外周转化。

【正常值】

血雌酮、雌二醇参考值如表 2-2。

表 2-2　血雌酮、雌二醇参考值(pmol/L)

测定时间	青春期前	卵泡期	排卵期	黄体期	绝经后
雌酮正常值	62.9～162.8	125～377.4	125～377.4	125～377.4	—
雌二醇正常值	18.35～110.1	92.0～275.0	734.0～2200.0	367.0～1100.0	<100.0

【临床意义】

1. 鉴别闭经原因　①激素水平符合正常的周期变化,表明卵泡发育正常,应考虑为子宫性闭经;②雌激素水平偏低,闭经原因可能为原发性或继发性卵巢功能低下或受药物影响而抑制卵巢功能,也可见于下丘脑-垂体功能失调、PRL 血症等。

2. 协助诊断有无排卵　雌激素无周期性的变化,常见于无排卵性功能失调性子宫出血、多囊卵巢综合征、某些绝经后子宫出血。

3. 监测卵泡发育　应用药物诱导排卵时,测定血中 E_2 作为监测卵泡发育、成熟的指标之一,用于指导人绒毛膜促性腺激素(hCG)用药及确定取卵时间。

4. 协助诊断女性性早熟　临床多以 8 岁以前出现第二性征发育诊断性早熟,血 E_2 水平升高为诊断性早熟的激素指标之一。

5. 了解胎盘功能　测定孕妇尿 E_3 水平反映胎儿胎盘的功能状态。正常妊娠 29 周,尿中雌激素迅速增加;正常足月妊娠,尿中 E_3 排出量平均 88.7 nmol/24 h。妊娠 36 周后,尿中妊娠 E_3 排出量连续多次均小于 37 nmol/24 h 或骤减大于 30%,提示胎盘功能减退。E_3 小于 22.2 nmol/24 h 或骤减大于 50%,提示胎盘功能显著减退。

五、孕激素测定

【原理】

人体孕激素由卵巢、胎盘和肾上腺皮质产生。正常月经周期中孕酮含量:卵泡期极低,排卵后卵巢黄体产生大量孕酮,水平迅速上升,在中期黄体生成素峰后的第 6～8 日血浓度达高峰,月经前 4 日逐渐下降至卵泡期水平。妊娠时血清孕酮水平随孕期增加而稳定上升,妊娠 6 周内,主要来自卵巢黄体,妊娠中晚期则主要由胎盘分泌。孕酮作用主要是进一步使子宫内膜增厚,血管和腺体增生,利于胚胎着床;防止子宫收缩,使子宫在分娩前处于静止状态,降低母体免疫排斥反应。同时孕酮还能促进乳腺腺泡发育,为泌乳做准备。

【正常值】

血孕酮参考值如表 2-3。

表 2-3　血孕酮参考值(nmol/L)

时期	卵泡期	黄体期	妊娠早期	妊娠中期	妊娠晚期	绝经后
孕酮正常值	<3.2	9.5～89	63.6～95.4	159～318	318～1272	<2.2

【临床意义】

1. 监测排卵　血孕酮水平>15.9 nmol/L,提示有排卵。若孕酮水平符合有排卵,而无其他原因的不孕患者,需配合 B 型超声检查观察卵泡发育及排卵过程,以排除黄素化未破裂卵泡综合征。其他因素如原发性闭经或继发性闭经、无排卵性月经或无排卵性功能失调性子宫出血、多囊卵巢综合征、口服避孕药或长期使用促性腺激素释放激素激动剂,均可使孕酮水平下降。

2. 了解黄体功能　黄体期血孕酮水平低于生理值,提示黄体功能不足;月经来潮 4～5 日血孕酮仍高于生理水平,提示黄体萎缩不全。

3. 了解胎盘功能　妊娠期胎盘功能减退时,血孕酮水平下降单次血清孕酮水平低于黄体期孕酮正常范围,提示为死胎。

4. 辅助诊断异位妊娠　异位妊娠时,孕酮水平较低。如孕酮水平＞78.0 nmol/L(25 ng/ml),基本可排除异位妊娠。

5. 辅助诊断流产　先兆流产时,孕酮值若有下降趋势,有可能发生难免流产。

六、雄激素测定

【原理】

女性体内雄激素来自卵巢及肾上腺皮质。雄激素主要有睾酮、雄烯二酮。睾酮主要由卵巢和肾上腺分泌的雄烯二酮转化而来;雄烯二酮50%来自卵巢,50%来自肾上腺皮质,其生物活性介于活性很强的睾酮和活性很弱的脱氢表雄酮之间。血清中的脱氢表雄酮主要由肾上腺皮质产生。绝经前血清睾酮是卵巢雄激素来源的标志,绝经后主要由肾上腺皮质产生雄激素。

【正常值】

血总睾酮参考值如表2-4。

表 2-4　血总睾酮参考值(nmol/L)

时期	卵泡期	排卵期	黄体期	绝经后
总睾酮正常值	＜1.4	＜2.1	＜1.7	＜1.2

【临床意义】

1. 卵巢男性化肿瘤　可在短期内出现进行性加重的雄激素过多症状,往往提示肿瘤。

2. 多囊卵巢综合征　患者血清雄激素可能正常,也可能升高。若治疗前雄激素水平升高,治疗后应下降,可作为评价疗效的指标之一。

3. 肾上腺皮质增生或肿瘤　血清雄激素异常升高。

4. 两性畸形的鉴别　男性假两性畸形及真两性畸形,睾酮水平在男性正常范围内;女性假两性畸形则在女性正常范围内。

5. 女性多毛症　测血清睾酮水平正常时,多由毛囊对雄激素敏感所致。

6. 应用雄激素制剂或具有雄激素作用的药物　如达那唑等,用药期间有时需做雄激素测定。

7. 高催乳激素血症　有雄激素症状和体征,常规雄激素测定在正常范围者,应测定血清催乳激素水平。

七、人绒毛膜促性腺激素测定

【原理】

合体滋养层细胞产生人绒毛膜促性腺激素(hCG),少数情况下肺、肾上腺及肝肿瘤也可产生hCG。近年发现,血中hCG的波动与黄体生成素脉冲平行,在月经中期也有上升,提示hCG由垂体分泌,因此临床分析应考虑垂体分泌hCG的因素。

正常妊娠的受精卵着床时,即排卵后的第6日,受精卵滋养层形成时开始产生hCG,约1日后外周血中能测到hCG,以后每1.7～2.0日上升1倍,妊娠8～10周达峰值(50 000～100 000 U/L),以后迅速下降,在妊娠中晚期,hCG仅为高峰时的10%。由于hCG-α链与LH-α链有相同的结构,为避免与LH发生交叉反应,在测定其浓度时,常测定特异的β-hCG浓度。

【正常值】

不同时期血清β-hCG参考值如表2-5。

表 2－5 不同时期血清 β－hCG 参考值(U/L)

时期	非妊娠妇女	妊娠 7～10 日	妊娠 30 日	妊娠 40 日	滋养细胞疾病
β－hCG 正常值	<3.1	>5.0	>100	>2000	>100 000

【临床意义】

1. 诊断早期妊娠　可用于早早孕诊断,迅速、简便、价廉。

2. 异位妊娠　血尿 β－hCG 维持在低水平,间隔 2～3 日测定无成倍上升,应怀疑异位妊娠。

3. 滋养细胞肿瘤的诊断和监测

(1)葡萄胎:血 β－hCG 浓度经常大于 100 kU/L,子宫大于且等于妊娠 12 周大,β－hCG 维持高水平不降,提示葡萄胎。

(2)妊娠滋养细胞肿瘤:葡萄胎清宫后血 β－hCG 应大幅度下降,若 β－hCG 下降缓慢或下降后又上升;或足月产、流产和异位妊娠后 4 周以上,β－hCG 仍持续高水平或一度下降后又上升,在排除妊娠物残留后,可诊断为妊娠滋养细胞肿瘤。β－hCG 下降也与妊娠滋养细胞肿瘤治疗有效性一致,因此在化疗过程中,应每周检测 β－hCG 一次,连续 3 次阴性为停止化疗的标准。

4. 性早熟和肿瘤　最常见的是下丘脑或松果体胚细胞的绒毛膜瘤,或肝胚细胞瘤,以及卵巢无性细胞瘤、未成熟畸胎瘤分泌 β－hCG 导致性早熟。分泌 β－hCG 的肿瘤见于肠癌、肝癌、肺癌、卵巢腺癌、胰腺癌、胃癌,在成年妇女引起月经紊乱,因此成年妇女突然发生月经紊乱,伴 β－hCG 升高时,应考虑上述肿瘤的异位分泌。

八、人胎盘生乳素测定

【原理】

人胎盘生乳素(human placental lactogen,hPL)是与胎儿生长发育有关的重要激素,由胎盘合体滋养细胞产生、储存与释放,其生理作用主要是促进胎儿生长及母体乳腺腺泡发育等。hPL 自妊娠 5 周时即能从孕妇血中测出。随妊娠进展,hPL 水平逐渐升高,于孕 39～40 周时达高峰,产后迅速下降。

【正常值】

不同时期血 hPL 参考值如表 2－6。

表 2－6 不同时期血 hPL 参考值(mg/L)

时期	非妊娠期	妊娠 22 周	妊娠 30 周	妊娠 40 周
人胎盘生乳素正常值	<0.5	1.0～3.8	2.8～5.8	4.8～12.0

【临床意义】

1. 监测胎盘功能　妊娠晚期连续动态监测人胎盘生乳素可以监测胎盘功能。妊娠 35 周后多次测定 hPL 值均小于 4 mg/L 或突然下降 50% 以上,提示胎盘功能减退。

2. 糖尿病合并妊娠　hPL 水平与胎盘大小成正比,如糖尿病合并妊娠时胎盘较大,hPL 值可能偏高。临床应用时还应配合其他监测指标综合分析,以提高判断的准确性。

第五节　女性生殖器官活体组织检查

生殖器官活体组织检查是指从生殖器官病变处或可疑部位取小部分组织做病理学检查,简称活检。绝大多数的活检可以作为诊断的最可靠依据。常用的取材方法有局部活体组织检查、宫颈锥形切除、诊断性刮宫、组织穿刺检查。

一、外阴活体组织检查

【适应证】

1. 确定外阴色素减退疾病的类型及排除恶变者。

2. 外阴部赘生物或久治不愈的溃疡,需明确诊断及排除恶变者。

3. 外阴特异性感染,如结核、尖锐湿疣、阿米巴等需明确诊断。

【禁忌证】

1. 外阴急性化脓性感染。

2. 月经期。

3. 怀疑恶性黑素瘤。

【操作方法】

患者取膀胱截石位,常规外阴消毒,铺无菌孔巾,取材部位用 0.5% 利多卡因做局部浸润麻醉。小赘生物可自蒂部剪下或用活体组织检查钳钳取,局部压迫止血,病灶面积大者行部分切除。把标本置于 10% 甲醛溶液中,固定后送病理学检查。

二、阴道活体组织检查

【适应证】

阴道赘生物或溃疡需明确诊断。

【禁忌证】

1. 急性外阴炎症、阴道炎症、子宫颈炎、盆腔炎。

2. 月经期。

【操作方法】

患者取膀胱截石位,阴道窥器暴露活体组织检查部位并消毒。活体组织检查钳咬取可疑部位组织,表面有坏死的肿物要取至深层新鲜组织。无菌纱布压迫止血,必要时阴道内放置无菌带尾纱布以压迫止血,嘱其 24 小时后自行取出。标本置于 10% 甲醛溶液中,固定后送病理学检查。

三、宫颈活体组织检查

宫颈活体组织检查术简称宫颈活检,是采取子宫颈病灶的小部分组织进行病理学检查,以确定子宫颈病变性质,是临床上常用的一种方法。常用多点钳取法。当宫颈刮片细胞学检查多次找到恶性细胞,而宫颈多处活检及分段诊刮病理学检查均未发现病灶者,采用诊断性宫颈锥切术。

【适应证】

1. 宫颈脱落细胞学涂片检查巴氏Ⅲ级及Ⅲ级以上者;宫颈脱落细胞学涂片检查巴氏Ⅱ级,经抗感染治疗后,复查仍为巴氏Ⅱ级者。

2. TBS 分类鳞状上皮细胞异常者。

3. 阴道镜检查时反复可疑阳性或阳性者。

4. 疑有子宫颈癌或慢性特异性炎症,需进一步明确诊断者。

【禁忌证】

近月经期、月经期或妊娠期;有出血倾向疾病者;急性或亚急性生殖器官炎症者。

【手术时间】

月经干净后 3～7 日内为宜。

【物品准备】

阴道窥器 1 个,活体组织检查钳 1 把,宫颈钳 1 把,刮匙 1 把,无齿长镊子 1 把,带线尾的纱布或棉球,普通棉球数个,棉签数根,装有固定液的标本瓶 4～6 个及消毒液等。

【操作方法】

1. 钳取法

(1)患者取膀胱截石位。

(2)用阴道窥器暴露子宫颈,拭净分泌物后,局部消毒。

(3)用活体组织检查钳在宫颈外口鳞-柱交接处或特殊病变处取材,为提高取材的准确性,肉眼所见及触诊可疑部位(质硬、接触性出血区、溃疡部)做多点取材:①按时钟位置,一般在宫颈外口 3 点、6 点、9 点和 12 点处分别钳取组织(图 2-8);②碘溶液涂布后不着色区;③阴道镜检指引下病变区选点取材;④可疑宫颈管病变者,可用小刮匙刮取宫颈管内的黏膜组织。临床已明确为子宫颈癌,为确定病理类型或浸润程度时,可行单点取材。

(4)将所取组织立即分装于标本瓶内,并做好标志。

(5)用带线尾的纱布或棉球压迫钳取部位,并将尾端留在阴道口外。

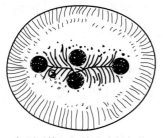 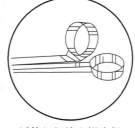 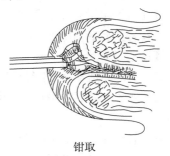

宫颈活体组织检查取材部位　　　　活体组织检查钳头部　　　　钳取

图 2-8　宫颈活体组织检查示意图

2. 诊断性宫颈锥切术

(1)患者在蛛网膜下腔麻醉或硬膜外阻滞麻醉下,取膀胱截石位,导尿后常规消毒外阴和阴道、子宫颈。

(2)用宫颈钳夹住子宫颈前唇,用手术刀在宫颈病灶外 0.5 cm 处做环形切口,深约 0.2 cm,包括宫颈上皮及少许皮下组织,按 30°～50°向内做宫颈锥形切除。根据不同的手术指征,可深入宫颈 1.0～2.5 cm 做锥行切除,残端止血。也可用环行电切除术(LEEP)。

(3)将切下的组织在 12 点处做一标志,放入装好固定液及做好标记的标本瓶中,送病理学检查。

(4)用无菌纱布卷填塞创面,压迫止血。若有动脉出血,可肠线缝扎止血,也可加用止血粉、明胶海绵、凝血酶等止血。

(5)术后留置导尿管 24 小时,持续开放。

【护理配合】

1. 术前备齐器械、用物及药液;向患者讲解手术的目的、过程,以取得患者的配合。

2. 术中配合医师提供所需物品,标本瓶应注明标志,写清取材部位。

3. 术后嘱患者于 24 小时后自行取出阴道内的纱条,如出血多,必须立即就诊;保持会阴清洁,子宫颈活体组织检查者 1 个月内禁止盆浴及性生活。锥形切除者,2 个月内禁止盆浴及性生活。

4. 嘱患者取回病理报告后,及时将检查结果反馈给主治医师,以免延误治疗。

【临床意义】

1. 诊断子宫颈癌

(1)子宫颈上皮内瘤变(CIN),根据细胞异形的程度将子宫颈上皮内瘤变分为三级:Ⅰ级指子宫颈轻度异型,Ⅱ级指子宫颈中度异型,Ⅲ级指子宫颈重度异型及子宫颈原位癌。

（2）明确子宫颈癌的病理类型以及癌灶浸润范围。

2. 子宫颈锥形切除术可用于子宫颈上皮内瘤变的治疗，目前临床使用较多的是子宫颈环形电切除术（LEEP）。

【注意事项】

1. 指导患者于月经干净后3～7日行活体组织检查术，月经期或近月经期不宜行此项检查。嘱患者术前48小时内避免性生活、阴道冲洗和用药。

2. 生殖器官患有急性炎症者，需要治愈后才可行活体组织检查术。

3. 行宫颈锥切用于诊断者，不宜用电刀、激光刀，以免破坏边缘组织而影响诊断。

4. 活体组织检查后的创面用带尾棉球或带尾纱布卷压迫止血，嘱患者24小时后自行取出，出血多者及时就诊。

四、诊断性刮宫术

诊断性刮宫术简称诊刮，为妇科常用的手术，其目的是刮取子宫内膜做病理学检查，以明确诊断，并指导治疗。如疑有宫颈管病变，应对宫颈和宫腔分别进行诊断性刮宫术，简称为分段诊刮。

【适应证】

1. 异常阴道流血、绝经后阴道流血或阴道排液，需证实或排除子宫内膜器质性病变者。

2. 月经失调，如功能失调性子宫出血、闭经的患者，需了解其子宫内膜的变化以及对性激素的反应。

3. 不孕症需了解有无排卵者，并了解是否有子宫内膜病变。

4. 可疑子宫内膜结核者。

5. 功能失调性子宫出血或疑有宫腔内组织残留致长期多量出血时，彻底刮宫有助于诊断并有迅速止血的效果。

【禁忌证】

1. 急性阴道炎、急性宫颈炎、急性或亚急性附件炎者。

2. 术前体温＞37.5℃者。

3. 严重全身性疾病或有出血倾向者。

【物品准备】

无菌刮宫包1个，内有阴道窥器1个、宫颈钳1把、长持物钳1把、子宫探针1根、无齿卵圆钳1把、宫颈扩张器4～8号、刮匙1把、弯盘1个、纱布2块、棉球及棉签若干；输液、输血用具1套，抢救药品、吸氧设备1套，装有固定液（10％甲醛或95％乙醇）的标本瓶2～3个，0.5％聚维酮碘溶液。无菌手套1副，一次性会阴垫1个。

【操作方法】

1. 患者排空膀胱后，取膀胱截石位，行双合诊检查了解子宫的位置、大小、活动度及附件情况。

2. 常规消毒后铺巾，用阴道窥器暴露宫颈，清除阴道分泌物，并消毒子宫颈及子宫颈管，然后钳夹子宫颈，探测子宫腔（图2-9）。

3. 于阴道后穹隆处置盐水纱布1块，以收集刮出的子宫内膜碎片。按子宫屈向，用宫颈扩张器逐号扩张宫颈管至8号，即可送入中型刮匙。

4. 沿子宫屈向送入刮匙达子宫底部，自子宫前壁、侧壁、后壁、子宫底部刮取组织。

5. 在刮宫过程中，如功能失调性子宫出血者，应全面彻底清除肥厚的内膜，既可止血，也可做组织病理学检查，了解子宫内膜分泌期或增生期及其增长的程度，结合临床明确诊断；对绝经期患者疑为内膜癌者，刮宫时应特别细心、轻柔操作，刮出少许组织送检即可；如疑为内膜结核者，须注意刮取子宫两角部的组织。

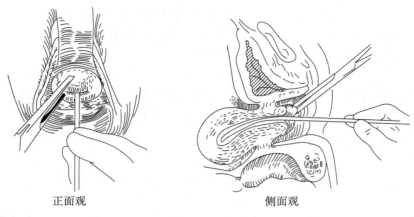

正面观　　　　　　　　　　　　侧面观

图 2-9　探测宫腔深度

6. 分段刮宫者,先用小细刮匙取宫颈内组织,然后再刮宫腔内组织,如图 2-10。刮宫前不探查宫腔的深度,以免将颈管组织带入宫腔混淆诊断。

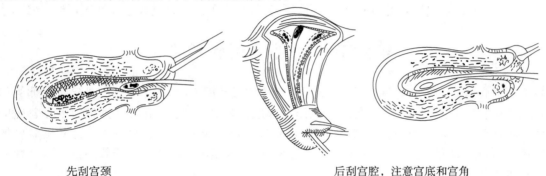

先刮宫颈　　　　　　　　　　　后刮宫腔,注意宫底和宫角

图 2-10　分段诊刮

7. 将刮出的组织装入标本瓶中,送病理学检查;分段诊刮时,将宫颈及宫腔内容物分别装入瓶中,标记清楚。

【护理配合】

1. 预约时,护理人员应告诉患者在手术前 5 日内禁止性生活。

2. 术前向患者解释诊断性刮宫术的意义及步骤,指导其配合检查。

3. 备齐手术物品,所有器械必须严格消毒;备好抢救物品,必要时做好配血、输液等术前准备。

4. 填写好病理学检查单,并准备固定标本的小瓶;配合医师完成活体组织检查术,将所取组织分别放在标本瓶内,并做好部位标记,及时送检。

5. 术后留察 1 小时,注意观察有无腹痛及内出血征象;了解阴道流血情况,确认无异常才可离院。

6. 术后嘱患者按医嘱口服抗生素 3~5 日,预防感染;禁性生活和盆浴 2 周;1 周后到门诊复查恢复情况,了解病理学检查结果。

【结果判断及临床意义】

1. 结果判断

(1)对绝经后子宫出血的妇女,诊断性刮宫可诊断子宫腔内及子宫颈管内是否患有恶性病变。

(2)对于月经失调的患者,通过诊断性刮宫对子宫内膜的病理学检查,可了解其体内生殖内分泌的异常变化。

(3)不孕症患者也可通过诊断性刮宫,来了解内分泌情况、有无排卵及子宫内膜本身的病变。子宫内膜活体组织检查显示的组织变化,能准确地反映内分泌状态,与月经周期相应地呈现增殖期、分泌早期(以腺体变化为主)和分泌晚期(以间质变化为主)。

（4）在月经前 2～3 日行活体组织检查，出现下述情况可诊断为黄体功能不全：①内膜薄，腺体稀疏，糖原含量少，螺旋动脉管壁薄；②子宫内膜成熟度比标准相差 2 日以上。

（5）子宫内膜结核也需要通过诊断性刮宫来诊断。

2. 临床意义

（1）从子宫内膜的周期性变化判断月经失调类型及不孕症的病因，并指导治疗。

（2）及时发现子宫内膜或子宫颈的病变，判断病灶的范围。

（3）对月经失调或宫腔残留物等引起的阴道大出血，有明确诊断及止血的作用。

【注意事项】

1. 不孕症或功能失调性子宫出血患者应在月经前或月经来潮 6 小时内刮宫，以判断有无排卵或黄体功能不良。

2. 子宫穿孔、出血、感染是刮宫的主要并发症，术前做好急救准备，术中严格无菌操作，操作仔细，术后预防感染。

3. 疑子宫内膜结核者，刮宫时要特别注意刮子宫两角部，因该部位阳性率较高。

4. 术中避免反复刮宫，防止损伤子宫内膜基底层，造成子宫内膜炎或宫腔粘连，导致闭经。

第六节　输卵管通畅检查

输卵管通畅检查为妇科不孕症检查、诊断和治疗的最常用手段，其主要目的是检查输卵管是否畅通，了解宫腔和输卵管腔的形态、输卵管的阻塞部位。其常用方法有输卵管通液术及子宫输卵管造影术。输卵管通气术因有发生气栓的潜在危险，临床已逐渐被其他方法取代。近年随着内镜的临床应用，已普遍采用腹腔镜直视下输卵管通液检查、宫腔镜下经输卵管口插管通液检查和腹腔镜联合检查等方法。

【适应证】

1. 女性不孕症，疑有输卵管阻塞。

2. 检查和评价输卵管绝育术、输卵管再通术或输卵管成形术的效果。

3. 对输卵管黏膜轻度粘连者有疏通作用。

【禁忌证】

1. 生殖器官急性炎症或慢性盆腔炎急性或亚急性发作者。

2. 月经期或有子宫出血者。

3. 严重全身性疾病者，如心、肺功能异常等，不能耐受手术。

4. 连续 2 次测体温超过 37.5℃者。

5. 可疑妊娠妇女。

【物品准备】

1. 用物准备　阴道窥器 1 个，宫颈导管 1 根（图 2－11），弯盘 1 个，卵圆钳 1 把，宫颈钳 1 把，子宫探针 1 根，宫颈扩张条 2～4 号各 1 根，10 ml、20 ml 注射器各 1 支，纱布 6 块，无菌洞巾 1 张，无菌手套 1 副，棉签、棉球若干，一次性会阴垫 1 块，氧气，抢救用品等。

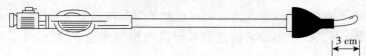

3 cm

图 2－11　宫颈导管

2. 药品准备　输卵管通液术用生理盐水 20 ml，庆大霉素 8 万 U，地塞米松 5 mg，透明质酸 1500 U 等，可加用 0.5％利多卡因 2 ml 以减少输卵管痉挛；子宫输卵管造影术用 40％碘化油或

76％泛影葡胺液等。

【操作方法】

1. 患者排空膀胱后取膀胱截石位,行双合诊,检查子宫的大小及位置。

2. 常规消毒外阴及阴道,铺无菌巾。

3. 放置阴道窥器,充分暴露宫颈及阴道后穹隆,再次消毒阴道及宫颈。

4. 输卵管通液术

(1)宫颈钳夹持宫颈前唇,沿宫腔方向置入宫颈导管,并使其与宫颈外口紧密相贴。

(2)用 Y 形管将宫颈导管与压力表、注射器相连,压力表应高于 Y 形管水平以免液体流入压力表(图 2 - 12)。

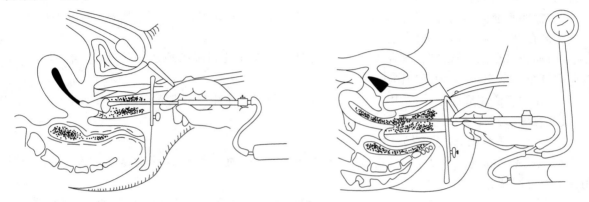

图 2 - 12　输卵管通液术

(3)将宫颈导管内注满生理盐水及抗生素排出空气后将其置入宫颈管内,缓慢注射,压力不超过 160 mmHg,观察有无阻力及有无液体反流,患者有无下腹疼痛等。

(4)术毕取出宫颈导管及宫颈钳,消毒宫颈、阴道,取出阴道窥器。

5. 子宫输卵管造影术

(1)宫颈钳夹持宫颈前唇,沿宫腔方向置入宫颈导管,并使其与宫颈外口紧密相贴。

(2)用 Y 形管将宫颈导管与压力表、注射器相连,压力表应高于 Y 形管水平。

(3)将充满 40％碘化油的宫颈导管置入宫颈管内,缓慢注入碘化油,在 X 线透视下观察碘化油流经输卵管及宫腔的情况并摄片,24 小时后再摄盆腔平片,观察腹腔内有无游离的碘化油。

(4)若用 76％泛影葡胺液造影,应在注射后立即摄片,10～20 分钟后再次摄片,观察泛影葡胺液流入盆腔的情况。

【护理配合】

1. 向患者及家属介绍输卵管通畅检查的目的、步骤、注意事项及检查时间,取得患者的配合。

2. 月经干净后 3～7 日进行检查为宜,术前 3 日禁止性生活,且体温在 37.5℃以下。

3. 便秘者应行清洁灌肠,以保持子宫正常的位置。

4. 根据医嘱准备好相关器械及物品,检查各种管道是否通畅。

5. 术后安置患者休息,观察 1 小时,无异常才可离院。

6. 嘱患者术后 2 周内禁止性生活及盆浴,保持外阴部清洁。遵医嘱应用抗生素预防感染。

【检查结果及临床意义】

1. 子宫输卵管通液术

(1)输卵管阻塞:缓慢注入 5 ml 液体时,患者感到下腹胀痛,且注入液体时,医师感觉有较大的阻力,停止注入后,液体又回流到注射器,表示输卵管不通畅。

(2)输卵管通而不畅:可缓慢注入 20 ml 液体,患者仅有轻度下腹胀痛,但注入时有一定的阻力,表示输卵管通而不畅。当注入 10 ml 左右液体时,若患者有明显的下腹胀痛,则液体不能继续注入。加大注射压力后,液体又能顺利注入,则表示输卵管原有的轻度粘连已被分离。

(3)输卵管通畅:可缓慢顺利注入 20 ml 液体,患者没有明显不适感,注入时没有阻力,也没有液体外溢入阴道,表示输卵管通畅。

2. 子宫输卵管造影术

(1)输卵管通畅:子宫充盈呈倒三角形,两侧输卵管像细虫样弯曲在子宫两侧,造影剂先充盈输卵管近端的狭部,然后迅速向壶腹部充盈,继而自伞端弥散至盆腔。

(2)输卵管阻塞:输卵管完全不显影或显影一段时间后不再显影,且造影剂注入到一定剂量时阻力加大,盆腔内无造影剂影弥散。

(3)输卵管通而不畅:注射造影剂有阻力,造影剂进入盆腔缓慢,在停注造影剂约 10 分钟后,可见造影剂在盆腔内弥散,弥散欠佳。

(4)输卵管积水:造影剂积聚在输卵管内,输卵管异常扩张呈囊状或腊肠状,以远端明显,多伴有输卵管伞端阻塞,盆腔内无造影剂影弥散。

(5)输卵管伞端周围粘连:造影剂可以进入腹腔,积聚在输卵管伞端周围,弥散不佳。

【注意事项】

1. 术前检查导管,证实通畅,才可使用。

2. 对需行输卵管造影者,术前应询问患者有无过敏史,须在术前 24 小时做碘过敏试验。试验阴性者方可造影。

3. 精神紧张者可术前注射阿托品 0.5 mg,预防术中输卵管痉挛,以免影响检查结果的判断。

4. 严格执行无菌操作,防止医源性感染。

5. 生理盐水应加温至接近体温后应用,以免过冷刺激使输卵管发生痉挛。

6. 注入液体时,子宫颈导管必须紧贴子宫颈外口,以免液体外漏。

7. 注射液体时速度不可过快,以免输卵管壁损伤或破裂,甚至引起内出血。

8. 有时因输卵管痉挛造成输卵管不通的假象,必要时重复进行。

9. 造影后 2 周内禁盆浴及性生活,可酌情遵医嘱给予抗生素预防感染。

第七节　阴道后穹隆穿刺术

阴道后穹隆穿刺术是指在无菌条件下以长穿刺针从后穹隆刺入盆腔取得标本的穿刺方法。由于直肠子宫陷凹是盆腔最低部位,与阴道后穹隆接近,故腹腔中游离血液、渗出液、脓液、肿瘤破碎物或腹水等常积聚于此。阴道后穹隆穿刺术是妇产科临床常用的辅助诊断方法。

【适应证】

1. 凡是妇科检查发现直肠子宫陷凹饱满,疑有积液者,做后穹隆穿刺,抽取液体并送病理检查。

2. 可疑为异位妊娠流产或破裂、卵巢黄体破裂者。

3. 个别盆腔脓肿或其他炎性积液者,也可经后穹隆穿刺放液冲洗或注入抗生素治疗。

4. 盆腔肿块位于子宫直肠窝内,经后穹隆穿刺,直接抽吸肿块内容物做涂片,行细胞学检查。

5. B 型超声引导下经后穹隆穿刺取卵,常用于各种辅助生殖技术。

6. B 型超声引导下行卵巢子宫内膜异位囊肿或输卵管妊娠部位注药治疗。

【禁忌证】

1. 盆腔严重粘连,较大肿块占据直肠子宫陷凹,并凸向直肠者。

2. 疑有肠管和子宫后壁粘连者,穿刺易损伤肠管或子宫。

3. 高度怀疑恶性肿瘤者。

4. 异位妊娠准备非手术治疗时,应避免穿刺,以免引起感染影响疗效。

【物品准备】

阴道窥器1个,弯盘1个,卵圆钳1把,宫颈钳1把,10 ml一次性注射器1支,22号穿刺针1个,无菌洞巾1块,纱布2块,标本瓶或无菌试管1个,消毒纱布、棉签若干,消毒液,一次性会阴垫等。

【操作方法】

1. 患者排空膀胱后取膀胱截石位,常规消毒外阴、阴道,铺无菌巾。双合诊检查了解子宫、附件情况,注意阴道后穹隆是否膨隆。

2. 放置阴道窥器,充分暴露宫颈及阴道后穹隆,并消毒。

3. 穿刺步骤及方法

(1)用宫颈钳夹持宫颈后唇,并向前提拉,充分暴露后穹隆,再次消毒。

(2)穿刺部位选在后穹隆中央或稍偏患侧(最膨隆处)。22号穿刺针接10 ml注射器于宫颈后唇与阴道后壁黏膜交界处稍下方平行于宫颈管刺入(图2-13)。

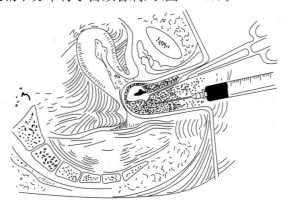

图2-13　后穹隆穿刺

(3)当穿刺针穿过阴道壁开始有落空感时,深度约为2 cm,抽吸,若无液体抽出,可以边退针边抽吸,必要时改变穿刺针的方向或深浅度。

(4)抽吸完毕,取出宫颈钳并拔针,穿刺点有活动性出血时用无菌棉球压迫片刻,止血后,取出阴道窥器。

【护理配合】

1. 术前护理　给患者介绍阴道后穹隆穿刺的用途、方法及其对诊断疾病的意义,减轻受术者的心理压力,争取知情合作。

2. 术中配合　术中陪在患者身边提供安慰、支持。穿刺过程中注意观察患者生命体征的变化、面色,了解患者的感受;考虑患者有内出血的可能,要搀扶患者并观察其生命体征。

3. 术后护理　术后观察患者有无脏器损伤、内出血等异常征象。若发现有腹痛加剧、血压降低等征象,应立即报告医师,以便及时处理。嘱患者注意外阴、阴道清洁。协助医师做好记录,以帮助诊断疾病。

【结果判断及临床意义】

1. 结果判断

(1)疑盆腔有液体、积血或积脓时,可做穿刺抽液检查,以了解积液性质。

(2)盆腔脓肿的穿刺引流及局部注射药物。

(3)分娩过程中,发现卵巢囊肿在盆腔嵌顿,阻碍分娩,在排除恶性病变的情况下,可急行穿刺抽出囊液,让胎先露自然下降,有条件时应行剖宫产术及囊肿剥除术。

(4)盆腔肿块位于直肠子宫陷凹内,经后穹隆穿刺,直接抽吸肿块内容物做涂片,行细胞学检查。若高度怀疑恶性肿瘤,应忌穿刺;一旦穿刺诊断为恶性,应及时手术。

(5)异位妊娠破裂后,可在后穹隆抽出腹腔血液时明确诊断。若抽出不凝血,即表示有内出血;抽出脓汁,表示有感染。当血块位于直肠子宫陷凹时,有可能抽不出血液,此时可先注入 10~20 ml 生理盐水,再抽吸有可能抽出暗红色的血水,有助于诊断。

2. 临床意义

(1)若抽出血液,应放置 5 分钟,观察是否在短时间内凝固,血液凝固则为血管内血液,血液不凝固则为腹腔内血液。若未能抽出不凝血液,不能完全排除异位妊娠,当内出血量少、血肿位置较高或与周围组织粘连时,均可造成假阴性。

(2)抽出液体应注明标记,并及时送检,做常规检查和细胞学检查,脓性液体应行细菌培养和药物敏感试验。

【注意事项】

1. 穿刺部位在阴道后穹隆正中或稍偏患侧,进针方向宜与子宫颈平行,不可偏离方向,以免损伤其他器官。当肠管和后壁粘连时,禁止做后穹隆穿刺术。

2. 穿刺时,应注意进针的方向、深度,防止伤及直肠,如误入直肠,应立即拔出针头,重新消毒、更换针头和注射器后,再穿刺。

3. 穿刺深度以 2~3 cm 为宜。

4. 如抽出物为血液,应放置 5 分钟后观察是否凝固;如为脓液,应送细菌培养、涂片检查及药物敏感试验;如为黏液及渗出液,应部分送实验室检查,另一部分送病理学检查。

第八节　妇科其他相关检查

一、妇科肿瘤标志物检查

肿瘤标志物是肿瘤细胞异常表达所产生的蛋白抗原或生物活性物质,可在肿瘤患者的组织、血液或体液及排泄物中检测出,有助于肿瘤诊断、鉴别诊断及监测。下面介绍几种临床常用的肿瘤指标。

(一)癌抗原 125

1. 检测方法及正常值　癌抗原 125(CA125)检测方法多选用放射免疫测定方法(RIA)和酶联免疫吸附试验(ELISA),可使用标准试剂盒。常用血清检测阈值为 35 U/ml。

2. 临床意义　CA125 是卵巢癌的早期诊断、疗效观察、预后判断、监测复发及转移的最重要指标。动态观察血清 CA125 浓度有助于卵巢癌的预后评价和治疗控制,经有效的手术切除及成功化疗后,CA125 含量可明显下降,若不能恢复至正常范围,应考虑有残存肿瘤的可能。一般认为,CA125 浓度大于 35 U/ml,在 2~4 个月内肿瘤复发危险性最大,复发率可达 90% 左右。

CA125 对子宫内膜癌、输卵管癌、子宫颈癌、乳腺癌和间皮细胞癌诊断也有一定的敏感性。CA125 升高也可见于多种妇科良性疾病,如卵巢囊肿、子宫内膜病、宫颈炎及子宫肌瘤等。

(二)糖链抗原 19 - 9

1. 检测方法及正常值　糖链抗原 19 - 9(CA19 - 9)的测定方法有单抗 RIA 法或双抗 RIA 法,血清正常值为 37 U/ml。

2. 临床意义　CA19 - 9 是胰腺癌、胃癌、结肠癌、直肠癌、胆囊癌的相关标志物,对卵巢上皮性肿瘤有约 50% 的阳性表达,卵巢黏液性囊腺癌阳性表达率可达 76%,而浆液性肿瘤为 27%,子宫内膜癌及子宫颈管腺癌也可阳性。

（三）甲胎蛋白

1. 检测方法及正常值　甲胎蛋白（AFP）是由胚胎肝细胞及卵黄囊产生的一种糖蛋白，通常应用 RIA 或 ELISA 检测，血清正常值为 $<20\ \mu g/L$。

2. 临床意义　AFP 是属于胚胎期的蛋白产物，在出生后部分器官恶性病变时可以恢复合成 AFP 的能力，如肝癌细胞和卵巢的生殖细胞肿瘤可以分泌 AFP。在卵巢生殖细胞肿瘤中，相当一部分类型肿瘤的 AFP 水平明显升高。例如，卵巢内胚窦瘤是原始生殖细胞向卵黄囊分化形成的一种肿瘤，其血浆 AFP 水平通常大于 $1000\ \mu g/L$，卵巢胚胎性癌和未成熟畸胎瘤血浆 AFP 水平也可升高，部分大于 $1000\ \mu g/L$。上述肿瘤患者经手术及化疗后，血浆 AFP 可转阴或消失，若 AFP 持续一年保持阴性，患者在长期临床观察中多无复发；若 AFP 升高，即使临床上无症状，也可以有隐性复发或转移，应严密随访，及时治疗。因此，AFP 对卵巢恶性生殖细胞肿瘤（尤其是内胚窦瘤）的诊断及监测有较高的价值。

（四）癌胚抗原

1. 检测方法及正常值　癌胚抗原（CEA）检测方法多采用 RIA 和 ELISA 法。血浆正常阈值因测定方法不同而有差别，一般不超过 $2.5\ \mu g/L$。在测定时应设有正常曲线，一般认为，CEA $>5\ \mu g/L$ 时视为异常。

2. 临床意义　CEA 是一种重要的肿瘤相关抗原，70%～90% 的结肠腺癌患者 CEA 高度阳性，在其他恶性肿瘤中的阳性率顺序为胃癌、胰腺癌、小肠腺癌、肺癌、肝癌、乳腺癌、泌尿系统癌等。多种妇科恶性肿瘤（如子宫颈癌、子宫内膜癌、卵巢上皮性癌、阴道癌及外阴癌等）也有表达。CEA 含量与肿瘤大小、有无转移存在一定的关系，CEA 测定主要用于指导各种肿瘤的治疗及随访，对肿瘤患者血液或其他体液中的 CEA 浓度进行连续观察，能对病情判断、预后及疗效观察提供重要的依据。CEA 的检测对肿瘤术后复发的敏感度极高，可达 80% 以上，往往早于临床、病理学检查及 X 线检查。

（五）NB/70K

1. 检测方法及正常值　NB/70K 测定多选用单克隆抗体 RIA 法，正常血清检测阈值为 50 AU/ml。

2. 临床意义　NB/70K 是用人卵巢癌相关抗原制备出的单克隆抗体，对卵巢上皮性肿瘤敏感度达 70%。早期卵巢癌患者 50% 血中可检出阳性。实验证明，NB/70K 与 CA125 的抗原决定簇不同，NB/70K 对黏液性囊腺瘤也可表达阳性，因此在临床应用中可互补检测提高肿瘤检出率，特别对卵巢癌患者早期诊断有益。

二、妇科内镜检查

妇科内镜检查是近年来广泛用于妇产科疾病检查及治疗的常用手段，包括阴道镜、宫腔镜、腹腔镜等。

（一）阴道镜检查

阴道镜检查是利用阴道镜将子宫颈的阴道部黏膜放大 10～40 倍，以观察宫颈异常上皮细胞、异型血管及早期癌变，以便准确地选择可疑部位做宫颈活体组织检查。对宫颈癌及癌前病变的早期发现、早期诊断有一定的临床意义。

【适应证】

1. 宫颈刮片细胞学检查巴氏Ⅱ级以上，或 TBS 提示上皮细胞异常者。

2. 有接触性出血，肉眼观察宫颈无明显病变者。

3. 肉眼观察宫颈可疑癌变者。

4. 在阴道镜检查指引下行定位宫颈活体组织检查，以提高活体组织检查阳性率者。

5. 随访治疗后的宫颈病变，了解治疗效果及预后者。

6. 可疑为阴道腺病、阴道恶性肿瘤者。

【禁忌证】

1. 月经期或大量阴道流血者。

2. 急性生殖道感染者。

【物品准备】

弯盘1个，阴道窥器1个，宫颈钳1把，卵圆钳1把，活体组织检查钳1把，尖手术刀1把，标本瓶4～6个，纱布4块，棉球数个及棉签数根，3％醋酸，复方碘溶液（碘30 g、碘化钾0.6 g，加蒸馏水至100 ml）。

【操作方法】

1. 患者排空膀胱，取膀胱截石位，常规消毒外阴、阴道，铺无菌巾。

2. 阴道窥器充分暴露子宫颈，轻轻拭去宫颈分泌物；再次消毒阴道及宫颈。

3. 打开光源，调整阴道镜目镜以适合观察，再调节焦距至物像清晰，先用低倍镜观察宫颈阴道部上皮颜色、外形、血管及有无白斑等。

4. 于宫颈表面涂3％醋酸溶液，柱状上皮在醋酸作用下水肿，微白、呈葡萄状，以此鉴别宫颈鳞状上皮和柱状上皮；再涂以复方碘液，正常鳞状上皮呈棕褐色，不典型增生和癌变上皮因糖原少而不着色，称为碘试验阴性。精细血管观察时，需加用绿色滤光片并放大20倍。

5. 在不着色区或可疑病变部位取活体组织送病理学检查。

【护理配合】

1. 术前准备器械、用物、药品、药液等。

2. 术前嘱患者24小时内避免性生活，禁行妇科检查或阴道操作，禁止阴道冲洗和用药。

3. 术中协助医师调整光源，及时递送所需物品；给予患者心理支持。

4. 将所取的活体组织装入标本瓶中并做标记，及时送检。

5. 术后安置患者休息片刻，无不适，才可离院。

【结果判断及临床意义】

1. 正常宫颈上皮与血管

(1)正常宫颈阴道部鳞状上皮：上皮光滑，呈粉红色。涂3％醋酸后上皮不变色，碘试验阳性。

(2)宫颈阴道部柱状上皮：①子宫颈管内的柱状上皮下移，取代子宫颈阴道部的鳞状上皮，以往临床称为宫颈糜烂，目前称为转化区外移。②肉眼见表面绒毛状，色红。涂3％醋酸后迅速肿胀，呈葡萄状。③碘试验阴性。

(3)转化区：转化区即鳞状上皮与柱状上皮交错的区域，含新生的鳞状上皮及尚未被鳞状上皮取代的柱状上皮。阴道镜下可见树枝状毛细血管；由化生上皮环绕柱状上皮形成的葡萄岛；开口于化生上皮之中的腺体开口及被化生上皮遮盖的潴留囊肿（子宫颈腺囊肿）。涂3％醋酸后，化生上皮与圈内的柱状上皮有明显对比。涂复方碘液后，碘着色深浅不一。病理学检查为鳞状上皮化生。

2. 异常宫颈上皮与血管　碘试验均为阴性，包括以下五种。①白色上皮：涂醋酸后上皮呈局灶性白色，边界清楚，无血管。病理学检查可能为化生上皮、不典型增生。②白斑：白色斑片，表面粗糙隆起，无血管，不涂3％醋酸也可见。病理学检查为角化亢进或角化不全，有时为人乳头瘤病毒（HPV）感染。在白斑深层或周围可能有恶性病变，应常规取活体组织检查。③点状结构：旧称白斑基底。涂3％醋酸后发白，边界清楚，表面光滑且有极细的红点（点状毛细血管）。病理学检查可能有不典型增生。④镶嵌：不规则的血管涂3％醋酸后增生的白色上皮分割成边界清楚、形态不规则的小块状，犹如红色细线镶嵌的花纹。若表面呈不规则突出，将血管推向四周，提示细胞增生过度，应注意癌变。病理学检查常为不典型增生。⑤异形血管：指血管口径、大小、形态、分支、走向及排列极不规则,如螺旋形、逗点形、发夹形、树叶形、线球形、杨梅形等。病理学检查多为程度不等的癌变。

3. 早期宫颈癌　①强光照射下表面结构不清,呈云雾、脑回、猪油状,表面稍高或稍凹陷。局部血管异常增生,管腔扩大,失去正常血管分支状,相互距离变宽、走向紊乱、形态特殊,可呈蝌蚪形、棍棒形、发夹形、螺旋形或绒球等改变。②涂3‰醋酸后,表面呈玻璃样水肿或熟肉状,常合并有异形上皮。③碘试验阴性或着色极浅。

【注意事项】

1. 阴道流血,阴道、子宫颈急性炎症或子宫颈恶性肿瘤者不宜检查。

2. 术前常规进行阴道分泌物病原体检查、生殖道脱落细胞学检查,应排除阴道毛滴虫、假丝酵母菌、淋病奈瑟菌感染。

3. 禁止使用涂有润滑剂的阴道窥器,以免影响检查结果。

4. 手术时间选择。怀疑癌变或癌前病变者,无时间限制;了解宫颈管内病变者,选择接近排卵或排卵期;其他疾病,选择月经干净后2周内。

(二)宫腔镜检查

宫腔镜是一种光源纤维镜,用于在直视下观察宫颈管及宫腔情况,并指导诊断性刮宫、活体组织检查及治疗等。宫腔镜分为全景宫腔镜、接触性宫腔镜和显微宫腔镜三种。

【适应证】

1. 原发不孕者,可通过宫腔镜找到输卵管开口,行输卵管通畅试验。

2. 异常子宫出血者,包括绝经后子宫出血,可排除子宫内膜癌。

3. 怀疑子宫腔内膜结核、子宫腔粘连者,了解子宫腔情况。

4. 宫内节育器位置异常、嵌顿、变形、断裂等并发症,或取宫内节育器困难者。

5. 不全流产的残留物等子宫腔异物者。

6. 子宫造影异常。

【禁忌证】

1. 严重心肺肾功能不全或血液疾病。

2. 中等量以上阴道流血。

3. 近期(3个月内)有子宫穿孔或子宫手术史。

4. 急性及亚急性生殖系统炎症。

5. 怀疑子宫颈癌及宫体癌。

6. 子宫颈癌,为绝对禁忌证;子宫颈瘢痕、子宫颈裂伤或松弛,为相对禁忌证。

【物品准备】

阴道窥器1个,宫颈钳1把,卵圆钳1把,弯盘1个,子宫腔探针1根,宫腔刮匙1把,宫颈扩张器1套,药杯,5%葡萄糖液500 ml,庆大霉素8万U,地塞米松5 mg。标本瓶3~6个,纱布4块,干棉球若干个。宫腔镜所用器械清洁后将零部件拆开,经蒸汽消毒后备用。检查电源及各部件的性能。

【操作方法】

1. 患者排空膀胱后,取膀胱截石位。外阴、阴道的消毒和铺单同人工流产术。复查子宫大小、位置及附件情况。

2. 一般不需要麻醉。精神过度紧张者,肌内注射哌替啶100 mg。放置阴道窥器,以聚维酮碘消毒宫颈,钳夹宫颈。探针探明子宫屈度及宫腔深度,使用宫颈扩张器扩张子宫颈至大于镜体外鞘直径半号,使镜管能够顺利进入。

3. 接通液体膨宫泵,排空管内气体,以100 mmHg压力向管腔内冲入5%葡萄糖液膨开子宫颈,将宫腔镜插入子宫腔,冲洗子宫腔,至流出液清亮;然后关闭水孔,使子宫腔扩张(需用 5% 葡萄糖液 50~100 ml),并调节光源亮度,当子宫内壁清晰可见时移动镜管,按顺序观察子宫底、输卵管开口、子宫前后壁及侧壁、子宫颈内口及子宫颈管,并缓慢退出镜管。

【护理配合】

1. 术前准备　嘱患者术前禁食 6~8 小时。排空膀胱,取膀胱截石卧位。

2. 术中配合　术中陪伴患者,注意患者的反应,消除其紧张、恐惧心理。注意观察患者的生命体征、有无腹痛等,如有异常应及时处理。

3. 术后护理　检查后卧床观察 1 小时,按医嘱使用抗生素 3~5 日,预防感染;告知患者经宫腔镜检查后 2~7 日,阴道可能有少量血性分泌物,需保持会阴部清洁;术后 2 周内禁性生活、盆浴。

【检查结果及临床意义】

1. B 型超声、子宫输卵管碘油造影或诊断性刮宫检查提示有异常或可疑者,可经宫腔镜检查确诊、核实或排除。

2. 子宫腔内粘连或宫腔内异物残留者,可在直视下进行手术治疗或取出异物。

3. 应用宫腔镜检查、定位活体组织检查结合组织病理学评估,有助于子宫内膜癌及其癌前病变的早期诊断和及时处理。

【注意事项】

1. 检查时间以月经干净后 1 周内为宜,因为此时子宫内膜处于增生早期,较薄而不易出血;黏液分泌少,子宫腔病变易暴露,且宫腔镜下图像清晰。

2. 术前仔细询问病史,进行全面身体检查、盆腔检查、子宫颈脱落细胞学检查及阴道分泌物检查,排除禁忌证。

3. 糖尿病患者应选用 5% 甘露醇替代 5% 葡萄糖液。

(三)腹腔镜检查

腹腔镜检查是将腹腔镜自腹壁插入盆腔、腹腔内观察病变的形态、部位,必要时取有关组织做病理学检查,以明确诊断的方法。近年来,临床已普遍利用腹腔镜进行妇科手术。

【适应证】

1. 诊断不清的盆腔包块,如肿瘤、炎症、异位妊娠、子宫内膜异位症等。

2. 生殖道发育异常。

3. 原因不明的急(慢)性腹痛、盆腔痛,治疗无效的痛经者。

4. 输卵管绝育术、盆腔内异位节育器,或异物取出、分解粘连、小肿瘤穿刺或切割等。

5. 不孕症患者为明确或排除盆腔疾病及判断输卵管通畅程度,观察排卵状况。

6. 恶性肿瘤手术或化疗后的效果评价。

【禁忌证】

1. 严重心、肺疾病患者,身体衰弱,患精神疾病以及有膈疝者。

2. 腹腔有广泛粘连者,如结核性腹膜炎或其他原因所致的腹腔粘连。

3. 腹部巨大肿瘤达脐下二指、脐疝、脐部皮肤感染、血液病及严重神经症者。

4. 弥漫性腹膜炎及腹腔内大出血者,为绝对禁忌证。既往有下腹部手术史,脐部周围皮肤有感染,过度肥胖或消瘦,盆腔包块过大、超过脐水平及妊娠大于 16 周者,为相对禁忌证。

【物品准备】

腹腔镜器械,阴道窥器 1 个,宫颈钳 1 把,敷料钳 1 把,卵圆钳 1 把,子宫腔探针 1 根,细齿镊 2 把,刀柄 1 把,组织镊 1 把,持针钳 1 把,小药杯 2 个,缝线,缝针,刀片,棉球,棉签,纱布,2 ml 注射器 1 支,举宫器,内镜,CO_2 气体,局部麻醉药。

【操作方法】

1. 腹部皮肤消毒范围同妇科腹部手术,尤其注意脐的清洁;常规消毒外阴阴道,铺无菌巾,放置导尿管和举宫器。

2. 切口部位皮肤选用相应的麻醉方式,一般选择硬膜外麻醉、全身麻醉或局部麻醉。

3. 建立人工气腹。患者先取平卧位,于脐孔下缘皮肤做约 1 cm 小切口,将气腹针与腹部皮肤成 90°沿切口穿刺进入腹腔,连接自动 CO_2 气腹机以流量 1～2 L/ min 速度注入 CO_2,当充气 1 L 后,调整患者体位至头低臀高位(臀部抬高 15°～25°);继续充气,使腹腔内压力达 12～15 mmHg,停止充气,拔去气腹针。

4. 放置腹腔镜并观察。将套管针从切口处垂直腹壁皮肤穿刺,当套管针从切口穿过腹壁筋膜层时有突破感,使针管方向转为 45°,穿刺入腹腔,拔出套管针芯,将腹腔镜自套管插入腹腔,接上冷光源,按顺序检查盆腔内各器官。检查后,根据病情行输卵管通畅检查或病灶活体组织检查等进一步检查。

5. 操作结束,用生理盐水冲洗盆腔,检查无出血及内脏损伤,取出腹腔镜,先放尽气体,再拔出套管。缝合穿刺口,用无菌纱布覆盖,固定。

6. 全层缝合腹壁切口,以预防切口疝的发生。

【护理配合】

1. 术前在全面评估患者身心状况的基础上,向患者讲解腹腔镜检查的目的、操作步骤、术中配合及注意事项,使其消除疑虑,积极配合。

2. 术前腹部皮肤严格消毒,放置并留置导尿管。

3. 检查时患者取头低臀高 15°体位,使肠管滑向上腹部,充分暴露盆腔手术野。

4. 术中护士陪伴在患者身边,指导其与医师配合的技巧,根据手术的需要协助患者变换体位,连接电源、充气箱;提供术中用品,协助医师顺利完成检查过程。

5. 术后拔出导尿管,按照麻醉要求采取必要的体位休息,密切观察患者的生命体征,发现异常,及时汇报医师并给予处理。

6. 向患者讲解可能因腹腔残留气体而感肩痛及上肢不适的症状,会逐渐缓解;两周内禁止性生活;如有发热、出血、腹痛等应及时到医院就诊。

【检查结果及临床意义】

1. 诊断性腹腔镜 不明原因的下腹疼痛,对盆腔肿块的定性、定位、分期和治疗后的复查,探查不孕症的病因,明确生殖器官畸形的分类,探究有无内分泌疾病等。

2. 治疗性腹腔镜 活体组织检查术,粘连分解术,子宫内膜异位症保守性手术,子宫手术,异位妊娠手术,附件手术,采取卵子,盆腔脓肿引流术等。

【注意事项】

1. 详细询问病史,准确掌握其指征,排除禁忌证。

2. 严格执行无菌操作,以免腹腔感染。

3. 控制针头刺入的深度,以免刺伤血管及肠管。

4. 肠道准备、阴道准备、腹部皮肤准备范围与妇科腹部手术相同,注意脐部清洁。

5. 术中注意防治并发症,如肠管、大网膜损伤,输卵管损伤,高碳酸血症,皮下气肿,气体栓塞,感染,出血等。

三、妇科影像学检查

妇科超声检查因对人体损伤小、可重复、诊断明确而广泛应用于妇产科领域,其他影像学检查如 X 线检查、计算机体层成像(CT)、磁共振成像(MRI)、正电子发射体层显像(PET)等检查,也逐渐成为妇产科领域的重要检测方法。

（一）超声检查

1. B型超声检查　是应用二维超声诊断仪,在荧屏上以强弱不等的光点、光团、光带或光环,显示探头所在部位脏器或病灶的断面形态及其与周围器官的关系,并可做实时动态观察和照相。检查途径有经腹壁及经阴道两种。

（1）经腹壁超声检查:选用弧阵探头和线阵探头,常用频率为3.5 MHz。检查前适度充盈膀胱,形成良好的"透声窗",便于观察盆腔内脏器和病变。探测时患者取仰卧位,暴露下腹部,检查区皮肤涂耦合剂。检查者手持探头,以均匀适度压力滑行探测观察。根据需要做纵断、横断或斜断等多断层面扫描。

（2）经阴道超声检查:选用高频探头(5.0~7.5 MHz),可获得高分辨率图像。检查前探头常规消毒,套上一次性使用的橡胶套(常用安全套),套内、外涂耦合剂。患者排空膀胱后,取膀胱截石位,将探头轻柔地放入患者阴道后,旋转探头,调整角度以获得满意切面。经阴道超声检查不必充盈膀胱,分辨率高,尤其对急诊、肥胖患者或盆腔深部器官的观察,阴道超声效果更佳。但对超出盆腔肿物无法获得完整图像。无性生活史者不宜选用。

2. 彩色多普勒超声检查　能判断盆、腹腔肿瘤的血流动力学及分布,有助于鉴别诊断。检查方法同B型超声检查。

3. 三维超声诊断法　可显示超声的立体图像。三维立体成像使胎儿表面结构显示更直观、清晰,并能得到传统2D超声不能获得的切面。透明成像能够了解胎儿骨骼发育情况。此外,三维成像技术可测量妊娠囊、卵黄囊和胎儿器官体积的大小,可用于了解胎儿畸形等。

4. 超声检查在妇科的应用　超声检查目前已经广泛应用于妇科领域。对子宫肌瘤、子宫腺肌病、子宫内膜异位症、盆腔炎性疾病、卵巢肿瘤等疾病的诊断优势显著;同时可以监测卵泡发育、探测宫内节育器,以及在超声引导下行盆腔内操作等。

（二）X线检查

X线检查借助造影剂可了解子宫腔和输卵管腔的形态,对诊断先天性子宫畸形和输卵管通畅程度仍是首选的检查方法。此外,X线摄片可对骨产道各径线的测定、骨盆入口形态、骶骨屈度等做出诊断,X线胸片是诊断妇科恶性肿瘤肺转移的重要手段。

（三）计算机体层扫描检查

计算机体层扫描检查(CT)除显示组织器官形态外,还能高分辨显示组织密度。在妇科领域主要用于卵巢肿瘤的鉴别诊断。CT诊断卵巢肿瘤的敏感度达73.9%,确诊率达79.1%~83%,能显示肿瘤与肠道粘连、输卵管受侵、腹膜后淋巴结转移、横膈下区病变。

CT检查的缺点是卵巢实性病变直径<2 cm难以检出,腹膜转移癌灶直径为1~2 cm也容易遗漏,交界性肿瘤难以判断,卵巢癌容易与盆腔内结核相混淆。

（四）磁共振成像检查

磁共振成像检查(MRI)是利用人体组织中氢原子核在磁场内共振产生的信号经重建的一种影像技术。磁共振成像检查能清晰地显示肿瘤信号与正常组织的差异,故能准确地判断肿瘤大小及转移情况,在恶性肿瘤术前分期方面属于最佳的影像学诊断手段,对浸润性子宫颈癌的分期精确率可达95%。目前,MRI在产科领域也得到应用,可用于大于孕18周胎儿成像检查。

（五）正电子发射体层显像

正电子发射体层显像(PET)是一种通过示踪原理,以解剖结构方式显示体内脏器或病变组织生化和代谢信息的影像技术。目前PET最常用的示踪剂为^{18}F标记的脱氧葡萄糖,其在细胞内的浓聚程度与细胞内糖代谢水平高低呈正相关。目前,PET在妇科肿瘤中主要用于卵巢癌的诊断和随访。大样本临床研究表明:PET诊断卵巢癌的敏感性和特异性均高于CT和MRI。假阳性结果主要见于良性浆液性囊腺瘤、子宫内膜异位症、子宫肌瘤、子宫内膜炎等;假阴性结果主要见于微小病灶的诊断。因此,目前认为 PET 可用于原发或复发性卵巢癌的分期,但任何影像学方法均不能完全替代剖腹探查术。

能力测试题

A1 型题

1. 因不孕症做诊刮应选择在( )
   A. 月经干净第 1 日   B. 月经前或月经来潮 12 小时
   C. 月经来潮最后 1 日   D. 月经来潮第 2 日
   E. 月经周期任何时候

2. 可疑癌是阴道细胞学检查的巴氏五级分类法中的( )
   A. Ⅲ级   B. Ⅱ级   C. Ⅰ级   D. Ⅴ级   E. Ⅳ级

3. 诊断子宫内膜癌最常用的方法是( )
   A. 宫腔镜检查   B. 阴道细胞学检查   C. CT 检查
   D. 分段诊断性刮宫+病理检查   E. B 型超声检查

4. 下列方法中最常用来普查筛检子宫颈癌的是( )
   A. 宫颈锥切术   B. 宫颈脱落细胞学检查   C. 碘试验
   D. 阴道镜检查   E. 宫颈和宫颈管活体组织检查

5. 下列疾病最适合采用阴道镜检查的是( )
   A. 子宫肌瘤   B. 子宫内膜异位症   C. 子宫内膜息肉
   D. 子宫内膜癌   E. 子宫颈病变

6. 下列属于诊断性刮宫的适应证的是( )
   A. 急性或严重的全身疾病   B. 疑有妊娠者
   C. 术前体温≥37.5℃者   D. 急性或亚急性生殖道炎症
   E. 子宫异常出血者,须证实或排除子宫内膜癌、宫颈管癌者

7. 下列检查中是已婚妇女妇科检查中最重要、最常用的方法的是( )
   A. 双合诊   B. 三合诊   C. 腹部 B 型超声
   D. 腹部 X 线照射   E. 直肠-腹部诊

8. 血 β-hCG 检测对下列疾病诊断有帮助的是( )
   A. 子宫肌瘤   B. 输卵管妊娠
   C. 卵巢囊肿发生蒂扭转   D. 急性输卵管炎   E. 急性阑尾炎

9. 基础体温测定临床一般不用于( )
   A. 协助诊断妊娠   B. 协助诊断月经失调
   C. 指导避孕与受孕   D. 协助诊断胎盘功能   E. 检查不孕原因

10. 输卵管通液术的时间是( )
    A. 月经期   B. 月经来潮前 3～7 日
    C. 月经干净后 3～7 日   D. 月经干净后 7～10 日
    E. 月经干净后 14 日

11. 下列方法中,卵巢功能检查不选用的是(　　)
　　A. BBT 测定　　　　　　　　B. 宫颈黏液检查　　　　　C. 阴道清洁度检查
　　D. 子宫内膜检查　　　　　　E. 激素测定

12. 了解卵巢的内分泌功能行阴道涂片的取材部位是(　　)
　　A. 宫颈管　　　　　　　　　B. 阴道下 1/3 侧壁　　　　C. 阴道口
　　D. 阴道后穹隆　　　　　　　E. 阴道上 1/3 侧壁

13. 子宫颈刮片标本固定液是(　　)
　　A. 35% 乙醇　　　　　　　　B. 45% 乙醇　　　　　　　C. 55% 乙醇
　　D. 75% 乙醇　　　　　　　　E. 95% 乙醇

14. 需做子宫颈活体组织检查的是(　　)
　　A. 宫颈脱落细胞学检查巴氏Ⅲ级　B. 急性宫颈炎　　　　　C. 不孕症
　　D. 葡萄胎　　　　　　　　　E. 月经失调

A2 型题

15. 李女士,30 岁。夫妻两地分居,结婚 2 年未孕,男方各项检查均正常,女方连续 3 个周期基础体温测定呈双相改变,来门诊要求指导受孕。其易孕期是(　　)
　　A. 基础体温上升前后 2~3 日
　　B. 月经来潮前 10 日
　　C. 基础体温上升后 4 日月经来潮前 10 日
　　D. 月经来潮前 1 日
　　E. 基础体温上升后 4 日

16. 张女士,34 岁。白带增多一年伴腰骶痛,偶有接触性出血,检查发现宫颈正常大小,中度糜烂,颗粒状。盆腔正常。宫颈刮片可疑,为确诊应做(　　)
　　A. 腹腔镜检查　　　　　　　B. 阴道镜下宫颈活体组织检查　C. 宫腔镜检查
　　D. 诊断性刮宫　　　　　　　E. 碘试验

17. 患者女,35 岁。婚后 4 年未孕。夫妇双方生殖器形态学检查未见异常,未检查有无排卵。不宜采取的项目是(　　)
　　A. 基础体温测定　　　　　　B. B 型超声动态监测　　　C. 宫颈黏液镜检
　　D. 阴道脱落细胞学检查　　　E. 腹腔镜检查

(万丛芳)

第三章 女性生殖系统炎症患者的护理

学习目标

掌握:女性生殖系统炎症(如阴道炎、慢性子宫颈炎、盆腔炎性疾病)的临床表现、护理措施及健康教育。

熟悉:女性生殖器官自然防御功能特点。女性生殖系统炎症的病因。

了解:女性生殖系统炎症的病理、护理诊断/合作性问题。通过学习,能按照护理程序为妇科各种炎症患者实施整体护理,提供优质护理服务。

- -

第一节 概 述

一、女性生殖器官自然防御功能

健康女性生殖器官在解剖及生理特点方面有比较完善的自然防御功能,对感染有一定的防御能力,不会轻易发生感染引起炎症。

1. 两侧的大小阴唇自然合拢,遮盖住阴道口和尿道口。

2. 由于骨盆底丰富的肌肉作用,阴道口处于闭合状态,阴道前后壁贴紧,可防止外界病原体的侵入。

3. 阴道上皮在卵巢分泌的雌激素作用下,增生变厚,对病原体的抵抗力增强。阴道上皮细胞内含有丰富的糖原,在阴道乳酸杆菌的作用下分解成乳酸,使阴道内环境呈酸性,pH 保持在 3.8～4.4,使嗜碱性病原菌的活动和繁殖受到抑制,称为阴道自净作用。

4. 子宫颈黏膜内的腺体分泌碱性黏液,形成胶冻状黏液栓堵塞子宫颈管,子宫颈内口平时处于闭合状态,以阻止病原体的入侵。

5. 子宫内膜在性激素的作用下发生周期性剥脱,有利于清除侵入子宫腔内的病原体。

6. 输卵管黏膜上皮细胞的纤毛向宫腔方向摆动,以及输卵管的蠕动,均有利于清除侵入输卵管的致病菌。

在妇女特殊生理时期(如月经期、妊娠期、分娩期和产褥期)以及性交、手术、损伤、大量应用广谱抗生素时,可使局部防御功能降低,病原体或阴道内原存的条件致病菌就会繁殖释放毒素,引起炎症。

女性生殖器官炎症是妇科常见病和多发病,主要有外阴炎、阴道炎、子宫颈炎、盆腔炎等,其中以阴道炎和子宫颈炎最多见。近年来,性病在我国逐步蔓延,使生殖器官炎症的发病率显著增加。

二、病原体

1. **细菌** 主要为金黄色葡萄球菌、溶血性链球菌、大肠埃希菌等,感染后易形成盆腔脓肿和感染性血栓静脉炎。

2. 原虫 多见于阴道毛滴虫。

3. 真菌 主要是白色假丝酵母菌。

4. 病毒 以疱疹病毒和人乳头瘤病毒多见。

5. 螺旋体 以苍白(梅毒)螺旋体为主。

6. 衣原体和支原体 衣原体主要是沙眼衣原体,可破坏输卵管黏膜的结构和功能,引起盆腔广泛粘连。支原体是条件致病菌,在一定条件下可引起生殖道炎症。

三、传播途径

1. 经血行蔓延感染 病原体先侵入人体的其他器官或系统,再经血液循环蔓延至生殖器官。如结核杆菌经血液循环感染双侧输卵管。

2. 经淋巴道感染 病原体经外阴、阴道、子宫颈和宫体创伤处的淋巴管侵入,经淋巴系统扩散,感染盆腔结缔组织及内生殖器官的其他部分,多见于产褥感染、流产后感染及放置宫内节育器后感染,病原体以链球菌、大肠埃希菌和厌氧菌为主。

3. 上行感染 病原体侵入外阴、阴道后,沿生殖器黏膜面上行,经子宫颈、子宫内膜、输卵管黏膜到达卵巢及腹腔。沙眼衣原体、淋病奈瑟菌和葡萄球菌多沿此途径扩散。

4. 直接蔓延 腹腔内其他脏器感染后,直接扩散至邻近的内生殖器,如阑尾炎引起右侧输卵管炎。

第二节 外阴部炎症

外阴部炎症(vulvitis)主要指外阴部的皮肤与黏膜的炎症,包括非特异性外阴炎和前庭大腺炎。

【病因】

1. 非特异性外阴炎(non-specific vulvitis) 由物理、化学因素而非病原体所致的外阴皮肤炎症,可发生于任何年龄的女性。由于外阴与尿道和肛门邻近,常受到尿液、粪便、经血和阴道分泌物的刺激,若不注意清洁,易发生外阴炎。其次尿瘘患者的尿液刺激、粪瘘患者的粪便刺激及糖尿病患者的糖尿刺激,也可引起外阴炎。此外,经期使用卫生巾和穿紧身化纤质地的内裤等使局部潮湿,透气性差,均可引起非特异性外阴炎。

2. 前庭大腺炎(bartholinitis) 是病原体侵入前庭大腺引起的炎症。此病多见于生育年龄的妇女,幼女及绝经后的妇女少见。前庭大腺位于大阴唇后1/3处,腺管开口于处女膜与小阴唇之间的沟内,当外阴卫生不良、性生活不洁及分娩时,污染外阴部均易发生炎症。炎症急性发作时,病原体首先侵犯腺管,引起前庭大腺导管炎,局部充血水肿或渗出物积聚而堵塞腺管口,脓液不能外流而形成脓肿,称为前庭大腺脓肿,若治疗不彻底,急性炎症消退,脓液吸收后,由黏液分泌物代替形成前庭大腺囊肿(bartholin cyst)。

【临床表现】

1. 非特异性外阴炎 表现为外阴皮肤瘙痒、疼痛或灼热感,活动、排尿和性生活后加重。局部充血、肿胀,常有抓痕,重者可发生溃疡,导致双侧小阴唇粘连。

2. 前庭大腺炎 炎症急性期,大阴唇中后1/3处有疼痛、肿胀、灼热感,走路不方便。局部检查可见皮肤发红、肿胀、压痛明显。脓肿形成后触之有波动感,疼痛加剧,直径可达3~6 cm。当脓腔内的压力增大时,脓肿可自行破溃,若引流通畅,炎症较快消退而痊愈;若引流不畅,炎症持续不退,并可反复发作。

【辅助检查】

1. 病原体检查　取前庭大腺开口处分泌物进行细菌培养,明确病原体并进行药物敏感试验。

2. 其他　非特异性外阴炎反复发作以及年龄较大的患者,应做血糖检查。

【治疗要点】

1. 非特异性外阴炎　积极寻找病因,若发现糖尿病应及时治疗糖尿病,若有尿瘘、粪瘘应及时修补。注意外阴清洁,养成良好的卫生习惯。可用 1:5000 高锰酸钾液或 0.1% 聚维酮碘液坐浴,每日 2 次,每次 15～30 分钟。坐浴后局部涂抗生素软膏或紫草油。急性期还可选用微波或红外线局部物理治疗。

2. 前庭大腺炎　炎症急性发作期需卧床休息,保持局部清洁。根据病原体选择相应的抗生素,口服或肌内注射。脓肿形成后,需行切开引流及造口术,注意术后护理。

【护理评估】

1. 健康史　评估患者有无不良卫生习惯,有无诱发因素,有无阴道分泌物增多和大小便刺激皮肤等。若为复发者,应评估每次发作的情况、治疗、护理方案和疗效。

2. 身心状况　了解患者有无外阴瘙痒、肿胀、疼痛或灼热感。妇科检查应观察外阴部的皮肤和黏膜情况,包块的位置、大小、质地、有无触痛及有无脓液流出等。评估疾病对患者生活和工作的影响,以及患者对疾病的心理反应。

3. 辅助检查　评估病原体检查结果。

【护理诊断/合作性问题】

1. 舒适度改变　与炎症刺激致外阴瘙痒、疼痛、分泌物增多有关。

2. 皮肤完整性受损　与外阴炎症刺激或手术或脓肿自溃有关。

【护理目标】

1. 患者局部疼痛、瘙痒减轻或消失,舒适度增加。

2. 患者局部皮肤完整性受到保护。

【护理措施】

1. 一般护理　嘱患者不要搔抓皮肤,避免破溃继发感染。炎症急性发作时,嘱患者卧床休息。

2. 心理护理　向患者解释本病的原因及预后,鼓励患者积极配合治疗和护理,增强患者的信心。

3. 病情监测　注意观察患者体温、脉搏的变化,监测白细胞计数和分类。做好会阴部护理,观察引流情况,若引流不畅,应及时与医师联系。

4. 治疗护理　配合医师积极治疗原发病。指导患者正确进行坐浴,坐浴液可用 1:5000 高锰酸钾溶液或 0.1% 聚维酮碘液,温度在 41～43℃,配制液浓度不宜过高,持续 20 分钟左右,每日 2 次。此外,炎症急性期还可选用微波或红外线进行局部物理治疗。脓肿或囊肿切开引流术后,应每日更换引流条,用聚维酮碘擦洗外阴,每日 2 次;也可选用清热解毒的中药热敷或坐浴,每日 2 次。

【护理评价】

1. 患者不适感缓解或消失,生活状态正常。

2. 患者外阴伤口愈合良好。

【健康教育】

指导患者注意个人卫生,保持外阴清洁、干燥,尤其在月经期、妊娠期、产褥期以及流产后 7～10 日内,每日清洗外阴,更换内裤。不穿化纤质地的内裤和紧身衣,穿棉质内衣裤。勿用肥皂或刺激性药物清洗外阴。已婚妇女注意性生活卫生,及时治疗原发病。

第三节 阴道炎症

正常情况下,女性的阴道有自净作用,对病原体的入侵有自然防御功能,一旦这种防御功能遭到破坏,则病原体侵入阴道而导致炎症。临床上常见的阴道炎症有滴虫阴道炎、外阴阴道假丝酵母菌病、萎缩性阴道炎及细菌性阴道病。

一、滴虫阴道炎

【病因】

滴虫阴道炎(trichomonal vaginaitis)是由阴道毛滴虫引起的女性生殖器官最常见的炎症。多见于育龄期妇女。阴道毛滴虫(图3-1)在温暖(25~40℃)、潮湿、pH 5.2~6.6的环境中最易生长繁殖,pH在5以下或7.5以上的环境中则不生长。阴道的pH在月经前后发生变化,月经后接近中性,易引起滴虫的感染或炎症的发作。滴虫通过吞噬或消耗阴道上皮细胞内的糖原,影响乳酸的生成,导致阴道pH升高,滴虫阴道炎患者的阴道pH通常为5.0~6.5。滴虫不仅寄生于阴道,也可侵入泌尿道、尿道旁腺、前庭大腺及男方的包皮皱褶、尿道或前列腺。

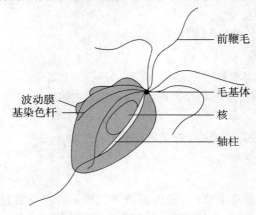

图3-1 滴虫模式图

【传播途径】

1. 直接传播 经性交传播。男性感染滴虫后往往无症状,易成为感染源。
2. 间接传播 经公共游泳池、浴盆、坐便器、衣物、污染的器械及敷料等传播。

【临床表现】

潜伏期为4~28日。25%~50%的患者感染初期无症状。典型的症状是白带增多伴外阴瘙痒,间有灼热、疼痛、性交痛等。白带呈稀薄泡沫状,若合并其他细菌感染,可呈黄绿色、血性、脓性,且有臭味。瘙痒部位主要在阴道口和外阴,若合并泌尿系统感染,可有尿频、尿急、尿痛、血尿。阴道毛滴虫可吞噬精子,并能阻碍乳酸的生成,影响精子在阴道内存活,可致女性不孕。妇科检查可见阴道黏膜充血,严重时有散在出血点,阴道后穹隆处有大量灰黄色、黄白色或黄绿色泡沫状白带。带虫者可无以上表现。

[考点提示:滴虫阴道炎患者白带的特点]

【辅助检查】

1. 湿片法 取温生理盐水1滴置于玻片上,在阴道侧壁取典型分泌物并混于生理盐水中,立即在低倍光镜下寻找滴虫。此方法的敏感度为60%~70%。取分泌物前24~48小时内避免性生活、阴道灌洗或局部用药,分泌物取出后及时送检并注意保暖,否则会造成滴虫活性减弱,影响检查效果。

2. 培养法　若湿片法未发现滴虫,而症状典型者,可用培养基培养,准确率达 98%。

［考点提示:滴虫阴道炎的湿片法检查］

【治疗要点】

消除病因,杀灭阴道毛滴虫,恢复阴道正常 pH。夫妻双方应同时治疗,切断直接传染途径。每次月经干净后复查 1 次,连续 3 次均为阴性为治愈。

1. 全身治疗　由于滴虫阴道炎可同时有尿道、尿道旁腺、前庭大腺滴虫感染,因此治愈本病,需全身用药。初次治疗可选择甲硝唑 2 g,单次口服;或替硝唑 2 g,单次口服;或甲硝唑 400 mg,每日 2 次,连服 7 日。口服疗效好,尤其适用于未婚女性和未婚男性。服药后偶有胃肠反应,少数人有白细胞减少、皮疹、头痛等,一旦发现应停药。甲硝唑为细胞诱变剂,可通过胎盘进入胎体,在妊娠 12 周前口服可致胎儿畸形,此药也可由乳汁排泄,故妊娠早期和哺乳期妇女不宜使用。

2. 局部治疗　将甲硝唑栓 200 mg 放置于阴道,每晚 1 次,10 日为 1 个疗程。

［考点提示:治愈标准;阴道冲洗液的名称和浓度］

【护理评估】

1. 健康史　询问既往病史,与月经周期的关系,治疗经过,了解个人的卫生习惯,有无不洁的性生活史,分析感染途径。

2. 身心状况　评估外阴瘙痒程度,白带的量、性状,以及阴道黏膜的改变等。了解患者有无因疾病反复发作而烦恼,有无性伴侣同时治疗的障碍。

3. 辅助检查　评估湿片法和培养法的结果。

【护理诊断/合作性问题】

1. 舒适度改变　与外阴瘙痒、疼痛和白带增多有关。

2. 黏膜完整性受损　与阴道炎症有关。

3. 知识缺乏　缺乏滴虫阴道炎预防和治疗的相关知识。

【护理目标】

1. 患者白带转为正常性状,疼痛、瘙痒症状减轻或消失。

2. 患者外阴阴道黏膜完整性受到保护。

3. 患者能叙述疾病的相关知识并积极配合治疗。

【护理措施】

1. 一般护理　指导患者注意个人卫生,每日清洁外阴,更换内裤,保持外阴清洁、干燥。外阴不用刺激性药物或肥皂擦洗,不要搔抓,以免损伤外阴皮肤而导致感染。治疗期间应避免无保护性交,所用的浴巾、内裤、毛巾等应煮沸消毒 5~10 分钟,以防止重复感染和交叉感染。

2. 心理护理　帮助患者树立信心,坚持治疗,鼓励患者的性伴侣积极配合治疗及护理。

3. 病情监测　注意观察外阴瘙痒有无好转,阴道分泌物的量、性状及气味。观察用药反应,若出现严重的不良反应,应及时报告医师。

4. 治疗护理　指导患者正确服药。甲硝唑抑制乙醇在体内氧化而产生有毒的中间代谢产物,故甲硝唑在用药期间及停药 24 小时内、替硝唑用药期间及停药 72 小时内禁止饮酒。教会患者掌握阴道冲洗液配制浓度及冲洗方法。指导患者阴道塞药的方法及注意事项,遵医嘱用足疗程。治疗后,于每次月经干净后复查白带,连续 3 次阴性者方为治愈。白带检查转阴后,巩固治疗 1~2 个疗程后才可停药。

［考点提示:滴虫阴道炎的一般护理与治疗护理］

【护理评价】

1. 患者自诉外阴症状减轻或消失,白带检查连续 3 次为阴性,疾病治愈。

2. 患者能复述疾病预防的相关知识。

【健康指导】

1. 加强卫生宣教,改进公共卫生设施;消灭传染源,禁止滴虫阴道炎患者及带虫者进入游泳池、浴池;做好消毒隔离,防止交叉感染。

2. 注意个人卫生;提倡淋浴,少用盆浴;勿共用盆具。患者的内裤和毛巾应煮沸消毒。

3. 注意性生活卫生,患者的性伴侣应积极排查有无滴虫感染,有感染者及时治疗,治疗期间避免性生活。

二、外阴阴道假丝酵母菌病

【病因】

外阴阴道假丝酵母菌病(vulvovaginal candidiasis,VVC)是由假丝酵母菌感染引起的常见外阴阴道炎症。80%～90%的病原体是白色假丝酵母菌。假丝酵母菌适宜在酸性环境中生长,假丝酵母菌感染者的阴道 pH 为 4.0～4.7,通常小于 4.5。假丝酵母菌对热的抵抗力不强,加热至 60℃ 1 小时即死亡,但其对干燥、日光、紫外线及化学制剂等抵抗力较强。

假丝酵母菌是条件致病菌,一般不引起症状,当阴道内糖原增多、酸度增高时,白假丝酵母菌迅速繁殖引起炎症。常见的发病诱因有糖尿病、妊娠、大量应用免疫抑制剂和应用广谱抗生素,其中以妊娠最为常见。其他诱因有胃肠道假丝酵母菌、穿紧身化纤质地的内裤及肥胖。后者可使会阴局部温度及湿度增加,假丝酵母菌易繁殖。

[考点提示:外阴阴道假丝酵母菌病的病因]

【传播途径】

外阴阴道假丝酵母菌病主要是内源性传染,寄生于人的口腔、阴道、肠道的假丝酵母菌,条件适宜即可引起感染,三者间还可互相传染,少部分患者可通过性交直接传播,极少通过接触污染的衣物间接传播。

【临床表现】

外阴阴道假丝酵母菌病主要表现为外阴瘙痒、坐立不安、痛苦异常,可伴有尿频、尿痛、性交痛等。白带增多,呈白色稠厚凝乳状或豆渣样。妇科检查见外阴红肿,常伴有抓痕,严重者有皮肤皲裂、表皮脱落等慢性皮肤损伤性改变。小阴唇内侧及阴道黏膜有白色膜状物,擦除后露出红肿黏膜面,有时见糜烂或浅表溃疡。

[考点提示:外阴阴道假丝酵母菌病的典型症状与体征]

【分类】

根据外阴阴道假丝酵母菌病流行情况、临床表现、微生物学和宿主情况,分为单纯性外阴阴道假丝酵母菌病和复杂性外阴阴道假丝酵母菌病(表 3-1)。按外阴阴道假丝酵母菌病的评分标准划分,评分≥7 分,为重度外阴阴道假丝酵母菌病;评分<7 分,为轻、中度外阴阴道假丝酵母菌病(表 3-2)。

表 3-1　外阴阴道假丝酵母菌病的临床分类

	单纯性外阴阴道假丝酵母菌病	复杂性外阴阴道假丝酵母菌病
发病频率	散发或经常发作	复发
临床表现	轻到中度	重度
真菌种类	白色假丝酵母菌	非白色假丝酵母菌
宿主情况	免疫功能正常	免疫功能低下或应用免疫抑制剂或未控制糖尿病、妊娠

表 3-2 外阴阴道假丝酵母菌病的临床评分标准

评分项目	0分	1分	2分	3分
瘙痒	无	偶有发作	症状明显	持续发作、坐立不安
疼痛	无	轻	中	重
阴道黏膜充血、水肿	无	轻	中	重
外阴抓痕、糜烂	无	—	—	有
分泌物量	无	较正常增多	量多,无溢出	量多,有溢出

【辅助检查】

1. 湿片法　可用生理盐水或10％氢氧化钾溶液湿片法,在低倍镜下找到芽胞或假菌丝即可确诊,检出率可达70％～80％,此法应用最多。

2. 培养法　若有症状但多次湿片法为阴性者,可采用培养法。

【治疗要点】

外阴阴道假丝酵母菌病的治疗原则为消除诱因,根据患者情况选择局部或全身应用抗真菌药物治疗。

1. 消除诱因　积极治疗糖尿病,及时停用广谱抗生素、雌激素及免疫抑制剂。

2. 单纯性外阴阴道假丝酵母菌病的治疗　主要以局部短疗程抗真菌药物为主。

(1)局部用药:将抗真菌药物放置于阴道深处。可选用的药物如下:制霉菌素栓剂,每晚1粒(10万 U),连用14日;或咪康唑栓剂,每晚1粒(200 mg),连用7日;或克霉唑栓剂,每晚1粒(150 mg),连用7日。

(2)全身用药:对不能耐受局部用药者、未婚女性,可口服伊曲康唑、氟康唑等药物。此类药物对肝功能有损害,注意监测肝功能,孕妇和有肝炎病史者禁用。

3. 复杂性外阴阴道假丝酵母菌病的治疗

(1)严重外阴阴道假丝酵母菌病:应延长治疗时间,局部给药者,延长为7～14日;若口服氟康唑150 mg,则72小时后加服1次。

(2)复发性外阴阴道假丝酵母菌病:一年内有症状并经真菌学证实的外阴阴道假丝酵母菌病发作4次或以上,称为复发性外阴阴道假丝酵母菌病,发生率约为5％。治疗过程分为初始治疗和巩固治疗。根据药物敏感试验选择抗生素。在初始治疗达到真菌学治愈后,给予巩固治疗至6个月。初始治疗若为局部治疗,可延长治疗时间至7～14日,若口服氟康唑150 mg,则第4日、第7日各加服1次。巩固治疗方案:可口服氟康唑150 mg,每周1次,连续6个月;也可根据复发规律,在每月复发前给予局部用药巩固治疗。

在治疗前应做真菌培养确诊,治疗期间定期复查,监测疗效及药物不良反应,一旦发现不良反应,应立即停药。

4. 妊娠合并外阴阴道假丝酵母菌病的治疗　局部治疗为主,以7日疗法效果为佳,禁口服给药。

5. 性伴侣治疗　无需对性伴侣进行常规治疗,若有龟头炎,应进行假丝酵母菌的检查及治疗,预防女性重复感染。

［考点提示:外阴阴道假丝酵母菌病的治疗要点］

【护理评估】

1. 健康史　询问疾病发作的具体经过及治疗过程。重点评估患者是否有糖尿病,是否使用抗生素和免疫抑制剂,以及是否处于妊娠期。

2. 身心状况　评估患者外阴-阴道瘙痒程度。评估患者白带的量、性状、气味。了解患者外阴皮肤和阴道黏膜的受损程度。评估患者对疾病的心理反应,有无影响治疗的原因以及疾病有无影响患者的生活和工作。

3. 辅助检查　评估湿片法的结果。

【护理诊断/合作性问题】

见本节滴虫阴道炎的护理诊断/合作性问题。

【护理目标】

同本节滴虫阴道炎的护理目标。

【护理措施】

1. 一般护理　指导患者做好个人护理,保持外阴清洁、干燥,勤换内裤。嘱患者不要搔抓外阴皮肤以免破损。治疗期间所用的浴巾、内裤、毛巾等应煮沸消毒5～10分钟,避免交叉感染或重复感染。

2. 心理护理　鼓励患者积极配合并坚持治疗,减轻患者因疾病带来的烦恼,消除心理压力,增强患者战胜疾病的信心。

3. 病情监测　观察外阴瘙痒情况,白带的量、性状和气味。

4. 治疗护理　指导阴道塞药方法及注意事项,遵医嘱用足疗程。治疗期间避免性交。孕妇应坚持局部用药,禁口服唑类药物。

[考点提示:外阴阴道假丝酵母菌病的一般护理与治疗护理]

【护理评价】

1. 患者自诉外阴症状减轻或消失,受损的皮肤和黏膜修复,疾病治愈。

2. 患者能复述疾病预防的相关知识。

【健康教育】

1. 指导患者积极治疗原发病,消除外阴阴道假丝酵母菌病的诱发因素。

2. 指导患者注意个人卫生,养成良好的卫生习惯。性交时使用安全套以预防传染。性伴侣应积极排查有无假丝酵母菌感染,阳性者应及时治疗。

3. 加强随访,若症状持续存在或诊断后2个月内复发者,需再次复诊。

三、萎缩性阴道炎

【病因】

萎缩性阴道炎(atrophic vaginitis)多见于绝经后的老年妇女,也可见于卵巢切除术后、产后闭经或药物假绝经治疗的妇女。患者因卵巢功能衰退,雌激素水平下降,阴道黏膜变薄萎缩,上皮细胞内糖原含量减少,阴道内 pH 升高,多为 5.0～7.0,局部抵抗力降低,病原体易侵入且繁殖而引起炎症。

【临床表现】

患者的主要症状为外阴瘙痒、灼热感以及白带增多,黄水状,重者可呈黄色脓性或血性。妇科检查可见阴道上皮萎缩变薄,皱襞消失,黏膜充血,有散在小出血点或点状出血斑,有时见表浅溃疡。溃疡面可与对侧粘连,严重时可造成狭窄甚至闭锁,炎症分泌物引流不畅则形成阴道积脓或宫腔积脓。

【辅助检查】

阴道分泌物检查,显微镜下见大量基底层细胞及白细胞,无滴虫和假丝酵母菌。血性白带者,可行子宫颈细胞学检查或分段诊刮术或局部活体组织检查,以排除生殖器肿瘤。

【治疗要点】

萎缩性阴道炎的治疗原则是抑制细菌生长、补充雌激素、增强阴道抵抗力。

1. 抑制细菌生长　阴道局部应用甲硝唑 200 mg 或诺氟沙星 100 mg,7～10 日为一个疗程。

2. 增加阴道抵抗力　针对病因,治疗萎缩性阴道炎的主要方法是补充雌激素,可局部小剂量用药,也可全身用药。

[考点提示:萎缩性阴道炎治疗要点]

【护理评估】

1. 健康史 询问患者的年龄、月经史,有无手术切除卵巢或盆腔放射治疗史。

2. 身心状况 评估患者有无外阴瘙痒,白带的量、性状、气味。观察患者阴道黏膜皱襞的伸展性,有无出血点、溃疡或粘连。评估患者对疾病的心理反应,影响其不愿就医的因素,以及疾病有无影响患者的生活和工作。

3. 辅助检查 评估阴道分泌物涂片检查结果。

【护理诊断/合作性问题】

1. 舒适度改变 与白带增多、外阴瘙痒和疼痛有关。

2. 知识缺乏 缺乏围绝经期保健知识。

3. 有感染的危险 与白带增多、局部皮肤黏膜破溃有关。

【护理目标】

1. 患者的白带减少,外阴瘙痒及疼痛减轻或消失,皮肤和黏膜完整性得到保护。

2. 患者能叙述萎缩性阴道炎的相关知识并能积极地配合治疗和护理。

【护理措施】

1. 一般护理 指导患者做好个人护理,保持外阴清洁、干燥,勤换内裤,穿棉质内裤,减少刺激。嘱患者不要搔抓外阴皮肤,以免破损。

2. 心理护理 消除患者的心理压力,增强其治疗疾病的信心。卵巢切除、盆腔放疗的患者,应告知其雌激素替代治疗可缓解内分泌紊乱,降低萎缩性阴道炎的发生率。

3. 病情监测 主要观察白带的量、性状和气味。

4. 治疗护理 指导阴道塞药方法及注意事项,遵医嘱用足疗程。

【护理评价】

1. 患者症状消失,受损皮肤和黏膜经治疗愈合。

2. 患者能正确复述围绝经期保健知识,情绪稳定,能积极地配合治疗和护理。

【健康教育】

指导患者掌握萎缩性阴道炎的预防措施。指导患者和家属阴道冲洗、用药的方法,操作前洗净双手、消毒器具,以免感染。指导患者正确使用雌激素,告知患者雌激素使用的适应证和禁忌证,因为不合理地使用可引发子宫内膜癌和乳腺癌。

四、细菌性阴道病

【病因】

细菌性阴道病(bacterial vaginosis,BV)是由阴道内正常菌群失调所引起的一种混合感染,临床及病理特征无炎症表现。发生细菌性阴道病时,阴道内占优势的产生过氧化氢的乳酸杆菌减少,导致其他细菌大量繁殖,主要有加德纳菌、其他厌氧菌(普雷沃菌、动弯杆菌、类杆菌等),其中以厌氧菌居多,部分合并人型支原体感染。目前导致阴道菌群失调的原因仍不明确,可能与频繁性交、多个性伴侣或阴道灌洗使阴道碱化有关。

细菌性阴道病除引起阴道炎症外,还会引起其他疾病,如妊娠期细菌性阴道病可导致绒毛膜-羊膜炎、胎膜早破、早产等,自然分娩及剖宫产后子宫内膜感染的机会增加;非孕妇女引起盆腔炎、子宫切除后阴道断端感染等。

【临床表现】

10%～40%的患者无临床症状,有症状者主要为白带增多,有鱼腥臭味,可伴有轻度外阴瘙痒或烧灼感,于性交后及月经后加重。厌氧菌繁殖产生的胺类物质使白带有鱼腥臭味。妇科检查阴道黏膜无明显充血的表现,阴道内白带量多,稀薄,呈灰白色,黏附于阴道壁,但黏度低,容易拭去。

[考点提示:细菌性阴道病的典型症状]

【辅助检查】

1. 阴道窥器检查 稀薄、匀质、白色阴道分泌物,常黏附于阴道壁。

2. 胺臭味试验(whiff test)阳性 取少量白带置于玻片上,加入10%氢氧化钾溶液1~2滴,产生烂鱼肉样腥臭味为阳性,因胺遇碱释放氨所致。

3. 线索细胞(clue cell)阳性 取少量白带置于玻片上,加1滴生理盐水混合,置于高倍光镜下,见到20%以上的线索细胞即可考虑细菌性阴道病。线索细胞即阴道脱落的表层细胞,于细胞边缘贴附颗粒状物即各种厌氧菌,尤其是加德纳菌,使细胞边缘不清。

4. 阴道分泌物pH pH>4.5。

[考点提示:细菌性阴道病的胺臭味试验]

【治疗要点】

细菌性阴道病的治疗以全身或局部抗厌氧菌治疗为主,抑制致病菌生长,恢复并维持阴道内酸性环境。性伴侣不需要常规治疗。

1. 全身治疗 常用的药物有甲硝唑400 mg,口服,每日2次,连用7日;或克林霉素300 mg,口服,每日2次,连用7日。

2. 局部治疗 将甲硝唑栓剂200 mg放入阴道,每晚1次,连用7日;或用2%克林霉素软膏阴道局部涂搽,每次5 g,每晚1次,连用7日。

3. 妊娠期细菌性阴道病的治疗 由于本病与不良妊娠结局(如绒毛膜-羊膜炎、胎膜早破、早产等)有关,任何有症状的细菌性阴道病孕妇和无症状的高危孕妇(如有胎膜早破、早产史者)均应治疗。多选择口服用药:甲硝唑400 mg,每日2次,连用7日;或克林霉素300 mg,每日2次,连用7日。

4. 性伴侣的治疗 本病虽与多个性伴侣有关,但对性伴侣给予治疗并未改善治疗效果及降低复发性,因此性伴侣一般不需要常规治疗。

【护理评估】

1. 健康史 了解阴道炎的病史、治疗经过及疗效等。询问患者白带特征、外阴瘙痒的情况,有无诱发因素。了解患者对疾病的心理反应,有无因疾病而影响工作和生活。

2. 身心状况 评估患者有无外阴瘙痒、疼痛,妇科检查观察白带的性状、气味。评估患者对疾病的心理反应。

3. 辅助检查 评估阴道分泌物涂片检查的结果。

【护理诊断/合作性问题】

1. 舒适度改变 与白带增多、外阴瘙痒及灼痛有关。

2. 皮肤完整性受损 与炎症刺激致外阴瘙痒、搔抓有关。

【护理目标】

1. 患者舒适度增加。

2. 患者外阴部皮肤完整性恢复。

【护理措施】

指导患者注意个人卫生,保持外阴清洁、干燥,停用碱性外阴洗液。治疗期间性生活时宜用安全套。其余同滴虫阴道炎。

【护理评价】

1. 患者不适感消失,生活型态正常。

2. 患者外阴部皮肤受到保护,完整性恢复。

【健康教育】

1. 指导患者注意外阴局部卫生,不穿化纤质地的内裤和紧身衣;避免不洁性行为。勿用肥皂清洗外阴,不宜经常使用碱性洗液清洗局部。

2. 告知患者若症状持续或症状重复出现,应及时复诊,接受治疗。

第四节　子宫颈炎症

子宫颈炎症是妇科常见的疾病。正常情况下,子宫颈具有良好的防御功能,宫颈黏液栓对阻止病原体入侵起重要的作用。在性交、分娩以及在宫腔操作时,宫颈易受到损伤而引起炎症。此外,不洁性生活、严重的阴道炎和药物性损伤等因素也可引起子宫颈炎症。子宫颈炎症有急性和慢性两种。

【病因及发病机制】

1. 急性子宫颈炎(acute cervicitis)　习称急性宫颈炎,主要见于流产后感染、产褥期感染以及宫颈损伤后并发感染。主要病原体有葡萄球菌、链球菌以及其他厌氧菌等。目前临床调查发现,由淋病奈瑟菌、沙眼衣原体和单纯疱疹病毒感染引起的宫颈炎呈上升趋势,主要见于性传播疾病的高危人群。

2. 慢性子宫颈炎(chronic cervicitis)　习称慢性宫颈炎,常因急性宫颈炎治疗不彻底转变而来。主要见于分娩、流产或手术损伤后,也见于有的患者不经过急性宫颈炎阶段,直接发展为慢性宫颈炎。慢性子宫颈炎局部的病理改变有以下三种情况。

(1)子宫颈肥大(cervical hypertrophy):慢性炎症的长期刺激使宫颈组织充血、水肿、腺体及间质增生,使宫颈呈不同程度的肥大,但表面多光滑,最后由于结缔组织增生而使宫颈硬度增加。

(2)子宫颈息肉(cervical polyp):慢性炎症长期刺激使宫颈管局部黏膜增生,增生的黏膜逐渐自基底层向宫颈外口突出而形成息肉,一个或多个同时存在,直径约为1 cm,色红、舌形、质脆、易出血(图3-2)。若炎症长期存在,息肉去除后常有复发。

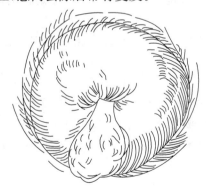

图3-2　宫颈息肉

(3)慢性子宫颈管黏膜炎(endocervicitis):又称宫颈管炎。病变局限于子宫颈管内的黏膜及黏膜下组织,由于子宫颈管黏膜皱襞较多,感染后炎症长期持续存在,表现为子宫颈管脓性分泌物较多,反复发作。

【临床表现】

急性子宫颈炎主要表现为黏液脓性白带增多,白带刺激引起外阴部瘙痒,往往有腰酸及下腹部坠痛。多伴有泌尿系统症状,如尿频、尿急、尿痛。慢性子宫颈炎的主要症状为白带增多。白带的特征依据病原体的种类、炎症的程度不同而不同,呈乳白色、黏液状,或呈淡黄色、脓性,有时可有血性白带或接触性出血。当炎症沿宫骶韧带扩散到盆腔时,可有下腹部坠痛、腰骶部疼痛等,在经期、排便及性交后加重。子宫颈黏稠脓性分泌物不利于精子穿过,部分患者可有不孕。妇科检查时见子宫颈呈不同程度的糜烂样改变、肥大,或有黄色或脓性分泌物覆盖子宫颈口或从子宫颈口流出,有时可见子宫颈息肉或子宫颈肥大。

【辅助检查】

1. 阴道分泌物湿片检查　每高倍视野白细胞数大于 10 个。

2. 子宫颈黏液涂片检查　取宫颈管内脓性分泌物做革兰染色涂片检查,每高倍视野白细胞数大于 30 个。

3. 子宫颈细胞学检查　常规行子宫颈细胞学检查,必要时做阴道镜及活体组织检查,排除子宫颈癌。

[考点提示:子宫颈炎症常规行子宫颈细胞学检查]

【治疗要点】

1. 急性子宫颈炎　主要采用抗生素治疗,有性传播疾病高危因素的患者,尤其是年轻女性,在获得病原体检测结果之前即可给予经验性治疗,性伴侣须同时治疗,治疗方案为多西环素 100 mg 口服,每日 2 次,连用 7 日;或阿奇霉素 1 g,单次顿服。获得病原体检测结果的患者,可针对性地选择抗生素(见第四章)。

2. 慢性子宫颈炎　在行子宫颈细胞学检查排除子宫颈癌之后,以局部治疗为主,可采用物理疗法、药物治疗、手术治疗,其中物理疗法最常用,包括冷冻、激光、微波治疗等。

【护理评估】

1. 健康史　询问患者的婚育史及计划生育史,了解有无阴道分娩史、妇科手术史和造成子宫颈受损的病史。了解患者的日常卫生习惯,有无不洁性生活史。了解疾病发生的时间、病程、治疗经过和治疗结果。

2. 身心状况　评估患者白带的性状,有无血性白带或性交后出血。了解患者有无腰骶部疼痛和腹部坠痛等。妇科检查了解子宫颈有无肥大、息肉和囊肿等。慢性子宫颈炎病程长,患者的思想压力大,尤其是有接触性出血的患者,担心是子宫颈癌而感到恐惧,所以要详细评估患者的心理状况和家庭支持情况。

3. 辅助检查　评估阴道分泌物湿片和宫颈黏液涂片检查的结果。重点评估子宫颈细胞学检查的结果。

【护理诊断/合作性问题】

1. 皮肤完整性受损　与炎症刺激致子宫颈充血、水肿、糜烂有关。

2. 舒适度改变　与白带增多、腰骶部酸痛、下腹部坠痛有关。

3. 焦虑　与病程长,害怕子宫颈癌变有关。

【护理目标】

1. 患者的皮肤完整性恢复。

2. 患者的症状好转或消失,舒适感增加。

3. 患者的焦虑感减轻或消失,能积极地配合治疗和护理。

【护理措施】

1. 一般护理　指导患者注意个人卫生,勤换内裤,保持外阴清洁,治疗期间禁止性生活;加强营养和休息,改善机体状况,增强抵抗力。

2. 心理护理　向患者及家属介绍疾病的相关知识,对病程长、久治不愈者,应予以关心和耐心解释,帮助患者树立战胜疾病的信心,使其积极配合治疗,促进早日康复。

3. 病情监测　注意观察患者白带的量、性状、颜色的变化,发现异常出血或感染时,应立即汇报医师并协助处理。

4. 治疗护理　遵医嘱及时、足程、足量、规则地使用抗生素,控制急性炎症。慢性子宫颈炎配合医师做好物理治疗前的准备、治疗中的配合和治疗后的护理。物理治疗的注意事项如下:①治疗前常规行子宫颈癌筛查,以排除子宫颈癌变;②物理治疗时间宜选择在月经干净后3～7日内,有急性生殖器炎症者列为禁忌;③各种物理疗法术后因炎症组织坏死脱落,阴道分泌物增多,有大量黄水样液体流出,应指导患者注意观察,保持外阴部清洁;④术后1～2周脱痂时可有少量出血,嘱患者勿紧张,出血多者应及时就诊,可局部用止血药或压迫止血;⑤在创面尚未完全愈合前(治疗后4～8周内)禁盆浴、性交和阴道冲洗;⑥两次月经干净后3～7日复查,观察创面愈合情况,注意有无子宫颈管狭窄。进行妇科检查时,动作宜轻柔,避免擦伤新生的子宫颈上皮。如果效果欠佳者,可择期进行第二次治疗。

[考点提示:子宫颈炎症物理治疗的注意事项]

【护理评价】

1. 患者症状消失,舒适感增加,宫颈受损的皮肤修复。

2. 患者心情舒畅,焦虑感消失,能积极地面对生活。

【健康教育】

向妇女传授疾病预防的知识,指导妇女注意个人卫生,尤其是经期、妊娠期和产褥期的卫生,避免不洁性生活。做好计划生育宣传,规范各项操作,避免计划生育手术造成子宫颈损伤和感染。科学接生,对于中期引产和分娩引起的子宫颈裂伤应及时缝合。指导已婚女性定期做妇科检查,积极治疗子宫颈炎症,治疗前常规行子宫颈细胞学检查,以排除癌变的可能。

第五节　盆腔炎性疾病

盆腔炎性疾病(pelvic inflammatory disease,PID)是指女性上生殖道的一组感染性疾病,主要包括子宫内膜炎、输卵管炎、输卵管卵巢脓肿、盆腔腹膜炎,以输卵管炎、输卵管卵巢炎最常见。多见于性活跃期、有月经的妇女,初潮前、绝经后或未婚者较少发生。引起盆腔炎性疾病的病原体有内源性和外源性两种。内源性病原体主要来自原寄居于阴道内的菌群,包括需氧菌及厌氧菌,以两者的混合感染多见,主要有金黄色葡萄球菌、溶血性链球菌、大肠埃希菌等;外源性病原体主要是引起性传播疾病的病原体,如淋病奈瑟菌、沙眼衣原体等。

一、盆腔炎性疾病

【病因及发病机制】

引起盆腔炎性疾病的病因有产后或流产后感染、宫腔内手术操作后感染(刮宫术、输卵管通液术、宫腔镜检查等)、性卫生不良、感染性传播疾病、下生殖道感染以及邻近器官炎症的直接蔓延等。盆腔炎性疾病发展可引起弥漫性腹膜炎、败血症、感染性休克,严重者可危及生命。主要的病理类型有以下五种。

1. 急性子宫内膜炎和子宫肌炎　多见于流产和分娩后,病原体经子宫创面或胎盘剥离面入侵,引起子宫内膜炎,炎症进一步发展可侵犯肌层,导致子宫肌炎。

2. 急性输卵管炎、输卵管积脓、输卵管卵巢脓肿　病变特点因病原体的传播途径不同而不同,若病原体经子宫内膜向上蔓延,首先引起的是输卵管黏膜炎,导致黏膜肿胀、间质水肿、充血以及大量的中性粒细胞浸润,严重者甚至出现输卵管上皮退行性变或成片脱落,输卵管黏膜粘连,管腔及伞段闭锁,脓性渗出物积聚在管腔内形成输卵管积脓。若病原体经过宫颈的淋巴播散到宫旁结缔组织,首先累及浆膜层发生输卵管周围炎,然后侵及肌层,输卵管黏膜层可不受累。病变以输卵管间质炎为主,输卵管管腔可因肌壁增厚受压变窄,但仍保持畅通。炎症轻者只表现为输卵管轻度的充血肿胀、略粗,严重者表现为输卵管明显增粗、弯曲,渗出物增多,与周围组织粘连。卵巢很少单独发生炎症,往往继发于输卵管急性炎症之后,卵巢可与发炎的输卵管伞端粘连发生卵巢周围炎,又称输卵管卵巢炎,习称附件炎。炎症可通过卵巢排卵的破孔侵入卵巢实质形成卵巢脓肿,脓肿壁与输卵管积脓粘连并穿通,形成输卵管卵巢脓肿。输卵管卵巢脓肿多位于子宫后方,可破入直肠或阴道,若破入腹腔可引起弥漫性腹膜炎。

3. 急性盆腔结缔组织炎　见于内生殖器急性炎症时,也见于阴道和子宫颈有创伤时,病原体经淋巴管扩散至盆腔结缔组织引起急性炎症,结缔组织充血、水肿,以及中性粒细胞浸润,以子宫旁结缔组织炎最常见。若出现化脓,可形成盆腔腹膜外脓肿。

4. 急性盆腔腹膜炎　女性内生殖器官严重感染时,往往会直接蔓延至盆腔腹膜,出现充血、水肿及渗出,盆腔脏器粘连。大量脓性渗出液多积聚在直肠子宫陷凹处形成盆腔脓肿,脓肿可破入腹腔而引起弥漫性腹膜炎,也可破入直肠而使症状突然减轻。

5. 败血症及脓毒血症　常见于严重的产褥感染和感染性流产的患者。当病原体毒性强,数量多,患者抵抗力降低时,常发生败血症,若不及时控制,很快出现感染性休克,甚至死亡。发生感染后,若其他部位发现多处炎症病灶或脓肿,则应考虑脓毒血症,可进行血培养证实。

【临床表现】

临床表现因炎症轻重和范围大小而不同。轻者无症状或症状轻微。常见症状有发热、持续性下腹痛、阴道分泌物增多,严重者有高热、寒战、头痛及食欲减退等。经量增多,经期延长。脓肿形成后有下腹包块及局部压迫症状,包块位于子宫前方则压迫膀胱,出现尿频、排尿困难等;包块位于子宫后方则压迫直肠,引起排便困难、里急后重感等。若脓肿破溃入腹腔,引起急性腹膜炎,出现恶心、呕吐、腹泻等消化系统症状,严重者出现脓毒血症和败血症,危及生命。

患者体征差异较大,轻者无明显异常表现,重者呈急性病容,表现为体温升高,心率加快,下腹部压痛、反跳痛及肌紧张。妇科检查:阴道宫颈充血、水肿,有大量的脓性白带,宫颈抬举痛明显,穹隆触痛明显,宫体增大,有压痛,活动受限;子宫两侧条索状增厚,有压痛;若已形成输卵管积脓或输卵管卵巢脓肿,可触及附件区包块,触之有压痛。

【辅助检查】

1. 血常规检查　有白细胞升高、中性粒细胞核左移的急性感染特征。

2. 宫颈分泌物检查　取宫颈分泌物涂片检查,行细菌培养和药物敏感试验。

3. 阴道后穹隆穿刺　怀疑直肠子宫陷凹脓肿者,可行阴道后穹隆穿刺,抽出脓液即可确诊。

4. B 型超声检查　有较高的诊断价值,必要时进一步行腹腔镜检查和 CT 检查。

【治疗要点】

盆腔炎症的治疗主要为抗生素治疗,必要时行手术治疗。

1. 门诊治疗　若患者症状轻,能耐受口服抗生素治疗,有条件随访者,可在门诊治疗。常用的方案有氧氟沙星 400 mg 口服,每日 2 次;或左氧氟沙星 500 mg 口服,每日 1 次,同时加服甲硝唑 400 mg,每日 2~3 次,连用 14 日;头孢西丁钠 2 g,单次肌内注射,同时口服丙磺舒 1 g,然后改为多西环素 100 mg,每日 2 次,连用 14 日;或头孢曲松钠 250 mg,单次肌内注射,或选用其他第三代头孢菌素与多西环素、甲硝唑合用。门诊治疗无效,病情较重者应住院治疗。

2. 住院治疗

(1)支持治疗:①卧床休息,患者取半卧位,有利于炎性渗出物积聚于直肠子宫陷凹,使炎症局限,也有利于宫腔内及宫颈管的分泌物排出体外;②给予高热量、高蛋白、高维生素饮食;③补充液体 2500~3000 ml/d,注意纠正电解质紊乱及酸碱平衡失调;④高热时采用物理降温;⑤尽量避免不必要的妇科检查,以免引起炎症扩散;⑥若有腹胀可行胃肠减压。

(2)药物治疗:主要为抗生素治疗。由于急性盆腔炎的病原体多为需氧菌、厌氧菌及衣原体的混合感染,因此在抗生素的选择上多采用联合用药。静脉滴注给药,收效较快。常用的方案有:①克林霉素与氨基苷类药物联合,克林霉素 900 mg,每 8 小时 1 次,静脉滴注;庆大霉素先给予负荷量(2 mg/kg),然后给予维持量(1.5 mg/kg),每 8 小时 1 次,静脉滴注。待临床症状、体征改善后,继续静脉用药 24～48 小时,克林霉素改为口服,每次 450 mg,每日 4 次,连用 14 日;多西环素 100 mg,口服,每 12 小时 1 次,连用 14 日。②青霉素类与四环素类联合,氨苄西林/舒巴坦 3 g,静脉滴注,每 6 小时 1 次,加多西环素 100 mg,每 12 小时 1 次,连用 14 日。③喹诺酮类药物与甲硝唑联合,氧氟沙星 400 mg 静脉滴注,每 12 小时 1 次,甲硝唑 500 mg 静脉滴注,每 8 小时 1 次。④头霉素类或头孢菌素类药物。头霉菌素类,如头孢西丁钠 2 g,静脉注射,每 6 小时 1 次;或头孢替坦二钠 2 g,静脉注射,每 12 小时 1 次;同时应用多西环素 100 mg,每 12 小时 1 次,静脉途径给药或口服。头孢菌素类,如头孢呋辛钠、头孢唑肟钠、头孢曲松钠等。症状改善至少 24 小时后转为口服药物治疗,多西环素 100 mg,每 12 小时 1 次,连用14 日。不能耐受多西环素者,用阿奇霉素替代,每次 500 mg,每日 1 次,连用 3 日。输卵管卵巢脓肿的患者,加用克林霉素或甲硝唑,可更有效地对抗厌氧菌。

(3)手术治疗:适用于药物治疗无效、脓肿持续存在或脓肿破裂的患者。根据情况可选择经腹手术或腹腔镜手术,手术范围根据病变范围、患者的一般状况和年龄考虑。年轻患者采用保守性手术为主,尽量保留卵巢功能;年龄大的患者或双侧附件受累者,可行全子宫及双附件切除术。

(4)中药治疗:在辨证论治的基础上给予清热解毒、活血化瘀的中药治疗,如红藤汤、银翘解毒汤等。

【护理评估】

1. 健康史　询问患者月经期卫生习惯。了解患者近期有无流产、宫腔内手术操作史等。

2. 身心状况　了解患者有无发热、寒战、下腹疼痛;了解患者有无腹胀、腹泻、里急后重、尿频、尿痛、排尿困难的情况。评估患者的生命体征和妇科检查情况,有无盆腔脓肿或炎性包块。评估患者对疾病的心理反应,有无恐惧、焦虑等。

3. 辅助检查　评估血常规检查、子宫颈分泌物涂片检查及 B 型超声检查等结果。

【护理诊断/合作性问题】

1. 体温过高　与炎症急性发作有关。

2. 疼痛　与炎症刺激有关。

3. 活动无耐力　与炎症致发热体虚有关。

【护理目标】

1. 及时发现患者体温的变化并处理,体温恢复正常。

2. 患者的炎症得到控制,疼痛减轻。

3. 患者的体力得到恢复,生活形态正常。

【护理措施】

1. 一般护理　嘱患者注意休息,给予高热量、高蛋白和高维生素饮食,增强机体抵抗力。睡眠不佳的患者,可在睡前喝热牛奶、用热水泡脚或按摩,关闭照明设施,保持环境安静、舒适,必要时可遵医嘱给予镇静止痛药,缓解疼痛让患者安静入睡。

2. 心理护理　向患者解释疾病的原因、治疗方案及效果,说明治疗的重要性。尽可能满足患者的需求。鼓励患者积极配合治疗和护理,增强其战胜疾病的信心。

3. 病情监测　高热患者采用物理降温,密切观测体温、脉搏、呼吸;观察患者有无恶心、呕吐及腹胀等情况。

4. 治疗护理　配合医师为患者制订合理的治疗方案。遵医嘱使用抗生素,并注意疗效及用药后的反应。

【护理评价】

1. 降温措施恰当,患者的体温降至正常范围并维持。

2. 患者疼痛缓解或消失。

3. 患者情绪良好,睡眠型态正常,食欲增加,生活能自理。

【健康教育】

1. 告知患者注意性生活卫生,减少性传播疾病,及时筛查和治疗沙眼衣原体感染的高危妇女,以减少疾病发生率;及时治疗下生殖道感染。经期禁止性交。

2. 加强公共卫生教育,提高公众对生殖道感染的认识及预防感染的重要性。

3. 严格掌握妇产科手术指征,做好术前准备,术时注意无菌操作,术后预防感染。

二、盆腔炎性疾病后遗症

【病因及发病机制】

盆腔炎性疾病(sequelae of PID)后遗症多因盆腔炎性疾病治疗不彻底,病程迁延而致,既往称为慢性盆腔炎。盆腔炎性后遗症病程长,机体抵抗力下降时可反复发作。主要的病理改变是盆腔组织广泛破坏、粘连、增生和瘢痕形成,导致:①输卵管增粗阻塞;②输卵管积水或输卵管卵巢囊肿;③输卵管卵巢粘连形成肿块;④盆腔结缔组织增生变厚,若炎症蔓延广泛,使子宫固定,形成"冰冻骨盆"。

【临床表现】

全身症状多不明显,有时可有低热,全身不适,易疲劳。病程时间较长,患者常有慢性盆腔痛、下腹痛及腰骶部酸痛,于劳累、性交后、月经期症状加重。经量增多,月经不规则。输卵管粘连阻塞可致不孕或异位妊娠。妇科检查:子宫常呈后位,活动受限或粘连固定。子宫的一侧或双侧增厚、变硬、有触痛。可在子宫一侧或双侧扪及条索状增厚的输卵管,有轻压痛;若已形成输卵管积水或输卵管卵巢囊肿,可触及囊性肿物。

【辅助检查】

可选用腹腔镜、B 型超声检查明确诊断。

【治疗要点】

盆腔炎性疾病后遗症需根据患者的情况不同而采取不同的治疗方案,常采用中西医结合综合治疗控制炎症。输卵管积水和输卵管卵巢囊肿需手术治疗;不孕症患者常需辅助生殖技术协助受孕;慢性盆腔痛的患者,尚无有效的治疗方案,主要是对症处理、中药治疗以及理疗等综合治疗,以缓解症状;对于反复发作,经治疗效果不佳者应考虑手术治疗。

【护理评估】

1. 健康史　询问患者的年龄、孕产史,有无发病诱因。了解患者个人卫生状况。评估患者的疾病发作史、治疗经过及治疗效果。

2. 身心状况　评估患者的体温变化情况,下腹部及腰骶部疼痛的程度和性质,与月经及性交的关系。评估妇科检查的结果;了解子宫的活动度、位置,以及输卵管有无积水、积液、增粗等。了解患者的精神状态、睡眠状况,以及是否易疲劳等。评估患者和家属对疾病的心理反应。

3. 辅助检查　了解 B 型超声检查和腹腔镜检查的结果。

【护理诊断/合作性问题】

1. 疼痛　与炎症刺激引起下腹部疼痛、腰骶部疼痛有关。

2. 焦虑　与病程长、治疗效果不明显或不孕有关。

3. 睡眠型态紊乱　与疼痛或疾病所致心理障碍有关。

【护理目标】

1. 患者疼痛减轻或消失。

2. 患者焦虑程度减轻或无焦虑。

3. 患者精神状态良好,睡眠充足。

【护理措施】

1. 一般护理 嘱患者注意休息,劳逸结合,积极锻炼身体,给予高热量、高蛋白和高维生素饮食,增强机体抵抗力。睡眠不佳的患者,可在睡前喝热牛奶、用热水泡脚或按摩,关闭照明设施,保持环境安静舒适,必要时可遵医嘱给予镇静止痛药,缓解患者疼痛,使其安静入睡。

2. 心理护理 耐心倾听患者诉说,告知患者病情、治疗经过和愈后情况,尽可能满足患者的需求,解除其思想顾虑,增强其战胜疾病的信心。

3. 病情监测 观察患者腹痛和阴道分泌物的情况。治疗后应注意观察病情变化及用药反应等。

4. 治疗护理 告知患者用药的剂量、方法及注意事项。抗生素不宜长期使用,地塞米松停药时应逐渐减量。需要手术治疗的患者,做好术前准备、术中配合和术后护理。

【护理评价】

1. 患者自诉疼痛减轻,舒适感增加。

2. 患者情绪良好,能积极配合治疗和护理,与家人关系融洽。

3. 患者睡眠充足,无疲倦感。

【健康教育】

指导患者注意个人卫生,尤其在月经期、妊娠期和产褥期,应彻底治疗盆腔炎性疾病,防止其发生后遗症。

第六节 生殖器结核

生殖器结核是由结核杆菌引起的女性生殖器炎症,又称为结核性盆腔炎,多见于 20～40 岁妇女,以输卵管结核最多见,占 90%～100%,其次为子宫、卵巢结核,宫颈、阴道及外阴结核少见。近年来,由于艾滋病患者的增加、耐多药结核及对结核病控制的松懈,生殖器结核的发病率有升高的趋势。

【病因及传播途径】

一般认为,女性生殖器结核主要是来源于肺或腹膜等结核灶的继发感染。大约 10% 的肺结核患者伴有生殖器结核,生殖器结核潜伏期很长,可达 1～10 年,大多数患者在发现生殖器结核时,原发灶多已痊愈。生殖器结核常见的感染途径如下。

1. 血行传播 是最主要的传播途径。青春期生殖器发育迅速,血供丰富,结核菌易血行传播。结核菌感染肺部后,约 1 年内可感染内生殖器,首先侵犯输卵管,再蔓延至子宫内膜、卵巢。

2. 直接蔓延 肠结核、腹膜结核可直接蔓延至内生殖器。

3. 淋巴传播 消化道结核可通过淋巴传播感染内生殖器。较少见。

4. 性交传播 男性患泌尿系统结核,通过性交上行感染女性内生殖器。极少见。

【临床表现】

多数患者缺乏明显症状,当患者有原发不孕、月经失调、低热盗汗、盆腔炎时,需考虑有生殖器结核的可能。

1. 不孕 多数生殖器结核患者因不孕而就诊。因输卵管黏膜被破坏和粘连,管腔阻塞;子宫内膜结核阻碍受精卵着床与发育,均可导致不孕。在原发性不孕症患者中,生殖器结核为常见原因之一。

2. 下腹坠痛　由于盆腔炎性疾病和粘连，患者可出现不同程度的下腹坠痛，月经期尤为明显。

3. 月经失调　早期患者可因子宫内膜充血及溃疡，出现月经过多；晚期可因子宫内膜不同程度破坏而出现月经稀少或闭经，就诊时多已为晚期。

4. 全身症状　结核活动期，患者会有发热、盗汗、乏力、食欲缺乏、体重减轻等症状。轻者全身症状不明显，重者可有高热等全身中毒症状。

5. 全身及妇科检查　患者症状因病变程度和范围的不同有较大差异。多数患者无明显体征和其他自觉症状，常因不孕行子宫输卵管碘油造影、诊断性刮宫及腹腔镜检查时才发现。患者子宫发育较差，与周围粘连活动受限。在子宫两侧可触及条索状的输卵管，或因输卵管与卵巢粘连而形成大小不等及形状不规则的肿块，或触及钙化结节。

【辅助检查】

1. 子宫内膜病理检查　是确诊子宫内膜结核最可靠的依据。将刮出的子宫内膜送病理检查，找到典型结核结节即可明确诊断。

2. X线检查　包括胸部 X 线检查、盆腔 X 线检查以及子宫输卵管碘油造影。

3. 结核菌素试验　结核菌素试验阳性说明曾有过感染，如果是强阳性，说明现在仍有活动性病灶，但不能说明病灶部位。若为阴性，一般情况下表示未受过结核杆菌感染。

4. 腹腔镜检查　可直接观察子宫和输卵管浆膜面有无粟粒状结节，同时可取腹腔液行结核杆菌培养，或在病变处取活组织做检查。

5. 结核菌检查　取月经血、宫腔刮出物或腹腔液涂片做抗酸染色检查、结核菌培养等。

【治疗要点】

目前，生殖器结核治疗采取抗结核药物治疗为主，休息营养支持治疗为辅的治疗原则。

1. 支持疗法　加强营养，急性期患者应至少休息 3 个月。慢性患者可以从事部分工作和学习，但要注意劳逸集合，适量体育锻炼，增强体质。

2. 抗结核药物治疗　必须贯彻合理化治疗的五项原则，即早期、联合、规律、适量、全程的原则。抗结核药物治疗对 90％的女性生殖器结核有效。推荐强化期和巩固期的两阶段短疗程药物治疗方案，前 2～3 个月为强化期，后 4～6 个月为巩固期，总治疗时间为 6～9 个月。常用的治疗方案是：强化期，每日利福平、异烟肼、乙胺丁醇及吡嗪酰胺四种药物联合使用，为期 2 个月；后 4 个月巩固期每日连续应用利福平、异烟肼，或巩固期每周 3 次间歇应用利福平、异烟肼。

3. 手术疗法　出现以下情况者应进行手术治疗：①盆腔结核形成较大的包块，或盆腔包块经药物治疗后缩小，但没有消退；②反复发作者；③子宫内膜结核严重，内膜被广泛破坏，药物治疗无效者。为提高手术后治疗效果，避免手术时感染扩散，手术前后均需应用抗结核药物治疗。

【护理评估】

1. 健康史　询问既往病史，有无肺结核病史，治疗经过等。

2. 身心状况　了解患者有无低热、下腹坠痛、食欲减退、乏力等症状。评估患者的生命体征和妇科检查结果，有无盆腔粘连等。评估患者对疾病的心理反应，有无焦虑等。

3. 辅助检查　评估子宫内膜病理检查、X线检查、腹腔镜检查及结核菌检查等结果。

【护理诊断/合作性问题】

1. 疼痛　与盆腔粘连及炎性变化有关。

2. 营养失调：低于机体需要量　与疾病导致食欲减退等有关。

3. 焦虑　与担心生殖器结核预后不良和不孕有关。

【护理目标】

1. 患者疼痛减轻，舒适度增加。

2. 患者食欲增加，进食正常，体重维持正常。

3. 患者能正确认识生殖器结核,情绪稳定,并积极配合治疗。

【护理措施】

1. 一般护理 结核活动期嘱患者卧床休息,减少活动以保存体力。给予清淡优质蛋白饮食,适当饮水。给患者提供安静、舒适的环境,保证充足睡眠。患者出汗多时,及时更换衣服、被服。根据自身情况,适度体育锻炼,以不感疲劳为宜。

2. 心理护理 耐心听取患者主诉,及时解答患者的疑问,表示理解和关心,纠正患者的错误认识,帮助患者建立支持系统。与患者共同讨论、分析病情,选取最佳治疗方案,增加患者战胜疾病的信心。

3. 病情监测 注意观察患者体温变化和腹痛部位、性质及持续时间,发现异常及时汇报医师并协助处理。

4. 治疗护理 指导患者严格遵医嘱规律、正确应用抗结核药物,并告知用药的方法、剂量、注意事项及不良反应,不可随意减量或停药,告知患者用药会引起的各种不良反应。若患者手术,遵医嘱按腹部手术护理常规做好术前准备,加强术后护理。

【护理评价】

1. 患者疼痛是否减轻,舒适感是否增加。

2. 患者食欲是否正常,体重是否正常。

3. 患者能否正确认识疾病,情绪是否稳定。

【健康教育】

在幼年期应及时接种卡介苗,避免结核病的发生。体质较弱者,应远离结核病患者。若有经期发热、下腹部疼痛以及原发性不孕者,应认真检查,以排除生殖器结核。对于已患有结核的女性,应积极治疗。在治疗期间应营养饮食,以提高抗病能力。急性期患者应卧床休息,慢性期患者可适当参加体育锻炼,增强体质。

- -

能力测试题

A1 型题

1. 阴道灰黄色稀薄泡沫状分泌物见于( )
   A. 外阴炎　　　　　　　　B. 滴虫阴道炎　　　　　　C. 外阴阴道假丝酵母菌病
   D. 慢性宫颈炎　　　　　　E. 萎缩性阴道炎

2. 阴道稠厚豆渣样分泌物见于( )
   A. 滴虫阴道炎　　　　　　B. 萎缩性阴道炎　　　　　C. 外阴阴道假丝酵母菌病
   D. 慢性宫颈炎　　　　　　E. 外阴炎

3. 用于调整外阴阴道假丝酵母菌病患者阴道酸碱度的药液是( )
   A. 0.5%醋酸　　　　　　　B. 1∶5000 高锰酸钾　　　C. 1%乳酸
   D. 2%~4%碳酸氢钠　　　E. 聚维酮碘液

4. 下列炎症中都有外阴瘙痒症状,应除外( )
   A. 外阴炎　　　　　　　　B. 外阴阴道假丝酵母菌病　C. 滴虫阴道炎
   D. 前庭大腺炎　　　　　　E. 萎缩性阴道炎

5. 下列预防滴虫阴道炎传播的措施中,正确的是( )
   A. 使用坐便器　　　　　　B. 患者使用的盆具、浴巾应清洗　C. 妇科检查时一人一巾
   D. 服用甲硝唑　　　　　　E. 每日行阴道灌洗

6. 慢性宫颈炎的治疗,不合适的方法是(　　)

    A. 电熨治疗   B. 激光治疗   C. 冷冻治疗

    D. 全身应用大剂量的抗生素   E. 局部上药

7. 下列针对外阴阴道假丝酵母菌病患者指导措施中不正确的是(　　)

    A. 内裤应煮沸消毒

    B. 孕妇无需治疗,选择剖宫产终止妊娠即可

    C. 性伴侣无症状者无需治疗

    D. 治疗期间禁止进入公共游泳池

    E. 2‰碳酸氢钠坐浴后阴道用药效果更好

8. 下列外阴阴道假丝酵母菌病的护理措施中不妥的是(　　)

    A. 每日清洗外阴,内裤煮沸消毒

    B. 孕妇积极治疗

    C. 用 $2\%\sim4\%$ $NaHCO_3$ 溶液坐浴

    D. 孕妇可口服唑类药物治疗

    E. 无症状性伴侣无需治疗

9. 滴虫阴道炎的直接传播途径是(　　)

    A. 衣物   B. 性交   C. 浴盆

    D. 污染的器械   E. 游泳池

10. 下列疾病中,可能诱发外阴阴道假丝酵母菌病的是(　　)

    A. 肝炎   B. 糖尿病   C. 慢性高血压

    D. 心脏病   E. 慢性肾炎

A2 型题

11. 患者女性,42 岁,主诉近 1 个月反复白带增多,有难闻的鱼腥臭味,轻度外阴瘙痒或烧灼感。妇科检查:白带量较多、稀薄,阴道黏膜充血、红肿,清洁度Ⅰ度,诊断为细菌性阴道病。护士指导其口服甲硝唑时应(　　)

    A. 禁酒 2 小时   B. 禁酒 4 小时   C. 禁酒 6 小时

    D. 禁酒 8 小时   E. 禁酒 24 小时

12. 患者女性,30 岁,已婚,阴道分泌物增多伴外阴瘙痒 2 周。妇科检查分泌物呈豆渣样,阴道黏膜有白色膜状物,轻轻擦去后可见糜烂及浅表溃疡。下列有关辅助检查正确的是(　　)

    A. 所有患者都应做分泌物细菌培养

    B. 取分泌物进行革兰染色

    C. 取分泌物前应先用 0.2‰的碘伏消毒会阴部

    D. 进行胺臭味试验

    E. 取分泌物前可以先做双合诊检查

13. 患者,女性,28 岁,诊断为细菌性阴道病(BV)。护士指导患者时应纠正患者对该病不正确的认识是(　　)

    A. 细菌性阴道病临床可无炎症表现

    B. 细菌性阴道病时,阴道内乳酸杆菌减少,其他细菌大量繁殖

    C. 孕妇无论有无症状都需要进行治疗

    D. 局部治疗阴道可放入甲硝唑栓

    E. 性伴侣一般不需常规治疗

14. 患者女性,38岁,外阴瘙痒、灼痛,白带呈豆渣样,诊断为外阴阴道假丝酵母菌病。护士告知患者与此病病因无关的是(　　)
    A. 糖尿病　　　　　　B. 阴道乳酸杆菌数量减少　　C. 长期应用抗生素
    D. 胃肠道假丝酵母菌病　　E. 长期使用避孕套避孕

15. 患者,女性,41岁。因外阴瘙痒2个月就诊。体格检查:外阴充血、肿胀,阴道分泌物无异常。护士在评估诱因时应重点询问患者的(　　)
    A. 生活作息　　　　　　B. 家庭情况　　　　　　C. 卫生习惯
    D. 饮食习惯　　　　　　E. 职业情况

16. 患者女性,患有急性宫颈炎,医师给予全身抗生素治疗。患者询问护士为什么不给她阴道上药治疗。护士正确的回答是(　　)
    A. 阴道上药太麻烦　　B. 抗生素作用快　　　　C. 局部用药刺激太大
    D. 为患者省钱　　　　E. 避免炎症扩散,引起盆腔炎

17. 下列关于生殖器结核,正确的一项是(　　)
    A. 多发生于绝经后的老年妇女
    B. 生殖器结核多有肺部原发病灶
    C. 生殖器结核一般不会导致不孕
    D. 子宫内膜结核一般无腹痛
    E. 子宫内膜结核指导患者症状消失即可停药

A3/A4 型题

(18～20 题共用题干)

某妇女自诉:阴道分泌物增多,外阴瘙痒伴灼热 10 日。检查:阴道黏膜充血(十十),有散在红色斑点,白带泡沫状、质稀薄、灰白色,有臭味。

18. 给此患者做阴道冲洗选择的溶液为(　　)
    A. 1∶1000 呋喃西林　　B. 0.5%醋酸　　　　　C. 1∶2000 新洁尔灭
    D. 1∶5000 高锰酸钾　　E. 4%碳酸氢钠

19. 告知患者该病治愈的标准是治疗后(　　)
    A. 无自觉症状,白带量不多
    B. 在 1 次月经后复查白带阴性
    C. 在每次月经后复查白带连续 3 次阴性
    D. 治疗 1 个疗程后复查白带阴性
    E. 在 2 次月经后复查白带连续 2 次阴性

20. 在本病的预防中,不正确的是(　　)
    A. 患者应注意合理使用抗生素和雌激素
    B. 消灭传染源,及时发现和治疗
    C. 被褥、内裤等要勤换,用开水烫或煮沸
    D. 改善公共设施,切断传染途径
    E. 医疗单位注意消毒隔离,防止交叉感染

（21～22 题共用题干）

患者，女性，60 岁。糖尿病史 5 年，近日来外阴奇痒，白带多。体格检查：阴道可见豆渣样白带。

21. 初步诊断为（　　）

    A. 萎缩性阴道炎　　　　　B. 外阴炎　　　　　　　　C. 滴虫阴道炎

    D. 子宫颈炎　　　　　　　E. 外阴阴道假丝酵母菌病

22. 可采用的辅助检查为（　　）

    A. 阴道脱落细胞学检查　　B. 子宫颈活组织检查　　　C. 子宫颈细胞学检查

    D. 阴道分泌物涂片　　　　E. 阴道后穹隆穿刺

（张玉红）

第四章　性传播疾病患者的护理

学习目标

掌握：各种性传播疾病患者的护理措施。

熟悉：各种性传播疾病的临床表现、辅助检查、治疗要点，以及对患者的护理评估、护理诊断、健康教育。

了解：各种性传播疾病的概念、病因、发病机制、传播途径，以及对患者的护理目标、护理评价。

- -

性传播疾病（sexually transmitted diseases，STDs）是指可以通过性行为或类似性行为传播的一组疾病，如淋病、梅毒、艾滋病、尖锐湿疣、非淋菌性尿道炎、生殖器疱疹、软下疳和性病淋巴肉芽肿。孕妇感染后可导致流产、早产、胎儿生长受限、死胎、出生缺陷或新生儿感染等，严重危害母儿健康。本章着重介绍淋病、尖锐湿疣、梅毒、生殖器疱疹四种。

第一节　淋　　病

淋病（gonorrhea）是由淋病奈瑟球菌所致的以泌尿生殖系统化脓性感染为主要临床表现的一种性传播疾病。近年来，其发病率已跃居我国性传播疾病的首位，在任何年龄段均可发病，尤以20～30岁居多。

【病因及发病机制】

淋病是由淋病奈瑟球菌引起，以泌尿生殖系统感染为主，也可见眼、咽、直肠和全身感染。淋病奈瑟球菌是一种肾形双排列的革兰阴性双球菌，喜潮湿，怕干燥。此细菌最适宜生长的温度为35～36℃，在微湿的毛巾、衣裤中可存活10～17小时，在干燥环境中1～2小时即可死亡，对一般消毒剂敏感。

淋病奈瑟球菌对柱状上皮和移行上皮细胞有特殊的亲和力。淋球菌表面的菌毛可以使淋球菌吸附于柱状上皮和移行上皮，被上皮细胞吞饮，大量繁殖，引起炎症，使上皮细胞坏死脱落，白细胞增多，脓液形成。在女性，淋球菌以子宫颈管受感染最常见，若病情继续发展，可引起子宫内膜炎、输卵管炎或输卵管积脓，直至发生腹膜炎。

【传播途径】

淋球菌大多通过性交经黏膜直接传播，少数间接传播。直接传播多为男性先感染淋球菌再传播给女性，淋球菌表面有菌毛，可吸附于男性精子及女性生殖系统。间接传播主要通过接触染菌衣物、毛巾、床单、浴盆等物品及消毒不彻底的检查器具等感染。成年人多以直接传播为主，儿童多以间接传播为主，新生儿多在分娩过程中接触污染分泌物而被传染。口交及肛交也可导致淋菌性咽喉炎和淋菌性直肠炎。

【临床表现】

淋球菌感染后潜伏期为 1～10 日,一般为 3～5 日,50%～70% 的女性感染后无症状,易被忽视,但仍具有传染性。临床上淋病分为急性和慢性两种。

1. 急性淋病 在感染淋球菌后 1～14 日可出现尿频、尿急、尿痛等尿路感染的症状,检查可见尿道口红肿、触痛明显,挤压尿道可有脓液流出。急性宫颈黏膜炎可见阴道分泌物增多,呈脓性,外阴瘙痒、烧灼痛,偶可见下腹疼痛。检查可见宫颈黏膜充血、水肿,脓性分泌物经宫颈管流出,宫颈触痛明显。急性前庭大腺炎可见腺管开口处红肿、溢脓,触痛明显,若腺管堵塞可见脓肿形成。以上症状可同时存在。

若以上炎症治疗不彻底,可上行蔓延引起子宫内膜炎、输卵管炎或输卵管积脓,直至发生腹膜炎。检查可见宫颈外口处有脓液流出,宫颈充血、水肿、举痛明显,双侧附件区增厚、压痛。若有盆腔腹膜炎可见下腹部肌紧张,以及压痛、反跳痛。若存在输卵管卵巢脓肿,检查时触及附件区囊性包块,压痛明显。

2. 慢性淋病 由急性淋病治疗不彻底所致,常表现为慢性尿道炎、前庭大腺炎、慢性宫颈炎、慢性输卵管炎等。

[考点提示:淋病的临床表现]

【辅助检查】

1. 分泌物涂片检查 取尿道口、宫颈管等处分泌物涂片行革兰染色,在多核白细胞内见到多个革兰阴性双球菌,可做出初步诊断。

2. 分泌物培养 是目前筛查淋病的金标准,可见圆形、凸起的潮湿、光滑、半透明菌落,边缘呈花瓣状。取菌落涂片,见典型双球菌可确诊。

【治疗要点】

淋病的治疗原则为尽早治疗,及时、足量、规范应用抗生素。目前将第三代头孢菌素作为首选药物。

1. 支持治疗 加强营养,保证充分休息,注意个人卫生。

2. 药物治疗 首选头孢曲松钠 250 mg,一次性肌内注射;可同时加用阿奇霉素 1 g 单次口服,或加用红霉素 0.5 g,每日 4 次口服,连用 7～10 日为一个疗程。孕期禁用喹诺酮类及四环素类药物。经治疗后需复查淋球菌是否存在,连续进行 3 次宫颈分泌物涂片及淋球菌培养,均为阴性者属治愈。若治疗一个疗程后淋球菌仍为阳性,则应按耐药菌株感染对待,及时更换药物。

3. 淋病产妇所娩新生儿应及时应用红霉素眼药膏以防淋病性结膜炎。

[考点提示:淋病的治疗原则]

【护理评估】

1. 健康史 询问性病接触史、使用公共洁具情况等;询问发病时间及发病后有无尿频、尿急、尿痛等泌尿系统感染的情况,有无发热、寒战、腹痛、阴道分泌物增多等;询问疾病的治疗情况及效果;同时询问性伴侣的情况。

2. 身心状况 通过询问、观察,评估患者身体健康状况、出现的症状以及心理反应。患者往往存在泌尿系统感染、外阴部感染的症状,以及由此带来的不适感。通过全身检查,观察宫颈有无充血、水肿、溢脓,并注意分泌物的颜色、气味、性状和量,观察尿道口有无红肿,挤压有无脓液流出,观察下腹部有无包块、压痛等情况。

3. 辅助检查 分泌物涂片检查检出率较低,且宫颈管分泌物中有些细菌与淋球菌相似,可有假阳性,因此将其作为初步筛查手段。淋球菌培养为诊断淋病的金标准。

[考点提示:淋病的诊断金标准]

【护理诊断/合作性问题】

1. 舒适的改变　与炎症刺激有关。

2. 焦虑　与担心疾病的治疗效果有关。

3. 自我形态紊乱　与局部瘙痒、烧灼疼痛有关。

【护理目标】

1. 患者诉说舒适感增加。

2. 患者的焦虑情绪得到缓解。

3. 患者接受治疗后,局部瘙痒、烧灼疼痛减轻,舒适感增强。

【护理措施】

1. 一般护理　嘱患者多休息,避免劳累。指导患者加强营养,增强体质,进食高蛋白、高营养、高维生素的饮食。发热要多喝水以利于退热。

2. 心理护理　尊重患者,给予适度关心和安慰,解除患者心理顾虑,耐心解释病情及治疗情况,并告知及时有效治疗的必要性。鼓励患者表达其内心感受,解除其思想顾虑,使其树立战胜疾病的信心。

3. 病情监测　注意观察患者的生命体征,观察分泌物的性状、颜色、量,用药情况及效果,并详细进行记录。如存在问题及时通知医师。

4. 治疗护理　护士要尽可能地为患者提供保护隐私的环境,以减轻患者的焦虑和不安情绪。遵医嘱给予抗生素进行治疗,执行医嘱时要用通俗易懂的语言与患者及家属进行沟通交流。及时正确地收集各种送检标本,协助医师完成诊治工作。

［考点提示:淋病的护理措施］

【护理评价】

1. 患者接受治疗后舒适感增加。

2. 患者自述焦虑感减轻。

3. 患者诉局部瘙痒、烧灼疼痛减轻。

【健康教育】

1. 治疗期间严禁性交,指导治愈后的随访。

2. 教会患者自行消毒隔离的方法,内裤、毛巾、浴盆应煮沸消毒5～10分钟,用1%苯酚溶液浸泡所用过的物品和器具。

3. 治疗结束后2周内无性交接触的情况下,符合下列标准为治愈:①临床症状、体征完全消失;②治疗结束后4～7日做宫颈管分泌物涂片及培养结果均为阴性。

［考点提示:淋病的健康教育］

第二节　尖 锐 湿 疣

尖锐湿疣是由人乳头瘤病毒(human papilloma virus,HPV)感染引起的鳞状上皮增生性生殖器疣状病变,是常见的性传播疾病,常与多种性传播疾病同时存在。近年来,其发病率明显上升,仅次于淋病,居第二位。

【病因及发病机制】

尖锐湿疣的发病与机体免疫状态关系密切。目前发现,HPV有100多个型别,其中30多个与生殖道感染有关系。HPV在自然界普遍存在,喜温暖、潮湿的环境,促使其感染的危险因素有早期性生活、多个性伴侣、免疫功能低下、吸烟、性激素水平高等。患有妊娠、糖尿病等影响全身免疫功能的疾病时,尖锐湿疣生长迅速,且病情不易控制。少数患者可自行消退,机制不明确。HPV除与尖锐湿疣的发病相关外,还与生殖系统肿瘤的癌前病变有关。

【传播途径】

尖锐湿疣主要是通过性接触直接传播,传染性高,患者性伴侣中约有 60% 发生 HPV 感染;也有少数为非性接触传播。

［考点提示:尖锐湿疣的传播途径］

【临床表现】

HPV 感染后潜伏期为 2 周至 8 个月,平均为 3 个月,以年轻女性居多。临床症状多不明显,以外阴赘生物为主,部分患者伴有外阴瘙痒、烧灼痛及性交痛。好发部位以性交容易受到感染的外阴部最常见,占 93%;其次是子宫颈,占 32%;阴道仅占 18%。尖锐湿疣呈多发性鳞状上皮乳头状增生,质硬,突出于表皮,表面粗糙,散在或呈簇状。病灶逐渐增大、增多相互融合,呈鸡冠状、菜花状或桑椹状生长,顶端可有溃烂或感染。免疫力下降或妊娠期间的患者可表现为过度增生或形成巨大型尖锐湿疣(图 4-1)。

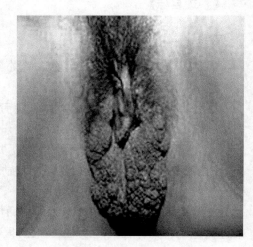

图 4-1　外阴尖锐湿疣

［考点提示:尖锐湿疣的典型症状］

【辅助检查】

1. 细胞学检查和阴道镜检查　有助于鉴别亚临床 HPV 感染。

2. 病理学检查　主要用于不典型病例和除外恶性病变。

【治疗要点】

尖锐湿疣以局部治疗为主,主要指药物治疗、物理治疗及手术治疗,尽量减少对患者身体的损害,减少对配偶的感染。

1. 支持治疗　加强营养,锻炼身体,提高机体免疫力。干扰素具有抗病毒及免疫调节作用,但是费用高、用药途径不方便以及不良反应大,不推荐常规使用,多用于病情重、反复发作的患者。

2. 药物治疗　适用于病变范围小或湿疣小,可选用 5% 足叶草毒素酊外用,每日 2 次,连用 3 日,停药 4 日为一个疗程,根据病情可用 1~4 个疗程。50% 三氯醋酸局部涂抹可使疣体脱落。

3. 物理治疗或手术治疗　常用物理治疗,可采用激光、液氮冷冻、微波等治疗方法。对于湿疣多、面积大的患者,可通过微波刀或手术将其切除。

［考点提示:尖锐湿疣的治疗原则］

【护理评估】

1. 健康史　询问性病接触史、使用公共洁具情况等;询问发病时间及发病后有无尿频、尿急、尿痛等泌尿系统感染的情况,有无阴道分泌物增多以及症状出现的时间和经过等;询问疾病的治疗情况及效果;同时询问性伴侣的情况。

2. 身心状况　患者往往存在外阴部瘙痒、烧灼痛等感染的症状以及由此带来的不适感。通过妇科检查,观察外阴阴道部(如大小阴唇、舟状窝附近、阴道前庭、肛门周围、尿道口、阴道口及子宫颈等部位)有无赘生物。评估赘生物的大小、质地、颜色,是否伴有溃疡和糜烂等。

通过与患者交谈,了解患者的情绪变化,评估患者的心理健康状况。患者常有很多顾虑,不愿意说出实情,常表现为自责、害羞、恐惧等心理问题。

3. 辅助检查　根据病情的需要选择细胞学检查、阴道镜检查、病理学检查等检查手段,以协助明确诊断。

【护理诊断/合作性问题】

1. 舒适的改变 与局部病灶引起的瘙痒、烧灼痛有关。

2. 焦虑 与疾病治疗效果不理想有关。

3. 知识缺乏 缺乏尖锐湿疣预防和治疗的相关知识。

【护理目标】

1. 患者诉说瘙痒、烧灼痛减轻,舒适感增加。

2. 患者的焦虑情绪得到缓解。

3. 患者了解尖锐湿疣的预防以及治疗的相关知识。

【护理措施】

1. 一般护理 促进舒适,缓解症状,指导患者保持会阴部的清洁、干燥,避免搔抓。

2. 心理护理 尊重患者,给予关心和安慰,解除患者心理顾虑,耐心解释病情及治疗情况,并告知其及时有效治疗的必要性,解除其心理顾虑和负担后,使患者能到医院进行正规诊治。鼓励患者表达其内心感受,解除其思想顾虑,树立其战胜疾病的信心。

3. 病情监测 认真对待患者的主诉,注意药物反应等情况,做好详细记录。采取物理治疗或者手术治疗的患者,术中、术后要严密观察病情变化,如发现异常情况及时报告医师,协助医师完成诊治。

4. 治疗护理 对于物理治疗和手术治疗的患者,护士要尽可能地提供保护隐私的环境,以减轻患者的焦虑和不安情绪。严格执行医嘱,执行医嘱时要用通俗易懂的语言与患者及家属进行沟通交流。协助医师完成诊治工作,并及时、正确地收集各种送检标本。

[考点提示:尖锐湿疣的护理措施]

【护理评价】

1. 患者诉说局部瘙痒、烧灼痛减轻,舒适感增加。

2. 患者诉说自己的焦虑感减轻。

3. 患者表示了解尖锐湿疣的预防以及治疗的相关知识。

【健康教育】

1. 治疗期间严禁性交,指导治愈后的随访。

2. 避免不洁性生活,保持外阴部清洁卫生。教会患者自行消毒隔离的方法,内裤、毛巾、浴盆应煮沸消毒 5~10 分钟。

3. 治愈标准为尖锐湿疣疣体消失。该病治愈率高,容易复发,治愈后如有反复,需及时就诊。

[考点提示:尖锐湿疣的健康教育]

第三节 梅 毒

梅毒(syphilis)是由苍白密螺旋体引起的全身性慢性传染病。其发病率逐年上升,传染性强,应加强预防及诊治。

【病因及发病机制】

苍白密螺旋体几乎可侵犯全身各个器官,梅毒产妇也可以通过胎盘感染胎儿,导致流产、早产、死胎、死产、先天性梅毒等,还可以通过产道感染新生儿。苍白密螺旋体喜潮湿,在体外干燥环境下不易生存,一般的消毒剂和肥皂水即可将其杀死,耐寒能力强。

【传播途径】

传染源是梅毒患者。性接触传播为其最主要的直接传播途径;未经治疗的梅毒患者在感染的 1 年以内传染性最强,随病程的延长,其传播性越来越小,超过 4 年基本无传染性;早期梅毒的孕妇可通过胎盘传给胎儿,若孕妇软产道有梅毒病灶,也可发生产道感染。此外,少数可因输血、接吻、哺乳、接触污染衣物等物品间接传播。

[考点提示:梅毒的传播途径]

【临床表现】

根据传播途径的不同,梅毒分为胎传梅毒(先天梅毒)和获得性梅毒(后天梅毒)。胎传梅毒是指宫腔内垂直传播而感染的梅毒,获得性梅毒是指由性传播或非性传播而感染的梅毒。本节主要介绍获得性梅毒。获得性梅毒分为早期梅毒和晚期梅毒:早期梅毒为一期梅毒和二期梅毒,病程在2年以下;晚期梅毒病程在2年以上。

梅毒的潜伏期为2~4周,早期表现为皮肤、黏膜的损害,晚期能侵犯心血管、神经系统等,造成劳动力丧失,甚至死亡。梅毒表现多种多样,进展缓慢,病程长。

1. 一期梅毒 主要表现为硬下疳(图4-2)。典型的硬下疳为单发,起初为小红斑或丘疹,进而形成硬疳,表面有破溃时形成圆形或椭圆形的无痛性溃疡,有浆液性的渗出物。出现部位多见于外阴、阴道、肛门、子宫颈、口唇、乳房等部位,1~2周后可出现局部淋巴结增大,2~8周可自然消失,不留痕迹或遗留浅表瘢痕。

2. 二期梅毒 主要表现为全身皮疹(图4-3)。一般发生于硬下疳消失后3~4周,少数可与硬下疳同时出现。表现为斑疹、斑丘疹、丘疹鳞屑性梅毒皮疹,特点为多形性,广泛发生,对称,持续2~6周可自行消退;也可出现扁平疣,梅毒性白斑、梅毒性脱发等皮肤、黏膜损害。此外,还可见到眼梅毒、骨关节损害、神经系统梅毒等损害。

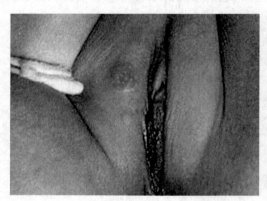

图4-2 一期梅毒(硬下疳)

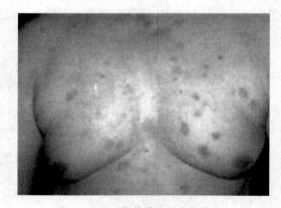

图4-3 二期梅毒(皮肤梅毒疹)

3. 晚期梅毒 主要表现为永久性皮肤、黏膜损害,并可侵犯多器官,威胁生命。基本损害为慢性肉芽肿,发生组织缺血坏死可表现为皮肤黏膜梅毒、骨梅毒、眼梅毒,晚期出现心血管梅毒和神经系统梅毒等。

[考点提示:梅毒的临床表现]

【辅助检查】

1. 病原学检查 从早期梅毒患者皮肤黏膜损害处,用消毒纱布或棉球蘸等渗盐水擦去坏死组织和分泌物,取少许血清渗出物或淋巴结穿刺液,于暗视野显微镜下检查有无梅毒螺旋体。

2. 梅毒血清学检查 硬下疳初期,梅毒血清反应为阴性,以后阳性率逐渐升高,当硬下疳出现6~8周后,血清反应全部变成阳性。梅毒螺旋体进入人体后会产生两种抗体,即非特异的抗心脂质抗体和抗梅毒螺旋体特异抗体。

(1)非梅毒螺旋体抗原试验:操作简便,抗体的滴度能反映疾病进展。适用于普查、产前检查等筛查。用于判定有无复发或再感染,敏感度高而特异性低。感染4周即可测出,存在假阳性的可能。

（2）梅毒螺旋体抗原试验：直接用经过处理的梅毒螺旋体作为抗原来检测受检者是否存在特异性抗体，快速、敏感、特异性强，用于证实试验。由于抗体存在的时间长，滴度与疾病活动无关，不适于疗效观察。

［考点提示：梅毒的辅助检查］

【治疗要点】

梅毒以青霉素治疗为主，用药应尽早、及时、足量。对青霉素过敏者可选用红霉素或多西环素。

1. 支持治疗　加强营养，注意休息，注意个人卫生。

2. 药物治疗　早期梅毒首选药物为苄星青霉素240万U，单次肌内注射，也有学者建议1周后重复1次；晚期梅毒首选药物为苄星青霉素240万U，肌内注射，每周1次，连用3周。

3. 性伴侣治疗　需要同时接受检查和治疗。

［考点提示：梅毒的治疗原则］

【护理评估】

1. 健康史　询问性病接触史、性伴侣的健康情况等；询问有无与梅毒患者接吻、输血、接触污染的衣物等；询问发病时间及发病后有无小红斑、丘疹、无痛性溃疡以及淋巴结增大等；询问疾病的治疗经过及效果。

2. 身心状况　通过观察和询问，评估患者身体健康状况。评估患者有无皮肤、黏膜损害，注意观察外阴、阴道、肛门、子宫颈、口唇、乳房等部位有无硬下疳出现，有无淋巴结增大；有无骨关节损害、眼梅毒、神经系统梅毒等。通过与患者交谈，了解患者情绪、心理健康情况。患者心存顾虑，常表现为恐惧、害怕遭人耻笑等心理问题。

3. 辅助检查　根据病情的需要选择梅毒病原学检查或梅毒血清学检查。

【护理诊断/合作性问题】

1. 舒适的改变　与梅毒产生的症状有关。

2. 焦虑　与担心疾病治疗效果不理想有关。

3. 自尊紊乱　与社会对梅毒患者不给予认同有关。

【护理目标】

1. 患者舒适感增加。

2. 患者的焦虑情绪得到缓解。

3. 患者能够正确面对疾病和自己，自尊心提高。

【护理措施】

1. 一般护理　嘱患者多休息，避免劳累。指导患者加强营养，增强体质，进食高蛋白、高营养、高维生素的饮食。采取消毒隔离的有效措施，内裤、浴盆、毛巾等应消毒处理。

2. 心理护理　尊重患者，给予关心和安慰，解除患者心理顾虑，提高患者的自尊心；对待晚期患者，要及时了解其心理变化，及时解决心理问题；向其耐心解释病情、诊疗目的、治疗情况等，使其积极配合治疗；鼓励患者表达其内心感受，解除其思想顾虑，使其树立战胜疾病的信心。

3. 病情监测　随访过程中，认真对待患者的主诉，注意观察患者的病情变化、用药反应等情况，做好详细记录。如发现异常情况，及时报告医师并协助医师完成诊治。

4. 治疗护理　严格执行医嘱，给予青霉素治疗。执行医嘱时要用通俗易懂的语言与患者及家属进行沟通交流。及时、正确地收集各种送检标本，协助医师完成诊治工作。

［考点提示：梅毒患者的护理措施］

【护理评价】

1. 患者诉说舒适感增加。

2. 患者诉说自己的焦虑感减轻。

3. 患者诉说能够正确面对疾病,自尊心提高。

【健康教育】

1. 治疗期间严禁性交,性伴侣要同时接受检查、治疗。

2. 治疗后进行随访。第 1 年每 3 个月复查 1 次,之后每 6 个月复查 1 次,连续 2～3 年。如治疗后 6 个月内血清滴度未下降 4 倍,应视为治疗失败或再感染,需重新治疗,药物剂量应加倍。

3. 治愈标准有血清治愈和临床治愈。若抗梅毒治疗后 2 年内,梅毒血清学试验由阳性转为阴性,脑脊液检查为阴性者为血清治愈;多数一期梅毒在 1 年内,二期梅毒在 2 年内,血清学试验转阴。

[考点提示:梅毒患者的健康教育]

第四节　生殖器疱疹

生殖器疱疹(genital herpes)是由单纯疱疹病毒(herpes simplex virus,HSV)感染引起的性传播疾病。

【病因及发病机制】

HSV 属于双链 DNA 病毒,可分为 HSV－1 和 HSV－2 两个血清分型,均可导致人类感染,以HSV－2 感染居多。

【传播途径】

生殖器疱疹主要是通过性交直接传播。HSV 可以通过胎盘造成胎儿在子宫内感染,或者产妇可经产道感染新生儿。多数 HSV－2 感染者症状轻微,不易发现而成为病毒携带者。

[考点提示:生殖器疱疹的传播途径]

【临床表现】

生殖器疱疹分为原发性和复发性两种。原发性生殖器疱疹的潜伏期为 3～14 日。发病前可有发热、头痛及全身不适等症状。患部可有烧灼感,表现为单簇或散在的多簇丘疹,很快形成水疱。2～4 日后疱疹破溃形成糜烂或者溃疡,伴有疼痛,随后结痂自愈。此病好发于生殖器和肛门周围,大多数患者伴有腹股沟淋巴结增大、压痛,少数患者可出现尿频、尿急、尿痛等泌尿系统感染的症状。症状于 2～3 周缓慢消退,50％～60％原发性感染患者会在 6 个月内复发。

[考点提示:生殖器疱疹的临床表现]

【辅助检查】

1. 病毒培养　从水疱底部取材做组织培养分离病毒,为目前最敏感、最特异的检查方法,需5～10 日。

2. 抗原检测　如聚合酶链反应(PCR)检测皮损 HSV 的 DNA,敏感度和特异度高,能大大地提高生殖器疱疹患者中 HSV 确诊的能力,是临床常用的快速诊断方法。

[考点提示:生殖器疱疹的辅助检查]

【治疗要点】

生殖器疱疹易复发,目前尚无根治方法。临床以减轻症状、缩短疗程、控制其传播性为治疗原则。

1. 全身治疗　以抗病毒治疗为主,可选用全身抗病毒药物。阿昔洛韦 200 mg 口服,每日 5 次,连用 7～10 日;或伐昔洛韦 1000 mg 口服,每日 2 次,连用 7～10 日。

2. 局部治疗　保持病患处清洁、干燥,可用 3％阿昔洛韦霜或用 1‰喷昔洛韦乳膏等涂抹皮损处。

[考点提示:生殖器疱疹的治疗要点]

【护理评估】

1. 健康史 询问性病接触史、性伴侣健康状况等；询问发病时间及发病前后有无小丘疹、溃疡和淋巴结增大等情况；通过询问和观察，评估患者身体健康状况。

2. 身心状况 患者常因疱疹伴有局部疼痛、发热或全身不适等症状，检查时，应注意患者生殖器及肛门周围有无疱疹，淋巴结有无增大，是否存在泌尿系统感染症状。通过与患者交谈，观察、了解患者的情绪，评估患者的心理健康状况。

3. 辅助检查 根据病情的需要可选择细胞学检查、病毒培养、抗原检测等检查手段，以协助明确诊断。

【护理诊断/合作性问题】

1. 疼痛 与疱疹引起的疼痛有关。

2. 舒适的改变 与生殖器疱疹引起的症状有关。

3. 知识缺乏 缺乏生殖器疱疹的预防和治疗相关知识。

【护理目标】

1. 患者疼痛得到缓解或消失。

2. 患者舒适感增加。

3. 患者了解生殖器疱疹预防和治疗的相关知识。

【护理措施】

1. 一般护理 嘱患者多休息，避免劳累。指导患者加强营养，增强体质，进食高蛋白、高营养、高维生素的饮食。

2. 心理护理 尊重患者，给予关心和安慰，解除患者心理顾虑，向患者耐心解释病情及治疗情况。鼓励患者表达其内心感受，解除其思想顾虑，帮助其树立战胜疾病的信心。

3. 病情监测 认真对待患者的主诉，注意药物反应等情况，做好详细记录。密切观察治疗过程中患者的病情变化、疼痛程度的变化等。

4. 治疗护理 严格执行医嘱，给予抗病毒药物治疗。执行医嘱时要用通俗易懂的语言与患者及家属进行沟通交流。协助医师完成诊治工作，并及时、正确地收集各种送检标本。

[考点提示:生殖器疱疹患者的护理措施]

【护理评价】

1. 患者诉说疼痛感减轻。

2. 患者诉说舒适感增加。

3. 患者表示了解生殖器疱疹预防以及治疗的相关知识。

【健康教育】

1. 治疗期间禁止性生活，性伴侣应同时接受检查和治疗。

2. 治愈标准为患处疱疹损害完全消退，疼痛、感觉异常、淋巴结增大消失。

3. 此病容易复发，但预后良好。

[考点提示:生殖器疱疹患者的健康教育]

- -

能力测试题

A1 型题

1. 淋病的潜伏期通常为（ ）

 A. 1～3 日   B. 3～5 日   C. 7～8 日   D. 10～15 日   E. 2 个月

2. 尖锐湿疣的病原体是（　　）

 A. 单纯疱疹病毒　　　　　B. 淋球菌　　　　　C. 人乳头瘤病毒

 D. 苍白密螺旋体　　　　　E. 沙眼衣原体

3. 以下关于梅毒的传播的叙述，错误的是（　　）

 A. 最主要的传播途径是性传播

 B. 未经治疗的患者感染 1 年内最具传染性

 C. 病程超过 4 年基本无传染性

 D. 早期梅毒的孕妇，不会感染胎儿

 E. 若软产道有梅毒病灶，新生儿在分娩通过软产道时会受到感染

4. 目前世界上发病率处于首位的性传播疾病是（　　）

 A. 梅毒　　　　B. 淋病　　　　C. 尖锐湿疣　　　　D. 生殖器疱疹　　　　E. 艾滋病

A2 型题

5. 某女，因淋菌性宫颈炎前来就诊，护士给予指导。下列不正确的是（　　）

 A. 治疗原则是尽早、彻底、及时、足量、规范用药

 B. 首选药物以第三代头孢菌素为主

 C. 性伴侣需同时治疗

 D. 淋病产妇所娩新生儿应及时应用红霉素眼药膏，以防淋菌性结膜炎

 E. 治疗结束后检查淋菌阴性即可确定为治愈

6. 某女，宫颈无痛性溃疡，初步诊断为早期梅毒，护士对其进行护理。以下正确的是（　　）

 A. 遵医嘱使用青霉素

 B. 加强营养，增强体质

 C. 关心安慰患者

 D. 收集溃疡表面坏死物做病原学检查

 E. 性伴侣须同时接受检查治疗

（张玉红）

第五章　外阴上皮非瘤样病变及肿瘤患者的护理

学习目标

掌握:外阴鳞状上皮细胞增生、外阴硬化性苔藓的概念。

熟悉:外阴鳞状上皮细胞增生、外阴硬化性苔藓、外阴良性肿瘤、外阴恶性肿瘤的临床表现。

了解:外阴鳞状上皮细胞增生、外阴硬化性苔藓、外阴良性肿瘤、外阴恶性肿瘤的治疗。

- -

一、外阴鳞状上皮增生

外阴鳞状上皮增生是以瘙痒为主要症状的外阴疾病,是最常见的外阴上皮非瘤样病变。多见于 50 岁左右的妇女。恶变率为 $2\% \sim 5\%$。

【病因及发病机制】

外阴鳞状上皮增生病因不明,可能与外阴皮肤长期处于潮湿状态或阴道排出物的刺激相关。此外,任何原因不明的外阴瘙痒,经长期搔抓和摩擦后,也可导致鳞状上皮细胞增生。

[考点提示:外阴鳞状上皮细胞增生的病因]

【病理】

外阴鳞状上皮增生的病理为表层角化过度或不全,棘细胞层增厚不规则。上皮脚向下延伸,上皮脚之间的真皮层乳头明显,有轻度水肿及淋巴细胞或浆细胞浸润。上皮细胞整齐排列,细胞大小、极性、染色、核形态均正常。

【临床表现】

外阴瘙痒是本病的主要症状,患者多难以耐受而搔抓,严重者坐卧不安,影响睡眠。早期病变较轻时,皮肤呈暗红色或粉红色,角化过度部位呈白色。长期搔抓和摩擦后皮肤增厚似皮革,色素增加,正常皮肤的纹理变得突出,皮嵴隆起,呈扁平丘疹,群集成片,出现苔藓样变。如溃疡长期不愈,有结节隆起时,应警惕癌变的可能。

[考点提示:外阴鳞状上皮细胞增生的临床表现]

【治疗要点】

1. 一般治疗　注意保持外阴部皮肤的清洁、干燥,禁用肥皂或其他刺激性药物擦洗,尽量避免用手或器械搔抓患处。不食辛辣和过敏食物。衣着宽大,禁忌穿化纤质地的内裤。对于精神紧张、瘙痒症状明显者,可加用镇静、安眠或抗过敏药物,以改善症状。

2. 局部治疗　主要目的在于控制局部瘙痒。多采用糖皮质激素进行局部治疗。常用药物有 0.025% 氟轻松、0.01% 曲安奈德或 $1\% \sim 2\%$ 氢化可的松等制剂,每日涂擦局部 $3 \sim 4$ 次。长期连续使用高效类固醇药物,可致局部皮肤萎缩,故当瘙痒基本控制后,即停用高效类固醇制剂,改用氢化可的松软膏每日 $1 \sim 2$ 次继续治疗。在局部涂药前可先用温水坐浴,每次 $10 \sim 15$ 分钟,每日 $2 \sim 3$ 次,以暂时缓解瘙痒症状。坐浴时忌用毛巾擦患处,以免因机械性摩擦而使病损加剧。即使瘙痒消失,仍需经过较长时间才可改善增生变厚的皮肤。

3. 手术及激光治疗 手术治疗包括单纯外阴切除和激光手术。由于外阴鳞状上皮细胞增生的恶变率较低,且手术治疗仍有复发可能,故一般不采用手术治疗,仅用于反复药物治疗无效或有恶变可能者。

[考点提示:外阴鳞状上皮细胞增生的治疗要点]

二、外阴硬化性苔藓

外阴硬化性苔藓是一种以外阴及肛门皮肤萎缩变薄为主的疾病,为最常见的外阴白色病变。

【病因及发病机制】

外阴硬化性苔藓的病因尚不明确。关于发病机制有以下几种观点:①基因遗传:有家族中母女、姐妹同时发病的报道,未发现其特异基因;②自身免疫:研究表明,患者可合并自身免疫性疾病,如糖尿病、斑秃、甲状腺功能亢进症或减退症、恶性贫血、白癜风等,说明本病可能与自身免疫相关;③性激素缺乏:有学者报道,患者血清中雄烯二酮及二氢睾酮减少,而游离睾酮升高,局部应用睾酮治疗有效,提示血中睾酮水平低下可能为本病发病的原因之一。

[考点提示:外阴硬化性苔藓的发病机制]

【病理】

病变早期真皮乳头层水肿,血管扩张充血,进一步发展可表现为表皮层角化过度和毛囊角质栓塞,棘层变薄,伴随基底细胞液化变性,黑素细胞减少使皮肤外观呈白色,真皮浅层形成均质化带,均质化带下方有浆细胞和淋巴细胞浸润带。

【临床表现】

本病可发生于任何年龄的女性,以绝经后妇女多见,其次为幼女。主要症状为病损皮肤发痒,其程度远轻于鳞状上皮增生的患者,典型特征为外阴萎缩,严重时可有性交痛,甚至性交困难。个别患者可无瘙痒不适。常见病损部位为大阴唇、小阴唇、阴唇后联合、阴蒂包皮及肛周,多呈对称性。

早期病变较轻,会出现皮肤红肿、粉红或象牙白色丘疹,丘疹融合成片,可呈紫癜状;病变进一步发展,即表现为典型临床症状;晚期表现为皮肤菲薄、皱缩似羊皮纸或卷烟纸,阴道口痉挛狭窄以致性交困难。本病极少进展到浸润癌,但浸润癌周围可有硬化性苔藓。

如患者为幼女,瘙痒症状多不明显,可在排大小便后感外阴或肛周不适。其病变过度角化不及成年人明显,检查见局部皮肤呈珠黄色或花斑样。多数患者的病变在青春期有可能自行消失。

[考点提示:外阴硬化性苔藓的临床表现]

【治疗要点】

1. 一般治疗 保持外阴清洁、干燥,禁用刺激性大的肥皂或药物清洗外阴,忌穿化纤质地的内裤,不食过敏和辛辣食物。瘙痒症状明显致失眠者,可使用镇静、安眠和抗过敏药物。

2. 局部药物治疗 主要药物有丙酸睾酮及黄体酮,只能改善症状而不能痊愈,需要长期用药。治疗期间需密切观察丙酸睾酮的不良反应,一旦出现阴蒂增大或毛发增多等男性化表现,或疗效欠佳时应考虑停药,可改用黄体酮油膏。瘙痒顽固、表面用药无效者可用曲安奈德混悬液皮下注射,并在注射后轻轻按摩,以使混悬液弥散。对使用睾酮无效的患者也可用丙酸倍他米松,每日 2 次,使用 1 个月后改为每日 1 次,连用 2 个月。

幼女硬化性苔藓至青春期有自愈的可能,一般不采用丙酸睾酮治疗,避免出现男性化。局部可涂擦 0.3% 黄体酮油膏或 1% 氢化可的松软膏,多数幼女症状可获得缓解,需长期随访。

3. 手术治疗 药物治疗无效或病情严重者,可行表浅外阴切除或激光切除。手术切除复发率高;激光切除仅切除表皮病变,对表皮下的真皮病变无效。由于本病恶变机会极少,故目前较少采用手术治疗。

［考点提示：外阴硬化性苔藓的治疗要点］

三、外阴良性肿瘤

外阴良性肿瘤较少见，由于生长部位表浅，容易发现，局部行手术治疗，预后良好。

（一）外阴乳头状瘤

外阴乳头状瘤常见于围绝经期和绝经后妇女，病变生长缓慢，可无症状。多生长在大阴唇上方，呈指状或乳头状，突出于皮肤表面；也可见于阴阜、阴蒂或肛门周围等部位。可单发或多发，病变一般不大。乳头表面破溃后可出血或感染，极少数可发生癌变。应手术切除并送冷冻切片检查，若有恶变应扩大手术范围。

（二）外阴纤维瘤

外阴纤维瘤由纤维细胞增生而成。一般多发生于生育年龄妇女，位于大阴唇，呈皮下硬结或形成有蒂实质包块，可出现下坠及疼痛症状，并可伴排尿障碍或性交疼痛。表面多发生溃疡感染，沿根部行手术切除；肿瘤恶变少见。

（三）外阴脂肪瘤

外阴脂肪瘤是来自大阴唇或阴阜的脂肪组织，其生长缓慢、质软，位于皮下，大小不等，可呈分叶状或形成带蒂包块。肿瘤与周围组织界限清楚，有包膜，切面呈黄色，与一般脂肪组织相同。大脂肪瘤可引起行动不便和性生活困难，应行手术切除。

（四）外阴纤维腺瘤及汗管瘤

外阴纤维腺瘤多见于青春期后，常位于大阴唇上部，边界清楚，高于皮肤表面，直径多在 1 cm 内。汗管瘤多呈小结节状，活体组织检查确诊后再做局部切除。

（五）外阴血管瘤

外阴血管瘤类型较多，临床上较为重要的有血管痣和海绵状血管瘤。血管痣突出于皮肤表面，呈红色，质地柔软，常于出生后 3～5 周出现、数月内增大，有自行退化的可能。如未消退，可采用冷冻治疗或局部放疗。海绵状血管瘤为皮内及皮下血管增生扩张而形成，形状不规则，表面皮肤正常，面积大小不一，大面积的血管瘤可累及会阴、阴道及肛门。于出生后数月出现，有逐渐退化的可能。一般无症状，较大者表现为外阴肿胀。2 岁以内可不治疗，2 岁后不消退者可考虑局部注射硬化剂治疗，较大者给予手术治疗。

（六）外阴平滑肌瘤

外阴平滑肌瘤多见于生育年龄妇女，位于大阴唇、阴蒂或小阴唇。表面光滑，质硬，可行肌瘤切除术或肌瘤剜出术。

（七）外阴淋巴管瘤

外阴淋巴管瘤极少见，由淋巴管扩张增生形成。肿瘤呈灰红色或灰白色囊性结节，表面可有水疱，水疱破裂后流出淋巴液。症状明显或较大的淋巴管瘤可以手术切除，但不易切净。

四、外阴恶性肿瘤

外阴恶性肿瘤占女性生殖道恶性肿瘤的 3%～5%，占女性全身恶性肿瘤的 1%。好发于 60 岁以上妇女，其中以外阴鳞状细胞癌最常见。

（一）外阴鳞状细胞癌

外阴鳞状细胞癌是最常见的外阴恶性肿瘤，好发于大小阴唇。多见于绝经期后妇女，平均发病年龄为 60 岁，常合并高血压等疾病。随年龄的增长，发病率逐渐增加。

1. 病因与发病机制　外阴鳞状细胞癌病因至今尚不明确，可能与下列因素有关：①病毒感染，可能与感染 HPV 病毒及单纯疱疹病毒有关;②性传播疾病,尖锐湿疣、梅毒、淋巴肉芽肿及性卫生不良可能与本病有关;③免疫功能,当机体免疫功能低下或损害时可能导致肿瘤的发生;④外阴鳞状上皮不典型增生者发展为外阴癌的概率为 5%～10%;⑤外阴慢性皮肤疾病,如外阴营养不良为慢性皮肤疾病,也是外阴鳞状细胞癌的癌前病灶。

[考点提示:外阴鳞状细胞癌的病因]

2. 病理　大体检查可表现为小的高于皮肤表面的浅表溃疡或小的结节,可呈大片融合病灶,伴感染、出血、坏死。多数癌灶周围伴有皮肤色素减退、溃疡或糜烂。镜检:多数分化较好,阴蒂和前庭病灶倾向于低分化或未分化。

3. 临床表现

(1)症状:早期表现为外阴皮肤局部呈结节隆起,伴轻微灼痛和瘙痒,近50%患者有 5 年以上外阴瘙痒史,搔抓后出血、破溃。晚期肿瘤向深部组织浸润,出现持续性疼痛,合并感染时有渗液。若肿瘤浸润血管有大出血的危险,侵犯尿道或直肠产生尿频、尿急、尿痛、血尿、便血、便秘等症状。10%左右的微小浸润癌可无症状。目前主要采用国际妇产科联盟 2009 年提出的标准进行临床分期,具体如表 5 - 1。

表 5 - 1　外阴癌的临床分期(FIGO,2009 年)

FIGO	肿瘤累及范围
Ⅰ期	肿瘤局限于外阴,淋巴结未转移
ⅠA	肿瘤最大径线≤2 cm,间质浸润≤1.0 mm*,无淋巴结转移
ⅠB	肿瘤最大径线>2 cm 或间质浸润>1.0 mm*,局限于外阴或会阴,无淋巴结转移
Ⅱ期	任何大小的肿瘤侵犯至会阴邻近结构(下 1/3 尿道、下 1/3 阴道、肛门),淋巴结未转移
Ⅲ期	任何大小的肿瘤,有或无侵犯至会阴邻近结构(下 1/3 尿道、下 1/3 阴道、肛门),有腹股沟-股淋巴结转移
ⅢA	1 个淋巴结转移(≥5 mm)或 1～2 个淋巴结转移(<5 mm)
ⅢB	≥2 个淋巴结转移(≥5 mm)或≥3 个淋巴结转移(<5 mm)
ⅢC	阳性淋巴结伴囊外扩散
Ⅳ期	肿瘤侵犯其他区域(上 2/3 尿道、上 2/3 阴道)或远处转移
ⅣA	肿瘤侵犯下列任何部位:上尿道和(或)阴道黏膜、膀胱黏膜、直肠黏膜或固定在骨盆壁;或腹股沟-股淋巴结出现固定或溃疡形成
ⅣB	包括盆腔淋巴结任何部位远处转移

注:*浸润深度指肿瘤从接近最表浅真皮乳头的表皮-间质连接处至最深浸润点之间的距离

(2)体征:常见的发病部位是大阴唇,其次为小阴唇、阴道前庭及阴蒂。病变早期局部表皮出现突起的小结、肿块,且有血性分泌物。淋巴转移时腹股沟淋巴结增大、质硬。

(3)转移途径:直接浸润、淋巴转移较常见,晚期以血行转移为主。直接浸润时癌灶可沿皮肤黏膜向内侵及阴道和尿道,晚期累及肛门、直肠及膀胱。淋巴转移最初转移至腹股沟淋巴结,再至股深淋巴结,并可经此进入盆腔淋巴结,最终转移至腹主动脉旁淋巴结。

[考点提示:外阴鳞状细胞癌的临床表现]

4. 治疗要点　本病以手术治疗为主,辅以放疗及化疗。强调个体化治疗,根据病情选择合理的治疗方法,提高疗效。

(1)手术治疗:外阴癌治疗的主要方法,手术范围取决于临床分期、病变部位、浸润深度、细胞分化程度、患者身体状况以及年龄等。一般多采取外阴根治术及双侧腹股沟淋巴清扫术。

(2)放射治疗:外阴鳞状细胞癌对放射线较敏感,但外阴组织对放射线耐受性差,易发生严重的放射反应,如肿胀、剧痛、糜烂。其指征为:①晚期病例,于术前局部照射,待病灶缩小后再行手术;②不能手术的患者;③复发可能性大的患者。

(3)化学药物治疗:常用于晚期癌或复发癌的综合治疗。常用药物有多柔比星、博来霉素、甲氨蝶呤、丝裂霉素 C、环磷酰胺等。

[考点提示:外阴鳞状细胞癌的治疗要点]

(二)外阴腺癌

较外阴鳞状细胞癌少见,主要来自外阴的腺体组织,以前庭大腺发生的腺癌较多见。此外,还包括尿道旁腺和汗腺。该病病因不明,患者常有该腺体炎症的病史。

前庭大腺癌最主要症状为阴道疼痛和肿胀。中晚期患者,前庭大腺肿物溃破,可出现溃疡,如合并感染可出现渗液或流血。癌灶向周围浸润可累及会阴或阴道、直肠,可有会阴或阴道的疼痛和肿胀。体格检查时,阴唇下 1/3 可见肿胀,能触及深部结节状硬实的肿块,表面皮肤完整。随肿瘤发展,肿物溃破感染,浸润会阴或阴道,腹股沟淋巴结增大。双侧同时出现原发性前庭大腺癌者极为罕见。尿道旁腺癌早期症状为排尿困难、尿道出血、尿道口出现红色或结节状的出血性肿物。癌灶增大时可阻塞尿道或向外阴前庭、阴道口扩展,可出现明显的溃疡及出血性肿块。外阴汗腺癌常见症状为外阴局部瘙痒,肿块表面出现溃疡后可合并感染,产生渗液及脓性分泌物。肿瘤多位于大阴唇,表面皮肤完整,可出现表浅溃疡或湿疹样改变。其恶性度低,进展缓慢,晚期病灶可浸润肌层,或累及阴道,可出现肺转移和腹股沟淋巴结转移。

前庭大腺癌以手术治疗为主,中晚期患者应综合应用化疗和放疗。尿道旁腺癌常采用放疗和手术治疗。外阴汗腺癌可采用手术治疗和化疗。

(三)外阴恶性黑素瘤

外阴恶性黑素瘤较少见,多见于成年妇女,高发年龄为 60~70 岁,好发部位为阴蒂和小阴唇。临床表现为外阴结节、瘙痒、疼痛或出血;肿瘤多为蓝黑色或棕褐色,平坦状或结节状,可伴溃疡。外阴活体组织检查可确诊。因病灶偏小,预后与浸润深度相关。治疗应根据肿瘤浸润深度及生长扩散范围选择适当的手术方式,早期患者选用局部广泛切除术,晚期或高危患者选用外阴广泛切除及腹股沟淋巴清扫术,同时配合卡巴嗪、长春新碱、顺铂或长春碱等联合化疗。其恶性程度高,5 年生存率为 36%~54%。外阴黑痣有潜在恶变的可能,应早期做活组织检查,一旦确诊应尽早完整切除。

(四)外阴基底细胞癌

外阴基底细胞癌为不常见的外阴恶性肿瘤,绝经后妇女多见。病因尚不明确,可能与局部放射治疗有关。临床主要表现为局部瘙痒或烧灼感,也可无症状。当肿瘤出现溃疡、感染时,会出现局部疼痛和分泌有臭味的血性分泌物。常见部位为大阴唇。病灶早期为灰色,位于变薄的上皮下,结节直径常小于 2 cm。外阴基底细胞癌的治疗包括手术治疗、化疗和放疗,放疗适用于早期单纯的基底细胞癌,对于晚期患者,化疗可作为综合治疗的补充手段。

外阴手术患者的护理见第十三章第二节。

- -

能力测试题

A1 型题

1. 外阴恶性肿瘤中最常见的病理类型是(　　)

　　A. 恶性黑素瘤　　B. 腺癌　　　C. 鳞状细胞癌　　D. 肉瘤　　E. 基底细胞癌

2. 外阴鳞状细胞癌的最好发部位是（　　）

    A. 大小阴唇　　　　B. 肛门周围　　　　C. 阴阜　　　　D. 尿道口　E. 会阴

3. 以下关于外阴硬化性苔藓的临床表现的叙述，正确的是（　　）

    A. 晚期皮肤发红肿胀

    B. 晚期皮肤菲薄、皱缩

    C. 早期皮肤结节隆起

    D. 20 岁左右发病率最高

    E. 病损区痒，比鳞状上皮增生重

4. 以下关于外阴鳞状细胞癌的叙述，正确的是（　　）

    A. 病变多发生在外阴后半部

    B. 多发生在绝经后妇女

    C. 发生在小阴唇者居多

    D. 早期发生血行转移

    E. 以放射疗法为主

A2 型题

5. 患者，女性，42 岁，自觉左侧小阴唇结节状物，直径约 1 cm，伴有瘙痒。检查发现肿物明显有色素沉着，表面有溃疡。可能的诊断为（　　）

    A. 外阴基底细胞癌　　　　　　B. 纤维瘤　　　　　　　　　C. 外阴上皮内瘤变

    D. 外阴恶性黑素瘤　　　　　　E. 外阴鳞癌

（王婷婷）

第六章　子宫颈肿瘤患者的护理

学习目标

掌握：子宫颈肿瘤的高危因素、临床表现、早期诊断方法。

熟悉：子宫颈肿瘤的治疗要点，并能按护理程序为子宫颈肿瘤患者进行整体护理。

了解：子宫颈肿瘤的病理、临床分期、转移途径。

- -

第一节　子宫颈上皮内瘤变

子宫颈上皮内瘤变（cervical intraepithelial neoplasia，CIN）是与子宫颈浸润癌密切相关的一组癌前病变，它反映子宫颈癌发生发展中的连续过程，通过筛查发现 CIN，及时治疗高级别病变，是预防子宫颈癌行之有效的措施。

【病因】

CIN 的病因至今尚未完全清楚，其发病可能是多种因素的综合影响。

1. **性行为**　流行病学调查发现，多个性伴侣，初次性生活年龄小于 16 岁，性活跃、性生活紊乱等与宫颈癌的发生有关。青春期宫颈发育尚未成熟，对致癌因素的刺激较敏感。

2. **分娩次数**　性生活过早（＜16 岁）、多个性伴侣、分娩次数增多，子宫颈创伤的概率增加，分娩及妊娠内分泌及营养也有变化，患子宫颈癌的危险增加。

3. **病毒感染**　性卫生习惯不良或通过性生活途径感染高危型人乳头瘤病毒（HPV），与子宫颈癌的发病密切相关。近 90％的 CIN 和 99％以上的宫颈癌伴有高危型 HPV 感染，其中约 70％与 HPV16 型和 HPV18 型有关。高危型 HPV 亚型产生癌蛋白，其中 E6 和 E7 分别与宿主细胞的抑癌基因 P53 和 Rb 相结合，导致细胞周期控制失常而发生癌变。大多数妇女 HPV 感染不能持久，常自然消退而无临床症状；当 HPV 感染持续存在时，在应用免疫抑制、吸烟、使用避孕药、性传播疾病等因素作用下，可诱发子宫颈上皮内瘤变或宫颈癌。此外，单纯疱疹病毒Ⅱ型（HSV‐Ⅱ）、人巨细胞病毒（HCMV）等也可能与宫颈癌的发病有关。

4. **其他**　高危男子是指凡有阴茎癌、前列腺癌或其性伴侣患宫颈癌者。与高危男子有性接触的妇女易患子宫颈癌；经济状况低下、种族、地理环境、遗传因素等也与宫颈癌的发病有关。吸烟可增加感染 HPV 效应。

【子宫颈组织学特点】

子宫颈上皮由子宫颈阴道部鳞状上皮和子宫颈管柱状上皮组成。在子宫颈外口鳞状上皮与柱状上皮相邻，形成原始鳞-柱状交接部。青春期后，在雌激素影响下，子宫颈发育增大，使子宫颈管黏膜柱状上皮及其下方的间质向外扩展，使原始鳞-柱状交接部外移；此后，在阴道酸性环境或致病菌的作用下，外移的柱状上皮由原始鳞-柱状交接部的内侧向子宫颈口方向逐渐被鳞状上皮替代，形成新的鳞-柱状交接部,即生理性鳞-柱状交接部。幼女期和绝经后,体内雌激素水平下降,子宫颈萎缩,原始鳞-柱状交接部回缩至宫颈管内。在宫颈外口的原始鳞-柱状交接部与生理性鳞-柱状交接部之间的区域即为转化区,又称为移行带,是宫颈癌的好发部位(图6-1)。

[考点提示:宫颈癌的好发部位]

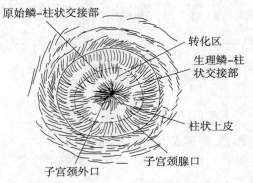

图6-1　子宫颈转换区

转化区的柱状上皮被鳞状上皮替代的机制如下:①鳞状上皮化生:暴露于子宫颈阴道部的柱状上皮受阴道酸性影响,柱状上皮下未分化的储备细胞开始增殖,并逐渐转化为鳞状上皮,继之柱状上皮脱落,而被复层鳞状细胞所替代。②鳞状上皮化:子宫颈阴道部的鳞状上皮直接长入柱状上皮与其基膜之间,直至柱状上皮完全脱落而被鳞状上皮替代。

在转化区,成熟的化生鳞状上皮对致癌物的刺激相对不敏感,但未成熟的化生鳞状上皮却代谢活跃,在一些物质(如人乳头瘤病毒、精子或精液组蛋白等)的刺激下,发生细胞异常增生、分化不良、排列紊乱、细胞核异常、有丝分裂增加,最后形成子宫颈上皮内瘤变。

【病理诊断及分级】

根据细胞异型的程度和累及上皮的范围,子宫颈上皮内瘤变分为CIN I级、CIN II级、CIN III级三级(图6-2),反映了子宫颈上皮内瘤变发生发展的连续病理过程。

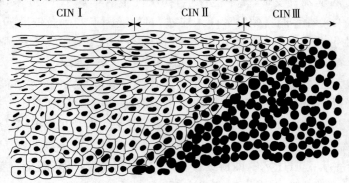

图6-2　子宫颈上皮内瘤变的分级

CIN I级:即轻度异型。病变局限于上皮下1/3层细胞核增大,核质比例略增大,核染色稍加深,核分裂象少,细胞极性正常。

CIN II级:即中度异型。病变占上皮下1/3~2/3层细胞核明显增大,核质比例增大,核深染,核分裂象较多,细胞数量明显增多,细胞仍有极性。

CIN III级:即重度异型和原位癌。病变细胞占据2/3层以上或全部上皮层,细胞核异常增大,核质比例显著增大,核形不规则,核分裂象典型。大部分未分化细胞失去极性,拥挤成堆,排列紊乱。

宫颈原位癌:又称为上皮内癌,病变局限于上皮内,基膜完整,无间质浸润。上皮全层极性消失、细胞显著异型,核大色深,有核分裂象。

大部分低级别CIN可自然消退,但高级别CIN具有癌变潜能,可能发展为浸润癌,被视为癌前病变。

【临床表现】

子宫颈上皮内瘤变一般无明显的症状和体征,部分有白带增多、白带带血,伴或不伴臭味;也可表现为性生活后或妇科检查后发生接触性出血。检查子宫颈外观光滑,或仅见肥大、局部红斑、白色上皮,或子宫颈炎症样表现,肉眼观无明显病灶。

[考点提示:子宫颈上皮内瘤变的临床表现]

【辅助检查】

1. 子宫颈细胞学检查 是子宫颈上皮内瘤变及早期子宫颈癌筛查的主要方法,目前液基细胞学检测方法(TCT)逐渐取代了传统的刮片,大大地提高了阳性诊断率。子宫颈脱落细胞学检查的报告形式主要采用巴氏5级分类法和TBS(the Bethesda system)分类法两种(详见第二章第二节)。巴氏分类法各级之间的区别无严格客观标准,不能很好地反映组织学病变程度,故推荐使用TBS分类系统。

[考点提示:子宫颈细胞学检查是子宫颈上皮内瘤变及早期子宫颈癌筛查的主要方法]

2. 高危HPV DNA检测 可用于细胞学检查异常的分流。当细胞学为无明确诊断意义的不典型的鳞状上皮细胞(ASCUS)时,进行高危型HPV DNA检测,阳性者行阴道镜检查,阴性者12个月后行细胞学检查;也可与细胞学检查联合应用子宫颈癌初筛。由于年轻妇女HPV感染多为一过性感染,推荐用于30岁以后的妇女,在子宫颈癌高发或开展细胞学检查有困难的地区也可在25岁以后开始使用。阴性者常规随访,阳性者再行细胞学检查进一步分流;可作为子宫颈癌初筛的方法。

[考点提示:高危HPV DNA检测可用于细胞学检查异常的分析]

3. 阴道镜检查 凡宫颈刮片细胞学检查Ⅲ级及以上、TBS分类为鳞状上皮内瘤变以及临床疑似患者,均应行阴道镜检查,并在可疑病变区行子宫颈活体组织检查。

4. 子宫颈和子宫颈管活体组织检查 是确诊子宫颈上皮内瘤样变的最可靠依据。任何肉眼可见的病灶,均应做多点或单点活体组织检查。若无明显病变,可选择在子宫颈转化区3点、6点、9点、12点处取材,或碘试验不染色区或涂抹醋酸后的醋酸白色上皮区取材,或在阴道镜观察到的可疑部位多点取材;如需要了解子宫颈管的变化情况,应用小刮匙进行子宫颈管搔刮术,刮出物送病理学检查。当子宫颈刮片细胞学检查结果多次为阳性而子宫颈活体组织检查为阴性者,或活体组织检查为原位癌需确诊者,可采用环形电切除(LEEP)、冷刀切除或冷凝电刀切除,切除组织应做连续病理切片检查。

[考点提示:子宫颈和子宫颈管活体组织检查是确诊子宫颈上皮内瘤样变的最可靠的依据]

【治疗要点】

1. CIN Ⅰ级 约60%的患者会自然消退,若细胞学检查为低度鳞状上皮内病变(LSIL)及以下,可采用随诊观察,3~6个月随访子宫颈细胞学检查,或12个月进行HPV DNA检测,若在随访过程中病变发展或持续存在2年或细胞学检查为高度鳞状上皮内病变(HSIL)应予治疗,可以通过局部冷冻、激光等物理治疗或子宫颈锥切术手段治疗病变,术后应长期、严密随访。

2. CIN Ⅱ级 约20%的患者发展为CIN Ⅲ级,故需进行治疗,阴道镜检查满意者,可用物理治疗或子宫颈锥切术;阴道镜检查不满意者,通过病理排除高级别病变,一般采用子宫颈冷刀锥切术或LEEP术切除病灶。

3. CIN Ⅲ级 约5%的患者发展为子宫颈浸润癌,故推荐进行子宫颈锥形切除术,包括冷刀锥切术或LEEP术,术后密切随访。如锥切术后经病理已排除子宫颈浸润癌,年龄较大,无生育要求,可行全子宫切除术。

[考点提示:子宫颈上皮内瘤变的预后好,经过积极、规范诊治,能阻断进一步发展至子宫颈癌的可能]

【护理评估】

1. 健康史　评估患者的年龄,了解是否存在 HPV 感染、性传播疾病等。

2. 身心状况　子宫颈上皮内瘤变早期一般无明显症状和体征,主要表现有白带增多、白带带血,伴或不伴臭味;也可表现为性生活后或妇科检查后发生接触性出血。检查子宫颈外观光滑,或仅见肥大、局部红斑、白色上皮,或子宫颈炎症样表现,肉眼观无明显病灶。大部分患者面对疾病的诊断和治疗感到焦虑、恐惧和自悲。

3. 辅助检查　子宫颈细胞学检查、HPV DNA 检测为推荐的方法,必要时配合阴道镜检查以及子宫颈活体组织检查确诊。

【护理诊断/合作性问题】

1. 焦虑/恐惧　与不了解病情及将要接受的治疗有关,与子宫颈上皮内瘤变可能的预后不良有关。

2. 舒适度改变　与阴道分泌物增多、性生活后血性分泌物有关。

3. 知识缺乏　缺乏有关疾病的治疗信息及预防、保健知识。

【护理目标】

1. 患者能够接受各种诊断、检查和治疗方案。

2. 患者诉说舒适感增加。

3. 患者能陈述子宫颈上皮内瘤变的治疗、预防、保健知识。

【护理措施】

1. 一般护理　指导患者注意个人卫生,保持外阴清洁、干燥;进食易消化、营养全面的食物,增强体质;凡已婚妇女,性生活后出血或绝经前后有异常阴道出血者,应及时就诊。

2. 心理护理　为患者提供心理支持。讲解相关知识,鼓励患者表达内心感受,耐心讲解子宫颈上皮内瘤变发病与诊治常识,促使其配合治疗,保持乐观情绪。

3. 病情监测　注意生命体征的变化,观察阴道分泌物的性状,对于分泌物量多、有臭味者,可用 1:5000 高锰酸钾溶液外阴擦洗,每日 1～2 次。按医嘱予抗生素治疗,并告知患者药物使用注意事项。

4. 治疗配合　根据子宫颈细胞学、阴道镜以及子宫颈活体组织检查结果决定治疗方法。CIN Ⅰ级者先按炎症处理,每 3 个月随访细胞学检查;若在随访过程中病变发展或持续存在 2 年,宜进行治疗。CIN Ⅱ级者可选用子宫颈环形电切除术;CIN Ⅲ级者多主张做全子宫切除术,对有生育要求的患者,可行宫颈锥切术,做好阴道手术前的护理配合及术后护理,指导患者随访。

【护理评价】

1. 患者能够以积极心态配合诊治全过程。

2. 患者接受治疗后舒适感增加。

3. 患者了解子宫颈上皮内瘤变的相关知识。

【健康教育】

1. 宣传教育　提供预防保健知识,开展性卫生教育,提倡晚婚少育,避免性接触感染。锻炼身体,劳逸结合,合理饮食,提高机体免疫力。广泛开展细胞学筛查,联合阴道镜检查及镜下活体组织检查,有助于早期发现、早期诊断子宫颈上皮内瘤变。

2. 早期发现、规范诊治　子宫颈上皮内瘤变预后好,经过积极、规范诊治,能阻断进一步发展至子宫颈癌的可能。HPV 疫苗对子宫颈上皮内瘤变及子宫颈癌有一级预防意义。妊娠期子宫颈上皮内瘤变仅作为观察,产后复查后再进一步处理。

第二节 子 宫 颈 癌

子宫颈癌(cervical cancer)习称为宫颈癌,是最常见的妇科恶性肿瘤之一,在女性恶性肿瘤中发病率仅次于乳腺癌,严重威胁妇女的生命。高发年龄为 50～55 岁。由于子宫颈癌有较长的癌前病变阶段,且子宫颈易暴露,可直接进行子宫颈脱落细胞学筛查及活体组织检查,以使早期子宫颈癌及癌前病变得以发现和治疗,子宫颈癌发病率及病死率已有明显下降。

【病因】

同"子宫颈上皮内瘤变"。

【组织发生和发展】

子宫颈上皮内瘤变形成后继续发展,突破上皮下基膜,浸润间质,形成子宫颈浸润癌(图 6-3)。

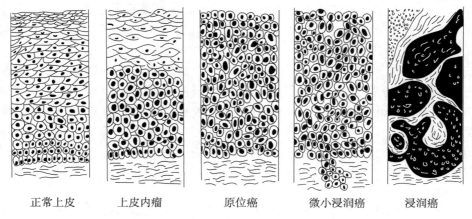

正常上皮　　　　上皮内瘤　　　　原位癌　　　　微小浸润癌　　　　浸润癌

图 6-3 子宫颈癌的组织发生和发展

【病理】

按组织学划分,子宫颈癌主要有鳞状细胞浸润癌、腺癌、腺鳞癌等,鳞状细胞浸润癌占子宫颈癌的 75%～80%,腺癌占子宫颈癌的 20%～25%,极少数为腺鳞癌,占 3%～5%。鳞癌与腺癌在外观上无特殊差别,均好发于转化区或宫颈管。

1. 大体检查　微小浸润癌肉眼观察无明显异常,或类似子宫颈柱状上皮异位。随着病变发展,可形成以下四种类型(图 6-4)。

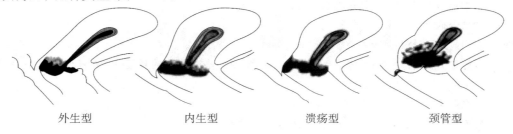

外生型　　　　内生型　　　　溃疡型　　　　颈管型

图 6-4 子宫颈癌的类型

(1)外生型:最常见。病灶向外生长,初起为息肉样或乳头状隆起,继而发展为向阴道突出的赘生物,如菜花样,质脆,触之易出血。

(2)内生型:癌灶向子宫颈深部组织浸润,使子宫颈扩张,并侵犯子宫峡部。表面光滑或仅有柱状上皮异位,整个子宫颈段膨大变硬,如桶状,常累及宫旁组织。

(3)溃疡型:由外生型、内生型发展而来,癌组织感染坏死、脱落,严重者子宫颈可见凹陷性溃疡或空洞样,形如火山口。

(4)颈管型:临床不多见。癌灶隐蔽在子宫颈管内,常侵入子宫颈及子宫峡部供血层,以及转移到盆腔淋巴结。

2. 显微镜检查　按癌组织发展的程度,子宫颈鳞状细胞癌分为以下两型。

(1)微小浸润癌:是指在原位癌基础上镜检发现小滴状、锯齿状细胞团突破基膜,浸润间质。

(2)浸润癌:是指癌灶浸润范围超过了微小浸润癌,多呈网状、团块状浸润间质。上皮全层极性消失、细胞显著异型,核大色深,有核分裂象。根据癌细胞分化程度分高分化鳞癌、中分化鳞癌及低分化鳞癌。

[考点提示:子宫颈癌的主要组织学类型是鳞状细胞浸润癌,其次是腺癌]

【转移途径】

子宫颈癌转移途径以直接蔓延及淋巴转移为主,血行转移极少见。

1. 直接蔓延　最常见,癌组织向邻近器官及组织扩散。外生型常向下蔓延至阴道,极少向上由子宫颈管累及宫腔;病灶向两侧蔓延可累及主韧带、子宫旁、阴道旁甚至骨盆壁;癌灶压迫输卵管时,可引起输卵管阻塞及肾积水;晚期癌灶向前、后蔓延,侵犯膀胱或直肠,形成膀胱阴道瘘或直肠阴道瘘。

2. 淋巴转移　当癌灶局部浸润后侵入淋巴管,形成瘤栓,随淋巴液引流到达局部淋巴结。癌瘤可经淋巴管转移到宫旁淋巴结、子宫颈旁淋巴结或输尿管旁淋巴结、闭孔淋巴结、髂内淋巴结、髂外淋巴结;继而累及骶前淋巴结、髂总淋巴结、腹股沟深浅淋巴结和腹主动脉旁淋巴结;晚期还可转移至左锁骨上淋巴结。

3. 血行转移　极少见,晚期可经血转移至肺、肾、脑和脊柱等。

[考点提示:直接蔓延和淋巴转移是子宫颈癌的主要转移途径]

【临床分期】

子宫颈癌的临床分期在治疗前进行,治疗后不再更改。目前采用国际妇产科联盟(FIGO,2009年)修订的临床分期标准(表 6-1)。

表 6-1　子宫颈癌的临床分期(FIGO,2009 年)

FIGO	肿瘤范围
Ⅰ期	肿瘤局限在子宫颈(扩展至宫体将被忽略)
ⅠA 期	镜下浸润癌(所有肉眼可见的病灶,包括浅浸润,均为ⅠB期),间质浸润深度<5 mm,宽度≤7 mm
ⅠB 期	临床癌灶局限于子宫颈,或镜下病灶>ⅠA 期
Ⅱ期	肿瘤超越子宫,但未达骨盆壁或未达阴道下 1/3
ⅡA 期	肿瘤侵犯阴道上 2/3,无明显宫旁浸润
ⅡB 期	有明显宫旁浸润,但未到达盆壁
Ⅲ期	肿瘤已扩展到骨盆壁;肿瘤累及阴道下 1/3,和(或)由肿瘤引起的肾盂积水或肾衰竭的所有病例,并排除已知的其他原因
ⅢA 期	肿瘤累及阴道下 1/3,但未扩展到骨盆壁
ⅢB 期	肿瘤扩展到骨盆壁,和(或)引起肾盂积水或肾衰竭
Ⅳ期	肿瘤扩散超出真骨盆范围,或侵犯膀胱和(或)直肠黏膜
ⅣA 期	肿瘤侵犯邻近的盆腔器官
ⅣB 期	远处转移

【临床表现】

1. 症状　早期子宫颈癌常无明显症状和体征。颈管型癌患者,病灶位于子宫颈管内,子宫颈外观正常,易漏诊或误诊。随病情发展,主要表现有以下三个方面。

(1)阴道流血:早期常表现为性生活后或妇科检查后有少量阴道流血,即接触性出血。年轻患者也可表现为不规则阴道流血或经期延长、经量增多。老年患者常表现为绝经后不规则阴道流血。出血量根据病灶大小、侵犯间质内血管情况而不同,一旦侵蚀较大血管可引起大出血。一般外生型癌出血较早,量多,内生型癌出血较晚。子宫颈癌合并妊娠者常因阴道流血而就诊,因此需要明确流血的原因,以免延误病情。

[考点提示:接触性出血是外生型子宫颈癌的早期症状]

（2）阴道排液:常发生在阴道流血之后,多数患者有白色或血性,稀薄如水样或米泔状、腥臭的阴道排液。晚期因癌组织破溃、坏死伴感染时,可有大量脓性或米汤样恶臭白带。

（3）晚期症状:根据病灶侵犯的范围而出现不同的继发性症状。当病灶波及骨盆壁、闭孔神经、腰骶神经、坐骨神经时,患者可出现持续性腰骶部痛或坐骨神经疼痛;病灶累及膀胱或直肠时,有尿频、尿急、尿痛,以及肛门坠胀、大便秘结、里急后重感等;当盆腔病变广泛时,可因静脉、淋巴回流受阻,导致下肢肿痛,严重时导致输尿管梗阻、肾盂积水,最后引起尿毒症;疾病晚期可表现为消瘦、贫血、恶病质等全身衰竭症状。

2. 体征 早期可无明显病灶,子宫颈光滑或仅为糜烂样改变。随着病情发展,可出现不同的体征。外生型癌可见子宫颈赘生物,呈息肉状、乳头状或菜花状,常伴感染,表面覆有灰白色渗出物,质脆、易出血;内生型癌表现为子宫颈肥大、质硬,子宫颈管膨大如桶状,子宫颈表面光滑或有浅表溃疡;晚期癌组织坏死脱落,形成溃疡或空洞伴恶臭;癌灶浸润阴道壁时,可见赘生物生长或阴道壁变硬;宫旁组织受累时,盆腔检查可扪及子宫颈旁组织增厚、结节状、质硬,或形成冰冻骨盆状。

【辅助检查】

早期病例的诊断应采取子宫颈脱落细胞学检查和(或)高危型 HPV DNA 检测、阴道镜检查、子宫颈活体组织检查的"三阶梯"程序,确诊依据为组织学诊断。辅助检查方法同本章第一节宫颈上皮内瘤变。

子宫颈有明显病灶者,可直接在癌灶取材。子宫颈脱落细胞学检查多次阳性而子宫颈活体组织检查阴性者,可选择子宫颈锥切术,或子宫颈活体组织检查为 CIN Ⅱ级和 CIN Ⅲ级需确诊者,或可疑微小浸润癌需了解病灶的浸润深度和宽度等情况,可采用环形电切除(LEEP)、冷刀切除或冷凝电刀切除,切除组织应做连续病理切片检查。

确诊后根据具体情况选择 X 线摄片、静脉肾盂造影、膀胱镜检查、直肠镜检查、B 型超声检查、CT、MRI 等影像学检查。

【治疗要点】

根据临床分期、患者年龄、生育要求、全身情况、医疗技术水平及设备条件等综合考虑制订个体化治疗方案。采用手术和放疗为主,化疗为辅的综合治疗方案。

1. 手术治疗 适用于ⅠA～ⅡA期,无严重合并症,无手术禁忌证患者。根据病情选择不同的术式,一般行全子宫切除术、子宫根治术加盆腔淋巴结清扫术,年轻患者可保留卵巢及阴道功能。

2. 放疗 适用于部分ⅠB期和ⅡB～Ⅳ期患者;全身情况不适宜手术的早期患者;癌灶较大术前先放疗,待癌灶缩小后再行手术;或手术治疗后病理学检查发现有高危因素的辅助治疗。早期病例以局部腔内照射为主,体外照射为辅;晚期病例以体外照射为主,腔内照射为辅。放疗并发症有放射性直肠炎和膀胱炎,应避免放疗过量,要正确放置放射源。

3. 化疗 主要用于晚期或复发转移的患者,近年也采用化疗作为手术或放疗的辅助治疗。多采用静脉化疗或动脉局部灌注化疗,以缩小肿瘤病灶及控制亚临床转移。常用抗癌药物有顺铂、卡铂、氟尿嘧啶和紫杉醇等,一般采用联合化疗。

【护理评估】

1. 健康史 了解患者婚育史、性生活史,特别是有无与高危男性的性接触史,有无未治疗的或久治不愈的子宫颈炎病史,以及个人嗜好、家族遗传等高危因素。年轻患者注意询问有无性生活后阴道流血及月经紊乱情况,老年患者注意询问有无绝经后不规则阴道流血情况。了解既往盆腔检查、子宫颈脱落细胞学检查结果、治疗情况及疗效等。

2. 身心状况　早期患者无明显自觉症状,往往在妇科普查中被发现。详细了解患者阴道流血的时间、量、性状,有无接触性出血或绝经后不规则阴道流血;阴道排液的性质、气味;有无腰骶部、下腹部及下肢等部位的疼痛,疼痛的性质、持续的时间;有无尿频、大便困难、里急后重等;有无乏力、消瘦、贫血等恶病质表现。了解子宫颈有无肥大、质硬、粗糙、息肉状或菜花状赘生物,有无空洞或溃疡等;阴道壁是否变硬、是否呈结节状或溃破;了解子宫旁有无包块、增厚。注意双侧腹股沟淋巴结有无增大。检查、确诊的过程中,当发现子宫颈细胞学检查报告异常时,患者会立刻表现出震惊、焦虑和不安。当子宫颈癌确诊后患者会经历否认、愤怒、妥协、抑郁、接受期的心理反应阶段,随之为选择治疗方案不安,加之强烈的求生欲望,迫切需要咨询指导。

3. 辅助检查　子宫颈脱落细胞学涂片检查是子宫颈癌普查常用的方法。碘试验不着色区,可能有病变。阴道镜观察子宫颈可疑病变部位需进行活体组织检查,子宫颈及子宫颈管活体组织检查是确诊子宫颈癌前病变和子宫颈癌最可靠的方法。

【护理诊断/合作性问题】

1. 恐惧　与子宫颈癌诊断及可能的预后不良有关。

2. 疼痛　与晚期病变浸润或广泛性子宫切除术后创伤有关。

3. 排尿障碍　与子宫颈癌根治术后影响膀胱正常张力有关。

4. 自我形象紊乱　与疾病及术后长期留置尿管有关。

5. 感染的危险　与贫血、手术、机体抵抗力下降有关。

【护理目标】

1. 患者将能接受各种诊断、检查和治疗方案。

2. 患者疼痛减轻或消失。

3. 出院时患者恢复正常排尿功能。

4. 患者能够适应术后生活方式。

5. 患者感染得到控制或消除。

【护理措施】

1. 一般护理　患者往往处于紧张状态,生活单调、枯燥。应提供良好的住院环境,室内空气要流通,避免嘈杂。根据患者的实际情况,鼓励其参与生活自理,活动肢体。指导患者注意个人卫生,保持床单位清洁,加强会阴护理,协助患者勤擦身、更衣;指导患者进食高蛋白、高热量、易消化、富含维生素及营养全面的食物。根据患者的身体状况、饮食习惯,协助患者及家属制订合理食谱,以满足患者需要,维持体重。

2. 心理护理　在评估患者身心状况的基础上,理解患者所处的不同时期的心理特点,用适当的方式主动与患者沟通,为其讲解手术范围、手术方法、术后可能出现的不适及应对方法,减轻患者的心理压力。一般认为,子宫颈癌在发生浸润前几乎可以全部治愈。与患者家属沟通,获得更多的支持与配合。对需要进行放疗、化疗的患者,告知其辅助治疗的重要性,鼓励患者克服放疗、化疗的不良反应并坚持完成疗程,以提高生存率。

3. 病情监测　晚期子宫颈癌患者并发大出血应及时报告医师,备齐急救药物和物品,配合抢救,并以明胶海绵及纱布条填塞阴道,压迫止血;有大量米汤样或恶臭脓样阴道排液者,加强会阴护理,可用 1:5000 高锰酸钾溶液擦洗外阴,每日 1～2 次,擦洗时动作应轻柔,以免引起大出血;观察患者疼痛的部位、程度及性质,向患者及家属解释疼痛的原因,协助患者取舒适体位。向患者介绍缓解疼痛的方法(如深呼吸)和转移注意力的方法(如看书、聊天、做手工等);术后腹部切口疼痛严重或晚期肿瘤转移引起的疼痛,应遵医嘱使用止痛剂;有贫血、感染、消瘦、发热等恶病质表现者,应预防肺炎、口腔感染、压疮等并发症,按医嘱行支持疗法和抗生素治疗。

4. 治疗护理

(1)术前准备:除按妇科手术一般护理外,重点做好术前阴道准备。术前3日擦洗消毒阴道及子宫颈,每日2次,动作轻柔,一旦发生大出血,立即报告医师,给予消毒纱布条填塞止血,做好记录,消毒纱布条按时取出或更换。手术前教会患者进行肛门、阴道肌肉的缩紧与舒张练习,掌握锻炼盆底肌肉的方法。手术前进行清洁灌肠准备,发现异常时及时与医师联系。

(2)协助手术后康复:子宫颈癌的根治手术涉及范围广,患者术后反应较大,除按照腹部手术患者的护理常规观察并记录外,更应严密观察生命体征、意识状态、伤口情况,特别注意保持尿管、腹腔引流管的通畅,认真观察引流液的量及性质。腹腔引流管通常遵医嘱于术后48～72小时拔除。

尿潴留是子宫颈癌根治术后最常见的并发症,影响手术疗效,增加经济负担。一般于术后7～14日拔除尿管,拔除尿管之前,应指导患者进行:①盆底肌肉的锻炼:术后第2日开始鼓励患者进行盆底肌肉的练习;②膀胱肌肉的锻炼:在拔尿管前3日开始夹尿管,每2～3小时开放1次,连续3日;③导残余尿:拔除后督促患者1～2小时排尿1次,并嘱其多饮水,若不能自解或虽能自行排尿但残余尿量超过100 ml时,应及时处理,必要时需重新放置尿管,保留3～5日,直至拔管后再次导出的残余尿量连续3次少于100 ml,说明膀胱功能恢复。术后需接受放疗或化疗者按有关内容进行护理。

5. 出院指导及随访 手术患者见到病理报告单才可决定是否出院。护士应与患者和家属一起制订出院后的康复计划,说明随访的重要性,并核对通讯地址。

(1)注意事项:指导患者掌握自我保健的知识,选择适合患者的运动项目、适当参与社交活动或逐步恢复正常社会工作,保持乐观态度,提高生活质量。何时恢复性生活应依据术后恢复情况而定,尤其是放疗的并发症在生理上限制患者的性行为,护士应耐心听取患者的看法和解除患者疑问,有针对性地提供帮助。

(2)随访指导:①随访时间:一般出院后第1年内,每个月随访1次,连续3次后改每3个月1次;出院后第2年每3个月随访1次;出院后第3～5年,每6个月随访1次。第6年开始每年复查1次,若出现不适症状应随时到医院就诊。②随访内容:除常规检查外,还包括盆腔检查、阴道刮片细胞学检查、B型超声检查、胸部X线检查和血常规检查等。

[考点提示:子宫颈癌患者的护理措施]

【护理评价】

1. 患者住院期间能积极配合诊治过程。
2. 患者能列举减轻症状、促进舒适的具体措施。
3. 出院时患者已经恢复正常排尿功能。
4. 患者能介绍出院后个人康复计划内容。

【健康指导】

1. 宣传教育 提供预防保健知识,宣传与子宫颈癌有关的高危因素,提倡晚婚少育,开展性卫生教育,避免性接触感染,积极防治子宫颈炎等,是降低子宫颈癌发病率的有效措施。应注意锻炼身体,劳逸结合,合理饮食,提高机体免疫力。

2. 增强防癌意识 健全及发挥妇女防癌保健网的作用,一般30岁以上的妇女应每1～2年普查1次,高风险人群应每3～6个月常规做子宫颈细胞学检查,必要时做高危型HPV DNA检测或阴道镜检查。凡已婚妇女,性生活后阴道流血或绝经前后有异常阴道流血者,应及时就诊。临床试验显示HPV疫苗能有效防止HPV16、HPV18相关CIN的发生,注射HPV疫苗可预防子宫颈癌发生。

3. 重视子宫颈上皮内瘤变　对确诊为子宫颈上皮内瘤变者,应做到"即查即治",以阻断子宫颈癌的发生。凡Ⅱ级或Ⅲ级子宫颈上皮内瘤变患者,行局部治疗术后均应长期、严密随访,必要时行全子宫切除术。

[考点提示:子宫颈癌患者的健康教育]

- -

能力测试题

A1 型题

1. 引起子宫颈癌的主要因素是(　　)
　　A. 高危型 HPV　　　　　B. 巨细胞病毒　　　　　C. 单纯疱疹病毒
　　D. 支原体感染　　　　　E. 衣原体感染
2. 子宫颈癌最常见的早期临床表现是(　　)
　　A. 阴道排液增多　　　　B. 接触性出血　　　　　C. 腰骶部疼痛
　　D. 下腹疼痛　　　　　　E. 白带增多

A2 型题

3. 患者,女性,35 岁,已婚,夫妻性生活后出现阴道点滴流血 2 个月。妇科检查发现子宫颈糜烂样改变。此患者首选的检查是(　　)
　　A. 宫颈刮片细胞学检查　　B. 阴道镜检查　　　　　C. 分段诊刮
　　D. 宫颈活体组织检查　　　E. 阴道分泌物悬滴法
4. 患者,女,56 岁,因绝经后不规则阴道流血 7 天就诊。给予子宫颈活组织检查,其目的是(　　)
　　A. 筛查子宫颈癌　　　　　B. 确诊子宫颈病变
　　C. 了解性激素水平　　　　D. 诊断月经失调的原因
　　E. 指导子宫颈癌的治疗
5. 在给某 35 岁妇女进行关于子宫颈癌预防宣传教育时,下列不正确的是(　　)
　　A. 性卫生教育　　　　　　B. 积极治疗子宫颈炎
　　C. 接触性出血者及时就诊　D. 提倡晚婚少育
　　E. 每 3～5 年做一次子宫颈细胞学检查
6. 如诊断为ⅠA 期子宫颈癌,最佳的治疗方法是(　　)
　　A. 放疗　　　　　　　　　B. 化疗　　　　　　　　C. 全子宫切除术
　　D. 放疗＋化疗　　　　　　E. 子宫颈锥形切除术
7. 某女性患者,36 岁,因患子宫颈癌行全子宫切除术。术后下列做法不妥的是(　　)
　　A. 术后第 2 日鼓励患者锻炼盆底肌肉
　　B. 拔除尿管前 3 日开始夹尿管,每 2 小时开放 1 次
　　C. 嘱患者于拔管后 3～4 小时排尿 1 次
　　D. 若拔管后不能自解小便,则应及时处理,必要时重新留置尿管
　　E. 拔管后残余尿量超过 100 ml,应及时处理
8. 患者,女,54 岁,因子宫颈癌拟行广泛子宫切除术加盆腔淋巴结清扫术。阴道准备时间是(　　)
　　A. 术前 1 日开始擦洗,每日 1 次

B. 术前 2 日开始擦洗,每日 2 次

C. 术前 3 日开始擦洗,每日 2 次

D. 术前 4 日开始擦洗,每日 1 次

E. 术前 5 日开始擦洗,每日 1 次

9. 患者,女,50 岁,因子宫颈癌行子宫根治术,术中留置腹腔引流管。拔除引流管的时间一般是术后(　　)

A. 2～3 日　　　　　　B. 5～6 日　　　　　　C. 7～8 日

D. 9～10 日　　　　　E. 11～12 日

10. 某子宫颈癌患者,行子宫根治术后,术后保留尿管时间是(　　)

A. 1～2 日　　　　　　B. 3～4 日　　　　　　C. 4～7 日

D. 7～14 日　　　　　E. 2 周后

（杨　静）

第七章　子宫肿瘤患者的护理

学习目标
掌握:子宫肌瘤和子宫内膜癌的高危因素、临床表现、护理措施。
熟悉:子宫肌瘤的分类,子宫内膜癌的转移途径、早期诊断方法和治疗要点。
了解:子宫肌瘤和子宫内膜癌的概念、病因、发病机制,以及患者的护理目标、护理评价。

第一节　子　宫　肌　瘤

子宫肌瘤(myomaof uterine)是女性生殖器最常见的良性肿瘤,由平滑肌组织增生而成,发病率较高,据尸检统计 30 岁以上的妇女约 20% 有子宫肌瘤。多见于 30～50 岁的中年妇女,以 40～50 岁居多,20 岁以下少见。因大多数子宫肌瘤没有或少有临床症状,临床报道的发病率远低于子宫肌瘤实际发病率。

【病因及发病机制】

子宫肌瘤的确切病因及发病机制尚不明确。临床资料显示,子宫肌瘤好发于生育年龄,青春期前少见,绝经后停止生长甚至萎缩消失,提示肌瘤的发生可能与雌激素、孕激素关系密切,主要机制可能是肌瘤组织局部对雌激素的高敏感性。此外,研究证实孕激素有促进肌瘤的有丝分裂、刺激肌瘤的生长作用。细胞遗传学研究显示,25%～50% 的子宫肌瘤存在细胞遗传学的异常,7 号染色体长臂部分缺失、12 号染色体长臂重排、12 号染色体和 17 号染色体长臂片段互换等。分子生物学研究认为,子宫肌瘤由单克隆平滑肌细胞增殖而成,多发性子宫肌瘤由不同克隆细胞形成。

【分类】

1. **按肌瘤生长的部位分类**　分为宫体肌瘤(90%)和宫颈肌瘤(10%)。

2. **按肌瘤与子宫肌壁的关系分类**　分为肌壁间肌瘤、浆膜下肌瘤和黏膜下肌瘤。

(1)肌壁间肌瘤:以子宫肌瘤初发时较多见,占 60%～70%。肌瘤位于子宫肌壁内(图 7-1),周围均被肌层所包围。

(2)浆膜下肌瘤:约占 20%。肌壁间肌瘤向浆膜方向发展,并突出于子宫表面,与浆膜层直接接触。若瘤体继续向外生长,仅余细蒂与子宫相连,称为带蒂浆膜下肌瘤(图 7-1)。

(3)黏膜下肌瘤:占 10%～15%,肌瘤向子宫黏膜方向生长,突出于宫腔(图 7-1),肌瘤由黏膜层覆盖。肌瘤可使宫腔变形,子宫内膜面积增大,但子宫外观无明显变化。若肌瘤有蒂与子宫相连,犹如宫腔内异物,刺激子宫可引起子宫收缩,将肌瘤排出宫腔至宫颈、阴道,甚至延伸至阴道口。

［考点提示:子宫肌瘤的分类及特点］

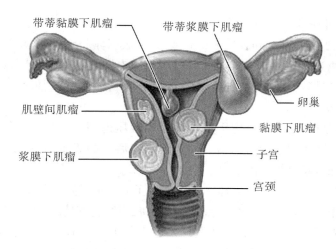

带蒂黏膜下肌瘤　带蒂浆膜下肌瘤

肌壁间肌瘤　　　　　　　　　　　卵巢

　　　　　　　　　　　　　黏膜下肌瘤

浆膜下肌瘤　　　　　　　　　　　子宫

　　　　　　　　　　　　　宫颈

图 7-1　各型子宫肌瘤

【病理】

1. 大体检查　子宫肌瘤为实质性球形包块,表面光滑,质地较子宫肌层硬,与周围肌组织有明显的界限。肌瘤压迫周围肌壁纤维形成假包膜,假包膜与肌瘤间有一层疏松的网隙区域,故易剥出。肌瘤切面常呈白色,可见漩涡状或编织状结构。肌瘤颜色和硬度与纤维组织多少有关,若含平滑肌多,则色略红,质较软;如含纤维结缔组织多,则色较白,质较硬。

2. 显微镜检查　肌瘤由梭形平滑肌纤维与不等量纤维结缔组织相互交叉组成。肌细胞大小均匀,排列成漩涡状,细胞核呈卵圆形杆状。

【肌瘤变性】

肌瘤变性是指肌瘤失去原有的典型结构。常见的变性包括以下五个方面。

1. 玻璃样变　又称为透明变性,最多见,肌瘤变性区域水肿变软,剖面漩涡状结构消失,变为透明样物质。镜下见病变区肌细胞消失,为均匀透明无结构区,见于较大的、生长迅速的肌瘤。

2. 囊性变　子宫肌瘤玻璃样变后若继续发展,肌细胞坏死液化即可发生囊性变。囊内含清澈无色液体,或为胶冻状。镜下囊腔壁由玻璃样变的肌瘤组织构成,内壁无上皮覆盖。

3. 红色样变　多见于妊娠期或产褥期,为一种特殊类型的坏死。因肌瘤体积迅速增大,血管发生破裂,出血弥散于组织内。肌瘤剖面呈暗红色,如半熟的牛肉,有腥臭味,质软,漩涡状结构消失,无光泽。镜检细胞质为淡红色,细胞核常溶解消失,并有较多脂肪小球沉积,有溶血现象。

4. 肉瘤样变　肌瘤恶变,少见。发病率仅为 0.4%～0.8%,多见于年龄较大的妇女。绝经后妇女肌瘤增大,应警惕恶变的可能。恶变后的组织变得软且脆,切面呈灰黄色,似生鱼肉状,与周围组织界限不清,无包膜。镜下见平滑肌细胞增生,排列紊乱,漩涡状结构消失,细胞有异型性。

5. 钙化　多发生于蒂部狭小、血供不足的浆膜下肌瘤及绝经后妇女的肌瘤。X 线摄片可清楚地看到钙化阴影;镜下可见钙化区为层状沉积,呈圆形,有深蓝色微细颗粒。

[考点提示:玻璃样变最常见,红色变性常发生于妊娠期和产褥期,恶性变极为少见]

【临床表现】

1. 症状　多无明显症状,仅在体检时偶然发现。子宫肌瘤患者的症状与肌瘤部位、有无变性相关,而与肌瘤大小、数目关系不大。常见的症状如下。

(1)月经改变:为最常见症状,多见于大的肌壁间肌瘤和黏膜下肌瘤。肌瘤使宫腔增大,子宫内膜面积增加并影响子宫收缩,可使肌瘤附近的静脉受压,导致子宫内膜静脉丛充血、扩张,从而引起月经量过多,月经期延长。浆膜下肌瘤很少引起月经改变。

(2)腹部肿块:当子宫肌壁间肌瘤与浆膜下肌瘤逐渐增大超过妊娠 3 个月大小,于耻骨联合上可触及硬而活动的包块,于清晨平卧或膀胱充盈时更易扪及。巨大的黏膜下肌瘤可脱出于宫颈外甚至阴道外,患者常因外阴脱出肿物就诊。

（3）白带增多:子宫肌壁间肌瘤可使宫腔面积增大,内膜腺体分泌增多,并伴有盆腔充血致使白带增多;黏膜下肌瘤内膜供血不足,易感染、坏死,产生大量脓血性排液及有腐肉样组织排出,有恶臭。

（4）继发贫血:子宫肌瘤引起长期月经过多,常导致继发性贫血,严重时可表现为全身乏力,脸色苍白、心悸气短等症状。

（5）压迫症状:子宫肌瘤增大到一定程度往往会出现压迫症状。宫体下段前壁的肌瘤,可压迫膀胱而发生尿频、尿急、排尿困难及尿潴留。生长于子宫后壁的肌瘤,特别是位于子宫体下段或宫颈,可压迫直肠引起便秘,甚至排便困难。

（6）疼痛:子宫肌瘤本身并不产生疼痛。患者常有下腹坠胀、腰背酸痛,多在经期加重。当发生浆膜下肌瘤蒂扭转等并发症时,可出现急性剧烈疼痛;肌瘤红色变性时,腹痛剧烈且伴发热。

（7）不孕:文献报道,有 25%～40% 的子宫肌瘤患者伴不孕。不孕的可能是由肌瘤压迫输卵管,使之扭曲,影响输卵管功能;或宫腔变形以致防碍受精卵着床所致。

2. 体征　与子宫肌瘤的大小、数目、位置及有无变性有关。较大的浆膜下肌瘤可在腹部扪及质硬、不规则、结节状突起包块;妇科检查发现子宫成不规则或均匀增大,表面呈结节状,质硬,无压痛;黏膜下肌瘤突出于宫颈口时,可见红色、表面光滑的包块,若伴有感染,表面有渗出物覆盖,或形成溃疡,排出物有臭味。

【子宫肌瘤合并妊娠】

子宫肌瘤合并妊娠的发生率占妊娠者的 0.3%～0.5%,占子宫肌瘤患者的 0.5%～1.0%。子宫肌瘤合并妊娠时,相互之间的影响取决于肌瘤的大小、位置、类型及有无并发症等因素。

1. 妊娠对子宫肌瘤的影响　由于子宫肌瘤受到激素的影响,在妊娠期增大较快,易发生肌瘤红色样变性。患者可出现发热、腹痛、呕吐、局部压痛等临床表现。带蒂的浆膜下肌瘤,常于妊娠时发生扭转,患者发生急性腹痛。

2. 子宫肌瘤对妊娠与分娩的影响　黏膜下肌瘤可阻碍受精卵着床或致早期流产。肌壁间肌瘤较大者,可导致宫腔畸形或内膜供血不足而发生流产。较大的肌瘤或多发性肌瘤,易使子宫腔变形,妨碍胎儿在宫腔内的正常位置而造成胎位不正,臀位及横位的发生率较正常高,还可导致胎盘低置或胎盘前置。当肌瘤位于子宫下段或子宫颈时,或有蒂的浆膜下肌瘤突入直肠子宫陷凹,在分娩过程中可发生产道阻塞,胎先露部下降困难造成难产;还可引起子宫收缩乏力而致产程延长、产后出血等。

[考点提示:月经改变为最常见、最主要的症状。月经量增多、经期延长、周期缩短及不规则阴道流血多见于黏膜下肌瘤和大的肌壁间肌瘤。子宫肌瘤最主要的体征是妇科检查时子宫呈不规则或均匀性增大。肌瘤可引起流产、胎位不正或难产]

【辅助检查】

1. B 型超声检查　是诊断子宫肌瘤最常用的无创检查方法。在超声下子宫增大,形状不规则,肌瘤结节显示低回声或等回声。彩色超声多普勒可以检测病灶血流,对协助判断肌瘤变性和恶变具有重要价值。

2. 内镜检查　宫腔镜和腹腔镜可直视有无包块存在,查清黏膜下肌瘤、浆膜下肌瘤的位置、大小、形状,并可在镜下切除肌瘤。

3. 宫腔探测　用探针探测宫腔深度及方向,有肌瘤者宫腔深度常增加(正常宫腔为 7 cm)或宫腔有变形;宫腔内有高低不平感或宫腔内有异物感。

4. 子宫输卵管造影　不作为常规的子宫肌瘤检查方法,因不孕或其他原因行子宫输卵管造影时,可能发现引起宫腔变形的肌壁间或黏膜下肌瘤。

[考点提示:B 型超声检查是子宫肌瘤最主要的、最常用的辅助检查方法]

【治疗要点】

子宫肌瘤的治疗应根据患者年龄、生育要求,症状及肌瘤的部位、大小、数目等全面考虑,做到个性化治疗。

1. 随访观察　无症状的小的子宫肌瘤一般不需要治疗,特别是围绝经期妇女。绝经后子宫肌瘤多可逐渐萎缩,甚至消失。一般每3～6个月随访1次。

2. 药物治疗　适用于症状轻、近绝经期或全身情况不宜手术者。

(1)促性腺激素释放激素类似物(GnRH-a):可抑制垂体、卵巢功能,降低雌激素水平,缓解症状,抑制肌瘤生长使其萎缩。停药后肌瘤会较快恢复到原来大小。此药物不宜长期持续使用,否则可使雌激素缺乏而导致骨质疏松、绝经综合征等。建议用药时间不超过6个月。常用药物有亮丙瑞林每次3.75 mg,或戈舍瑞林每次3.6 mg,每月皮下注射1次。

(2)米非司酮:可竞争孕激素受体,有拮抗孕激素的作用。用法:12.5 mg 口服,每日1次,可作为子宫肌瘤术前用药,因其可导致子宫内膜增生,不建议长期使用。

3. 手术治疗　目前仍是治疗子宫肌瘤最常用的手段。手术指征有:①经量过多致继发贫血,药物治疗无效;②严重腹痛、性交痛或慢性腹痛,有蒂肌瘤扭转引起的急性腹痛;③有膀胱、直肠压迫症状;④担心有恶变的可能。手术有经腹、经阴道或宫腔镜及腹腔镜下手术,主要分为子宫切除术和肌瘤剔除术。

(1)肌瘤切除术:适用于希望保留生育功能的患者。黏膜下肌瘤或突向宫腔内的肌壁间肌瘤可宫腔镜下切除;突入阴道的黏膜下肌瘤可经阴道摘除。术后有50%的复发机会。

(2)子宫切除术:不要求保留生育功能或疑有恶变者,可行行子宫切除术,包括全子宫切除术和次全子宫切除术。发生于围绝经期的子宫肌瘤要注意排除合并子宫内膜癌。

4. 子宫动脉栓塞　治疗子宫肌瘤的疗效肯定,可以改善85%～95%的月经过多,肌瘤相关症状的控制率为70%～90%,并可使肌瘤体积缩小50%～65%。过大肌瘤、怀疑肌瘤恶变、不能排除卵巢病变者、带蒂的黏膜下肌瘤或浆膜下肌瘤、有阴道不规则出血等情况不建议行子宫动脉栓塞,对年轻有生育要求者一般不建议使用。

［考点提示:药物治疗适用于症状轻者,手术治疗适用于症状明显、药物治疗无效或疑有恶变者］

【护理评估】

1. 健康史　评估患者的年龄、月经史、婚育史、避孕措施,有无因子宫肌瘤导致的不孕史、流产史,有无相关激素的治疗史及治疗效果,有无慢性病史(肝病、血液病、代谢性疾病等);同时要排除妊娠、内分泌失调及癌症所致的子宫异常出血症状。

2. 身心状况

(1)月经改变:是患者最常见的症状,主要评估月经的量、性状,持续时间及间隔周期的变化,并与既往月经史相比较。

(2)腹部肿块:了解患者在清晨平卧或膀胱充盈时,是否扪及下腹部包块,包块的大小、形态、活动度,是否与子宫相连。

(3)白带增多:了解患者阴道分泌物的量、色、质。因肌壁间肌瘤和黏膜下肌瘤可使白带增多;黏膜下肌瘤供血不足易感染、坏死,产生大量脓血性白带及腐肉样组织排出,有恶臭。

(4)其他症状:评估患者有无头晕、眼花、面色苍白等贫血的表现。评估患者有无尿频、尿急、排尿困难、尿潴留、便秘、排便困难等膀胱及直肠的压迫症状。了解患者有无下腹坠胀、腰背酸痛等症状。当发生浆膜下肌瘤蒂扭转或肌瘤红色变性等并发症时,可出现急性剧烈疼痛。

(5)评估妇科检查结果:妇科检查常发现子宫增大、变硬,浆膜下肌瘤可在子宫表面触及质硬的球状包块;肌壁间肌瘤子宫增大多不规则,子宫表面可有单个或多个结节状突起;黏膜下肌瘤子宫常均匀增大,可在宫颈口处或阴道内窥见红色、表面光滑的实性肿物,若感染时肿物表面有出血坏死、渗出液覆盖或溃疡形成。

当患者得知患有子宫肌瘤时,中老年妇女常担心肌瘤癌变,已婚患者担心影响生育及性功能等,出现不同程度的焦虑、紧张、恐惧心理,同时由于患者缺乏相关的医学知识而受困于治疗方案的选择,行手术治疗的患者担心术后生活受到影响。

3. 辅助检查

(1)B 型超声:是诊断子宫肌瘤最常用的无创检查方法。

(2)内镜检查:可直视有无包块存在,并可在镜下切除肌瘤。

(3)其他检查:子宫输卵管造影、子宫探针探测宫腔等检查可协助肌瘤诊断。

【护理诊断/合作性问题】

1. 知识缺乏　缺乏子宫肌瘤相关知识。

2. 有感染的危险　与阴道反复流血,抵抗力降低,白带增多,肌瘤靠近宫颈外口致病菌易侵入有关。

3. 焦虑与恐惧　与担心子宫肌瘤恶变及手术切除子宫会产生后遗症有关。

【护理目标】

1. 患者能获得有关子宫肌瘤的知识,描述出现症状的原因。

2. 患者能说出引起感染的原因及预防措施,保持正常体温,阴道分泌物无异常。

3. 患者能正确地认识疾病,出院时具有适应术后生活的能力和信心。

【护理措施】

1. 一般护理　为患者提供安静、舒适的环境,嘱其注意休息,加强营养,尤其是贫血的患者应进食高蛋白、高维生素和含铁量丰富的食物。注意保持外阴部的清洁、干燥,指导患者使用消毒会阴垫,防止感染。黏膜下肌瘤如脱出至阴道者,每日用消毒液行外阴冲洗。肿瘤压迫膀胱出现排尿障碍、尿潴留时,应给予导尿;压迫直肠引起便秘者,可给缓泻剂软化粪便或灌肠等。协助完成血常规、血型及凝血功能检查,并交叉配血备用。

2. 心理护理　①向患者讲解子宫肌瘤的相关知识,缓解其焦虑情绪,鼓励患者说出内心的担忧和感受,教会患者应用放松等技巧,帮助患者尽快适应病区环境,建立良好的护患关系。②帮助患者及家属正确认识疾病,使其明确子宫肌瘤是良性病变,其恶变率极低;行手术治疗的患者,向其讲解术后的效果。③与患者及家属交流,帮助患者分析住院期间可利用的资源与支持系统,减轻其无助感,增强其康复的信心,有利于患者及家属参与治疗及护理决策。

3. 病情监测

(1)阴道出血:严密监测生命体征,了解有无头晕、眼花、乏力、面色苍白等贫血症状,观察阴道出血的量、色、性状及时间,正确评估阴道出血量。

(2)腹痛:注意观察腹痛的部位、性质、程度。出现剧烈腹痛时,应立即报告医师并给予处理,必要时做好急症手术的准备。

4. 药物治疗的护理　对应用激素治疗的患者应讲明药物的名称、作用原理、剂量、用药方法、不良反应及应对方法。

5. 手术治疗的护理　协助选择手术方式。根据不同的手术方式做好术前准备、术中配合和术后护理。

[考点提示:子宫肌瘤患者的护理措施]

【护理评价】

1. 患者了解子宫肌瘤的相关知识,对自己的疾病了解。

2. 患者未发生感染或感染得到及时控制。

3. 患者出院后有能力和信心适应术后生活。

【健康教育】

1. 强调定期复查、严格用药的意义　对接受保守治疗者,应明确随访的时间、目的及有效联系方式,指导患者根据病情需要及时修正治疗方案。如肌瘤增大缓慢或一直未增大,可在医师建议下 6 个月复查 1 次;对于接受激素治疗的患者,严格按照医嘱服药,不得随意增减药量或停服,告知患者不良反应可在停药后消失,如不能耐受可请医师视情况给予调整;对于手术患者,术后 1 个月复查,以后每 3～6 个月随访 1 次,如发现肌瘤增大或症状明显时,再考虑进一步治疗。

2. 均衡营养,健康生活　研究表明,子宫肌瘤的发生与长期的雌激素水平过高导致内分泌失调有关。高脂肪食物进入人体后,会促进女性雌激素的分泌和储存,因此患者应调整饮食结构,坚持低脂肪饮食,多吃五谷杂粮,多食新鲜的蔬菜、水果,避免食用高脂、辛辣食物,以减少子宫肌瘤的复发。增加含铁食物的摄入,预防贫血。

3. 积极避孕,注意月经期保健　人工流产可能损伤子宫颈或子宫,增加女性患子宫肌瘤的风险。因此,女性应在日常生活中做好避孕措施,减少人工流产的次数,从而降低子宫肌瘤的发病率。注意经期保健,有助于缓解子宫肌瘤患者月经血量过多的现象,从而减少严重并发症的发生。

4. 妊娠合并子宫肌瘤患者指导　妊娠合并子宫肌瘤者,应定期接受产前检查,多能自然分娩,不需急于干预,但需预防产后大出血。若肌瘤阻碍胎先露下降,或导致难产时,应及时做好剖宫产准备,并提供相应的护理。

［考点提示:子宫肌瘤患者的随访指导及健康教育］

第二节　子宫内膜癌

子宫内膜癌又称子宫体癌,是发生于子宫内膜的一组上皮性恶性肿瘤,以腺癌为主,好发于围绝经期和绝经后女性,是女性生殖系统常见的三大恶性肿瘤之一,占女性生殖道恶性肿瘤的 20％～30％。平均发病年龄为 60 岁,其中 75％发生于 50 岁以上妇女。近年发病率在世界范围内呈上升趋势。

【病因及发病机制】

子宫内膜癌的确切病因不明。目前认为有两种类型:雌激素依赖型（Ⅰ型）和非雌激素依赖型（Ⅱ型）。雌激素依赖型子宫内膜癌占大多数,均为子宫内膜样腺癌;非雌激素依赖型子宫内膜癌包括浆液性癌、透明细胞癌等。

雌激素依赖型子宫内膜癌（Ⅰ型）的特点是:①患者较年轻,多在绝经前后甚至在生育年龄发病;②患者常有肥胖、绝经延迟,可合并一系列内分泌代谢紊乱,包括高血糖、高脂血症,以及与此相关的高血压等疾病,其中肥胖、糖尿病与高血压又称为子宫内膜癌三联征;③患者长期服用雌激素而未用孕激素拮抗,或者有长期服用他莫西芬等药物的病史;④患有分泌雌激素的卵巢肿瘤;⑤年轻患者常合并多囊卵巢综合征、无排卵功能失调性子宫出血等。该型子宫内膜癌细胞分化较好,肌层浸润表浅,一般诊断时分期较早,预后较好。

非雌激素依赖型子宫内膜癌（Ⅱ型）发病与雌激素无明确的关系,可能与癌基因或抑癌基因突变有关。患者多为老年、体瘦患者,无上述内分泌代谢紊乱的表现,肿瘤细胞分化差,病理学类型多为浆液性癌、透明细胞癌,或分化很差的癌肉瘤或未分化癌等类型,多数可见深肌层浸润,对孕激素无反应,预后很差。

［考点提示:子宫内膜癌的病因、高危因素,子宫内膜癌三联征］

【病理】

1. 大体检查　病变多见于子宫底部内膜,两侧宫角附近居多。根据病变形态和范围分为弥漫型和局限型。

(1)弥漫型:子宫内膜大部或全部为癌组织侵犯,菜花样癌灶从内膜表面长出并凸向子宫腔,甚至充满宫腔、脱出于宫口外。癌组织呈灰白色或淡黄色,表面有出血、坏死,有时形成溃疡。病变癌组织虽广泛累及内膜,但肌层浸润较少,晚期可侵犯肌壁全层,并扩展至宫颈管,如果癌灶阻塞子宫颈管可导致宫腔积脓。

(2)局限型:癌灶局限于子宫腔某部位,多见于子宫底部或子宫角部,呈息肉或小菜花样,表面有溃疡,易出血。极早期病变很小,诊刮可能将其刮净。局限型癌灶易侵犯肌层,晚期可扩散于整个子宫腔。

2. 显微镜检查

(1)内膜样腺癌:占80%～90%,镜下见内膜腺体增多,大小不一,排列紊乱,癌细胞明显异型,核大、不规则、深染,核分裂活跃。分化差的腺癌则腺体少,结构消失,成为实性癌块。国际妇产科协会(FIGO,1988年)提出内膜样癌组织四级分类法:Ⅰ级为高度分化腺癌(G1),Ⅱ级为中度分化腺癌(G2),Ⅲ级为低度分化或未分化腺癌(G3),Ⅳ级为未定级(G4)。分级越高,分化越差,恶性程度越高。

(2)腺癌伴鳞状上皮分化:腺癌组织中含鳞状上皮成分,根据其中鳞状上皮成分的良恶性,分为腺角化癌、腺癌伴鳞状上皮不典型增生和鳞腺癌。

(3)浆液性癌:为Ⅱ型内膜癌中最主要的病理类型。镜下见复杂的乳头样结构,癌细胞核异型明显,可呈乳头状或簇状生长。恶性程度很高,易伴有深肌层浸润和远处转移,预后极差。有些患者甚至原发病灶极小,但已有广泛腹腔转移甚至远处转移。

(4)透明细胞癌:癌细胞呈实性片状、腺体管状或乳头状排列,细胞胞质丰富、透亮,核中度异型,有特殊的鞋钉状细胞。恶性程度高,易较早转移。

[考点提示:局限型子宫内膜癌好发于子宫底部及双侧宫角处,内膜样腺癌是最常见的病理组织学类型]

【转移途径】

子宫内膜癌发展缓慢,局限在内膜或宫腔内时间较长,也有极少数发展较快。

1. 直接蔓延　癌灶初起时沿子宫内膜生长扩散,向上经宫角至输卵管,向下延及子宫颈管,并可继续蔓延至阴道;也可向肌层深部浸润,经子宫浆肌层蔓延至输卵管、卵巢,可广泛种植于盆腔、腹膜、直肠子宫陷凹、大网膜及邻近肠管。

2. 淋巴转移　是子宫内膜癌的主要转移途径。其转移途径与生长部位有关。子宫底部的癌灶可经骨盆漏斗韧带转移至腹主动脉旁淋巴结,宫角部的癌灶可经圆韧带淋巴管转移至腹股沟淋巴结,子宫后壁的癌灶可经子宫骶韧带扩散至直肠淋巴结,子宫前壁病灶可扩散至膀胱。

3. 血行转移　较少见,偶有晚期癌灶经血行转移至肺、肝、骨等处。

【临床分期】

目前,对非手术及术前化疗患者,临床仍采用国际妇产科联盟(FIGO,1971年)修订的分期法,对手术治疗的患者采用手术-病理分期(FIGO,2009年),如表7-1。

表7-1　子宫内膜癌分期(FIGO,2009年)

分期	肿瘤范围
Ⅰ期	肿瘤局限于子宫体
Ⅰa	肿瘤浸润深度<1/2肌层
Ⅰb	肿瘤浸润深度≥1/2肌层

续表

分期	肿瘤范围
Ⅱ期	肿瘤侵犯子宫颈间质　但无子宫体外蔓延
Ⅲ期	肿瘤局部和（或）区域扩散
Ⅲa	肿瘤累及浆膜层和（或）附件
Ⅲb	阴道和（或）子宫旁受累
Ⅲc	盆腔淋巴结和（或）腹主动脉旁淋巴结转移
Ⅲc1	盆腔淋巴结阳性
Ⅲc2	腹主动脉旁淋巴结阳性和（或）盆腔淋巴结阳性
Ⅳ期	肿瘤侵及膀胱和（或）直肠黏膜和（或）远处转移
Ⅳa	肿瘤侵及膀胱和（或）直肠黏膜
Ⅳb	远处转移,包括腹腔内和（或）腹股沟淋巴结转移

【临床表现】

1. 症状　极早期患者无明显症状,随着病程进展可出现下列症状。

(1)阴道流血:主要表现为绝经后阴道流血,量一般不多。尚未绝经者可表现为月经量增多、经期延长或月经紊乱。

(2)阴道排液:部分患者有不同程度的阴道排液。在早期可表现为稀薄的白色分泌物或少量血性白带,如果合并感染或癌灶坏死,可有脓血性排液,伴有恶臭味。

(3)疼痛:癌灶可引起阵发性下腹痛。宫颈管狭窄可导致宫腔分泌物引流不畅,继发感染导致宫腔积脓,患者可出现严重下腹胀痛或痉挛样疼痛,伴发热。晚期癌组织浸润穿透子宫全层,侵犯宫旁结缔组织、压迫盆壁组织或神经时可引起腰骶部持续性、逐渐加重的疼痛。

(4)腹部包块:早期内膜癌一般不能触及腹部包块。如内膜癌合并较大子宫肌瘤,或肿瘤转移至盆腔和腹腔形成巨大包块(如卵巢转移时)时可在腹部触及包块,一般为实性,活动度欠佳,有时有触痛。

(5)其他:肿瘤晚期病灶浸润压迫髂血管,引起同侧下肢水肿、疼痛;病灶浸润压迫输尿管,引起同侧肾盂、输尿管积水;持续出血可导致继发性贫血;长期肿瘤消耗可导致消瘦、发热、恶病质等全身衰竭表现。

2. 体征　妇科检查早期患者常无明显异常,晚期可有子宫明显增大,如果癌灶脱落,有时可见癌组织从宫颈口脱出;合并肌瘤或宫腔积脓时,子宫明显压痛;晚期宫旁转移时,子宫可固定不动或在宫旁扪及不规则结节状物,远处转移患者可于锁骨上、腹股沟等处触及增大或融合的淋巴结。

［考点提示:绝经后不规则阴道流血是子宫内膜癌最常见的症状］

【辅助检查】

1. 分段诊断性刮宫　简称分段诊刮,是目前早期诊断子宫内膜癌最常用、最有价值的方法。分段诊刮能鉴别子宫内膜癌和宫颈管腺癌,明确子宫内膜癌是否累及宫颈管,可协助临床分期,为治疗方案的制订提供依据。行分段诊断性刮宫时,先用小刮匙环刮颈管,后探宫腔,再进入宫腔搔刮内膜,取得的刮出物应分瓶做好标记,送病理学检查。病理学检查结果是确诊子宫内膜癌的依据。

［考点提示:分段诊断性刮宫是早期确诊子宫内膜癌最常用的方法］

2. 细胞学检查　从阴道后穹隆或宫颈管口吸取分泌物(阳性率较低),或用特制的宫腔吸管或宫腔刷放入宫腔吸取分泌物,做细胞学检查寻找癌细胞(阳性率可达90%),找到癌细胞或可疑患者,再行分段诊刮,以最后确诊。

3. B型超声检查　可协助诊断子宫内膜癌,了解病灶大小、侵犯肌层情况及是否合并子宫肌瘤等。

4. 宫腔镜检查　将宫腔镜放入宫腔内直接观察子宫内膜,如有癌灶生长,可观察其部位、病灶大小、生长形态,可选取可疑内膜组织并送病理学检查。由于能直视下取材,故可减少漏诊。

5. 其他检查　血清标志物 CA125 检查、CT 检查、MRI 检查等。

【治疗要点】

子宫内膜癌的治疗原则应根据患者的年龄、身体状况、细胞分化程度、组织学类型和病变累及范围,选择适当的治疗方式。早期患者以手术为主,按照手术-病理分期的结果及复发高危因素者选择辅助治疗;晚期患者采用手术、放疗与激素在内的综合治疗。

1. 手术治疗　是子宫内膜癌最主要的治疗方法。对于 Ⅰ 期患者,可行全子宫切除、双侧卵巢和输卵管切除。对 Ⅱ 期患者,术式应为子宫广泛切除,同时行盆腔淋巴结和腹主动脉旁淋巴结清扫术。术后根据复发因素再选择放疗。Ⅲ 期或 Ⅳ 期也应尽量缩瘤,为术后放疗和化疗创造条件。部分早期子宫内膜癌患者可仅通过规范的手术即得以治愈,但对经手术-病理分期具有复发高危因素的或者晚期患者,术后需要给予一定的辅助治疗。由于子宫内膜癌患者常年龄较大,且有较多合并症,如高血压、糖尿病、肥胖以及其他心脑血管疾病等,因此对于具体患者需要详细评估其身体耐受情况,给予个体化治疗。

2. 放射治疗　是治疗子宫内膜癌有效的方法之一。适用于年老体弱及有严重内科合并症不能耐受手术或禁忌手术者,或 Ⅲ 期以上不宜手术者。放疗包括腔内照射及体外照射,腔内照射多采用 ^{60}Co 或 ^{137}Cs 后装治疗,体外照射常用 ^{60}Co 或直线加速器。术前放疗以腔内放疗为主,对于阴道大量出血,一般情况差、合并症多、短期内无法耐受手术的患者可以先行放疗控制疾病进展。术后辅助放疗在临床应用较多,术后放疗指征:手术探查有淋巴结转移或可疑淋巴结转移;子宫肌层浸润大于 1/2;特殊组织学类型,如浆液性癌、透明细胞癌等;阴道切缘癌残留等。上述前三种情况给予全盆腔照射,最后一种情况需补充腔内放疗。目前放疗多合并化疗增敏,又称为放化疗。

3. 孕激素治疗　多用于晚期保守性手术联合大剂量孕激素保留卵巢功能,或放疗后转移复发的病例,也用于腺癌分化好、需要保留生育功能的年轻患者。孕激素还可降低术后阴道复发率,故还可广泛应用于高危因素患者的手术后或放疗后的辅助治疗。目前一般主张单独应用大剂量高效孕激素,如甲羟孕酮、甲地孕酮、17-羟己酸孕酮和炔诺孕酮等。应用时间不少于 1 年。

4. 化学治疗　多用于复发病例或具有复发高危因素的患者,手术后也可辅助化疗。目前主要应用的化疗药物有铂类、紫杉醇以及多柔比星类,临床多采用联合化疗,化疗方案有 AP[顺铂(DDP)+多柔比星(ADM)]、TP[紫杉醇(TXL)+顺铂(DDP)]、TAP[紫杉醇(TXL)+多柔比星(ADM)+顺铂(DDP)]等。

【护理评估】

1. 健康史　评估患者有无肥胖、高血压、糖尿病、未婚、未育等危险因素;了解患者有无不孕、初潮过早、绝经延迟等病史;有无与雌激素增高相关的妇科疾病:如多囊卵巢综合征、卵巢颗粒细胞瘤;有无使用外源性雌激素史;有无月经紊乱、月经过多、绝经后阴道出血等情况。

2. 身心状况

(1)阴道流血:绝经后妇女出现阴道出血常能引起患者的警觉,这是子宫内膜癌最典型和最常见的症状。未绝经妇女多表现为不规则阴道流血,量一般不多,也可表现为月经量增多,经期延长或经间期出血。在绝经后患者表现为持续或间歇性出血。

(2)阴道排液:少数患者表现为白带增多。子宫内膜癌早期因癌组织坏死、脱落,引起浆液性渗出液经由阴道排出,呈米汤样,或混有血液;晚期合并感染时出现脓性或脓血性排液,伴有臭味。

(3)疼痛:多发生在晚期患者,由于肿瘤压迫神经造成。疼痛可发生在腰骶部、下腹部,并可向腿部放射。若癌灶侵犯宫颈,堵塞宫颈管导致宫腔积脓时,可出现下腹胀痛及痉挛性疼痛。

(4)晚期癌症状:贫血、消瘦、恶病质、发热及全身衰竭,表明病情已进入晚期。

(5)妇科检查:早期多无明显异常;晚期可表现为子宫增大、变软,窥器检查偶可见质脆、易出血的内膜样组织自宫颈口脱出;绝经后妇女的子宫不萎缩或有增大,盆腔转移时可触到不规则包块。若子宫明显增大、质软、有明显压痛时,多为宫腔积脓。

患者出现焦虑、紧张、恐惧心理,缺乏相关医学知识、担心不能正常生活、死亡等。

3. 辅助检查

(1)分段诊断性刮宫:是确诊子宫内膜癌最常用、最有价值的诊断方法。

(2)细胞学检查:是筛查子宫内膜癌的方法。

(3) B 型超声检查:可协助了解病灶大小。

(4)宫腔镜检查:可直接观察子宫内膜病灶的生长情况,并可取活组织送病理检查。

(5)其他检查:血清标记物 CA125 检查、CT 检查、淋巴造影检查等。

【护理诊断/合作性问题】

1. 焦虑 与癌症的诊断、住院及需接受的诊治手段有关。

2. 知识缺乏 缺乏子宫内膜癌术前常规、术后锻炼及活动方面的知识。

3. 营养失调:低于机体需要量 与阴道出血造成贫血,或手术、放疗、化疗引起食欲下降、摄食减少有关。

【护理目标】

1. 患者住院期间恐惧、焦虑等情绪减轻,能积极配合诊断性检查及治疗。

2. 患者能介绍与子宫内膜癌相关的知识,已掌握术后锻炼、呼吸控制等技巧。

3. 患者能够主动摄食,营养失调得以纠正。

【护理措施】

1. 一般护理 ①为患者提供安静、舒适的睡眠环境,减少夜间不必要的治疗程序;教会患者应用放松等技巧促进睡眠,保证夜间连续睡眠 7~8 小时。②加强营养,应给予高热量、高蛋白、高维生素的饮食。进食不足或全身营养状况极差者,应按医嘱给予支持疗法,静脉补充营养。③保持外阴清洁,尤其对大量阴道排液者,应每日冲洗外阴 1~2 次。④出现恶病质者应加强观察,记录出入量,饮入不足时遵医嘱补液。

2. 心理护理 要尽量采用通俗易懂的语言与患者沟通,帮助患者减轻对疾病及手术的焦虑及恐惧,建立其战胜疾病的信心,使其主动配合治疗和护理。对患者提供疾病知识,缓解其焦虑症状,鼓励患者选择有效的应对方式,如听音乐,向家人、朋友倾诉等。

3. 病情监护 手术患者术后 6~7 日阴道残端羊肠线吸收或发生感染时可致残端出血,需严密观察并记录出血情况,出血期间患者应减少活动。如发生大出血,应立即汇报医师,协助实施纱布条填塞等止血措施。

4. 治疗配合

(1)手术治疗患者的护理:做好分段诊断性刮宫患者的术前准备、术中配合及术后护理,刮出物及时送病理学检查。对于手术患者,做好腹部手术前护理和常规准备,包括内脏功能检查及皮肤准备。告诉患者,手术治疗是子宫内膜癌的首选治疗方法,只要全身情况能耐受,无手术禁忌证,均应行剖腹探查。

(2)放疗患者的护理:给放疗患者讲解放疗的目的、方法、作用。接受腔内放疗者,放疗前应灌肠并留置导尿管,使直肠、膀胱空虚,避免放射性损伤。在腔内置入放射源期间,患者需绝对卧床,护理人员应教会患者床上运动的方法,以免出现长期卧床并发症。取出放射源后,鼓励患者渐进性增加活动,并实现生活自理。

(3)药物治疗患者的护理:孕激素治疗时应告知患者用药剂量大、时间长,因此需要患者耐心地配合治疗;同时告诉患者治疗过程中可能出现的不良反应。采用抗雌激素制剂治疗时,可有潮热、畏寒、急躁等类似围绝经期综合征的表现,或出现白细胞计数、血小板计数下降,不规则阴道少量流血,恶心、呕吐等,应注意观察,及时对症处理。

1)孕激素治疗:如醋酸甲孕酮每日200～400 mg,已酸孕酮每日500 mg,至少10～12周才能初步评价有无效果。在治疗过程中需注意观察不良反应,一般的不良反应是水、钠潴留,水肿,药物性肝炎,应告诉患者停药后以上症状会逐渐缓解。

2)抗雌激素治疗:他莫昔芬每日20～40 mg,口服,可长期应用或分疗程应用。应用他莫昔芬治疗的患者,注意观察药物的不良反应,如骨髓抑制,潮热、畏寒等类似围绝经期综合征的反应。少数患者可出现阴道流血、恶心、呕吐。如出现不良反应应向医师汇报。

3)化疗药物治疗:按化疗常规护理,常用于晚期不能手术、放疗或治疗后复发的病例。常用药有氟尿嘧啶(FU)、环磷酰胺(CTX)、顺铂(DDP)等。

[考点提示:子宫内膜癌患者的护理措施]

【护理评价】

1. 患者住院期间恐惧和焦虑的情绪得到缓解,并积极配合检查和治疗。

2. 患者了解子宫内膜癌的相关知识,熟练运用术后锻炼、呼吸控制等技巧。

3. 患者主动摄食,增加营养,未发生营养失调。

【健康教育】

1. 早期预防 子宫内膜癌患者的早期症状不明显,病程较长,发生转移较晚,早期病例的疗效好,护士在全面评估的基础上,有责任加强对高危人群的指导管理,力争早期发现,以增加患者的生存机会。

2. 指导随访 患者出院前应告知定期随访的重要性,坚持随访可及时确定癌症有无复发。随访时间为术后2年内每3～6个月一次,术后3～5年每6～12个月1次。随访内容为妇科三合诊检查、阴道细胞学涂片检查、胸部X线检查(6个月至1年)。手术-病理分期特别晚者,可进行CA125检查,也可行CT、MRI等检查。

3. 普及防癌知识 对门诊患者应普及防癌知识,中老年妇女每年接受一次妇科检查,督促围绝经期、月经紊乱及绝经后出现不规则流血者,进行必要检查以排除子宫内膜癌的可能。

4. 重视高危患者 对围绝经期及绝经期妇女定期进行普查尤其对高危因素患者,或围绝经期妇女出现月经紊乱及绝经后妇女有不规则阴道流血者,应高度重视,首先排除子宫内膜癌。

[考点提示:子宫内膜癌的随访指导及健康教育]

- -

能力测试题

A1 型题

1. 子宫肌瘤发病可能的相关因素是(　　)
   A. 早婚早育,性生活紊乱　　B. 高血压、糖尿病、肥胖　　C. 雌激素持续刺激
   D. 饮食因素　　　　　　　　E. 环境因素

2. 子宫黏膜下肌瘤患者诉头晕、乏力,可能的原因是(　　)
   A. 心理作用
   B. 对手术的恐惧
   C. 月经增多,伴经期延长所致贫血
   D. 担心肿瘤恶变
   E. 白带增多

3. 子宫肌瘤月经血量较多,与下列选项关系密切的是(　　)
　　A. 肌瘤的大小　　　　　　B. 肌瘤的数目　　　　　　C. 肌瘤生长的部位
　　D. 肌瘤与子宫肌层的关系　　E. 肌瘤与子宫内膜的关系

4. 较大的子宫肌壁间肌瘤合并妊娠,出现发热伴腹痛,检查肌瘤迅速增大。该肌瘤发生(　　)
　　A. 玻璃样变　　　　　　B. 脂肪样变　　　　　　C. 囊性变
　　D. 红色样变　　　　　　E. 恶性变

5. 下列关于子宫内膜癌的叙述正确的是(　　)
　　A. 40～50 岁妇女居多
　　B. 较突出的症状是不规则阴道流血
　　C. 宫颈冲洗液查癌细胞是最有效的诊断方法
　　D. 晚期用大剂量雌激素治疗有效
　　E. 子宫腔碘油造影是诊断金标准

6. 诊断子宫内膜癌最可靠的方法是(　　)
　　A. 阴道后穹隆吸物涂片细胞学检查
　　B. 宫腔镜检查
　　C. 子宫腔碘油造影
　　D. 分段诊断性刮宫
　　E. 宫颈冲洗液查癌细胞

7. 子宫内膜癌最典型的临床症状为(　　)
　　A. 绝经后阴道出血　　　　B. 接触性出血　　　　　　C. 不规则阴道流血
　　D. 月经量过多　　　　　　E. 血性白带

A2 型题

8. 某患者,女性,42 岁,经量增多,经期延长 6 个月。近 2～3 个月常感头晕、乏力。妇科检查:子宫呈不规则增大,如孕 3 个月大小,表面结节状突起,质硬。应首先考虑(　　)
　　A. 子宫颈癌　　　　　　B. 子宫肌瘤　　　　　　C. 子宫内膜癌
　　D. 卵巢肿瘤　　　　　　E. 妊娠

9. 某患者,女性,60 岁,主诉绝经 10 年之后,出现阴道流血。妇科检查:子宫稍大、较软,附件(一)。首要怀疑的疾病是(　　)
　　A. 老年性阴道炎　　　　B. 子宫肌瘤　　　　　　C. 子宫颈癌
　　D. 子宫内膜癌　　　　　E. 卵巢肿瘤

(10～12 题共用题干)
患者,女性,55 岁。患者绝经 5 年,近 3 个月阴道排水样白带,近半个月出现阴道间断少量流血。检查见子宫颈光滑,宫体稍大且软,附件未扪及。诊刮出较多量较脆的内膜。

10. 诊断下列疾病的可能性最大的是(　　)
　　A. 子宫内膜增生过长　　B. 子宫内膜息肉　　　　C. 子宫内膜癌
　　D. 输卵管癌　　　　　　E. 子宫内膜异位症

11. 确诊的主要依据是(　　)
　　A. 进行宫腔镜检查
　　B. 进行碘试验和阴道镜检查
　　C. 进行 B 型超声检查

D. 诊刮物病理检查

E. 子宫腔碘油造影

12. 本病例的治疗方案是（　　）

A. 手术治疗　　　　　B. 放疗　　　　　　　C. 化疗

D. 手术及放疗　　　　E. 雌孕激素序贯疗法

（杨　静）

第八章　卵巢肿瘤患者的护理

学习目标

掌握:卵巢肿瘤的分类和并发症,卵巢肿瘤患者的护理措施。

熟悉:卵巢肿瘤的病理分型、临床分期、转移途径和治疗要点。

了解:卵巢肿瘤的病因、发病机制、护理目标、护理评价。

卵巢肿瘤是女性生殖器官常见肿瘤,可发生于任何年龄,有良性、恶性、交界性之分。卵巢恶性肿瘤是女性生殖器三大恶性肿瘤之一,发病率逐年上升。由于卵巢深位于盆腔,发生肿瘤后不易被患者及时发现,至今仍缺乏有效的早期诊断方法,恶性肿瘤一旦表现出症状多已处于癌变晚期,病死率高居妇科恶性肿瘤首位,已成为严重威胁妇女生命和健康的主要肿瘤。

【病因及发病机制】

卵巢肿瘤的发病因素不清,根据流行病学和病因学调查,环境因素和内分泌因素在卵巢肿瘤的致病因素中影响最大。

1. 环境因素　工业发达国家及上层社会妇女卵巢癌发病率高,可能与饮食中高胆固醇有关。另外,电离辐射、石棉、滑石粉会影响卵母细胞而增加诱发卵巢肿瘤的机会,吸烟,维生素 A、维生素 C、维生素 E 的缺乏也可能与发病有关。

2. 内分泌因素　卵巢肿瘤多发生于未产妇或未生育妇女,妊娠对卵巢肿瘤似有对抗作用,每次排卵所致卵巢表层上皮细胞反复破损与卵巢肿瘤发生有关。另外,乳腺癌、子宫内膜癌多并发卵巢肿瘤,此三种疾病对雌激素均有依赖性。

3. 遗传和家族因素　20%～25%的卵巢肿瘤患者的直系亲属中有肿瘤患者。

【卵巢肿瘤的组织学分类】

卵巢虽小,组织成分却非常复杂,是全身各脏器原发性肿瘤类型最多的器官,不同类型卵巢肿瘤的组织学结构和生物学行为都存在很大的差异,对于肿瘤的治疗和预后也是至关重要的。卵巢肿瘤的组织学分类方法很多,目前普遍采用世界卫生组织的卵巢肿瘤组织学分类法(表 8-1)。

表 8-1　卵巢肿瘤的组织学分类(WHO,2003 年,部分内容)

一、卵巢上皮性肿瘤
(一)浆液性肿瘤
(二)黏液性肿瘤
(三)子宫内膜样肿瘤
(四)透明细胞瘤
(五)移行细胞肿瘤

（六）鳞状细胞肿瘤

（七）混合性上皮性肿瘤

（八）未分化和未分类肿瘤

二、性索-间质肿瘤

（一）颗粒细胞-间质细胞肿瘤

1. 颗粒细胞瘤

2. 卵泡膜细胞瘤-纤维瘤

（1）卵泡膜细胞瘤

（2）纤维瘤

（二）支持细胞-间质细胞瘤（睾丸母细胞瘤）

（三）混合性或未分类的性索-间质肿瘤

（四）类固醇细胞肿瘤

三、生殖细胞瘤

（一）无性细胞瘤

（二）卵黄囊瘤

（三）胚胎性癌

（四）多胎瘤

（五）非妊娠绒毛膜癌

（六）畸胎瘤

1. 未成熟型

2. 成熟型 ｛实性　　　　　　　　　　　　　　　　囊性 ｛皮样囊肿　　　　　　　　　　　　　　　　　　　皮样囊肿恶变

3. 单胚性和高度特异性（卵巢甲状腺肿和类癌）

（七）混合型

四、转移性肿瘤

【常见卵巢肿瘤及病理特点】

1. 卵巢上皮性肿瘤　是卵巢肿瘤中最常见的一类，占原发性卵巢肿瘤的 50%～70%，好发于 30～60 岁妇女。上皮性肿瘤每种又可分为良性、交界性、恶性。交界性肿瘤是介于良性、恶性之间，特点是肿瘤有某些恶性的形态学指标，如上皮细胞层次增加，细胞增生活跃及核异形，但无间质浸润，是一种低度潜在恶性肿瘤，生长缓慢，转移率低，复发率低。卵巢上皮有分化为各种苗勒管上皮的潜能，向输卵管上皮分化形成浆液性肿瘤；向宫颈管上皮分化形成黏液性肿瘤；向子宫内膜分化形成子宫内膜样肿瘤。

（1）浆液性囊腺瘤：占卵巢良性肿瘤的 25%。病理特点：多为单侧，球形，大小不等，表面光滑，囊性、壁薄，囊内充满淡黄色清澈浆液。镜下见囊壁为纤维结缔组织，内衬单层立方形或柱状上皮，间质见沙粒体。

（2）浆液性囊腺癌：是最常见的卵巢原发性恶性肿瘤，占卵巢上皮性癌的 75%。多为双侧、囊实性，结节状或分叶状，表面光滑或有乳头增生，切面为多房，腔内充满质脆乳头，囊液混浊或血性。镜下见囊壁上皮明显增生，复层排列，癌细胞呈立方形或柱状，细胞异型明显，并向间质浸润。肿瘤生长速度快，易早期发生腹腔广泛转移，预后差，5 年存活率仅为20%～30%。

（3）黏液性囊腺瘤：占卵巢良性肿瘤的 20%。多为单侧、表面光滑、呈灰白色，体积较大。切面为多房，囊内充满胶冻样黏液，囊内壁光滑，很少有乳头生长。少数黏液性囊腺瘤穿破其上皮，种植在腹膜上继续生长并分泌黏液,可在腹膜表面形成许多胶冻样团块,形成腹膜黏液瘤。镜下见囊壁为纤维结缔组织,内衬单层高柱状上皮,产生黏液。

(4)黏液性囊腺癌:占卵巢上皮癌的20%,以单侧多见,囊内可见乳头或实质区,囊液混浊或血性。镜下见腺上皮呈高柱状,腺体密集,间质少,细胞异型明显,并有间质浸润。5年存活率为40%～50%,较浆液性者好。

2. 生殖细胞肿瘤　来源于原始的生殖细胞,好发于幼女和年轻妇女,占卵巢肿瘤的20%～40%。其中青春期前占60%～90%,绝经后占4%。

(1)畸胎瘤:由多胚层组织构成的肿瘤,偶见单胚层成分。无论肿瘤的质地是囊性或实性,其良、恶性及恶性程度均取决于组织的分化程度。

1)成熟畸胎瘤:又称皮样囊肿,是最常见的卵巢良性肿瘤,占所有卵巢肿瘤的10%～20%,占生殖细胞肿瘤的85%～97%、畸胎瘤的95%以上。病理特点为多为单侧、中等大小、呈圆形或卵圆形、表面光滑,切面多为单房,腔内充满油脂和毛发,有时可见牙齿或骨质。成熟囊性畸胎瘤恶变率为2%～4%。

2)未成熟畸胎瘤:属恶性肿瘤,占卵巢畸胎瘤的1%～3%。病理特点为肿瘤多为单侧实性,由未成熟的胚胎组织构成,主要是原始神经组织,切面呈豆腐状、质软而脆。好发于青少年,肿瘤的复发及转移率均高,5年存活率约为20%。

(2)无性细胞瘤:属于中等恶性的实性肿瘤,占卵巢恶性肿瘤的5%,好发于青春期及生育期妇女。病理特点:单侧居多,右侧多于左侧,实性,触之质韧,表面光滑,切面呈淡棕色。镜下见圆形或多角形大细胞,核大、胞质丰富,间质有淋巴细胞浸润。对放疗特别敏感,5年存活率可达90%。

(3)内胚窦瘤:又称卵黄囊瘤,占卵巢恶性肿瘤的1%,多见于儿童及年轻妇女,属于高度恶性肿瘤。病理特点:多为单侧,肿瘤较大,切面实性或部分囊性,呈灰红色或灰黄色,质脆易破裂,有出血坏死区。镜下见疏松网状和内皮窦样结构。瘤细胞呈扁平、立方、柱状或多角形,可以产生甲胎蛋白(AFP)。生长迅速,早期易转移,预后差。一般生存期仅为12～18个月。

3. 颗粒细胞-间质细胞瘤　来源于原始性腺中的性索颗粒细胞及间质组织,保留其分化特性,各种细胞均可构成一种肿瘤。

(1)颗粒细胞瘤:属于低度恶性肿瘤,成人型占性索间质肿瘤的95%,好发于45～55岁的妇女。病理特点:多为单侧,大小不一,表面光滑,切面为实性或部分囊性。镜下见颗粒细胞环绕成小圆形或菊花样排列。肿瘤能分泌雌激素,可导致月经紊乱,引起子宫内膜生长过长,甚至引起腺癌。幼年型罕见,仅占5%。

(2)卵泡膜细胞瘤:能分泌雌激素,常与颗粒细胞瘤合并存在。纯卵泡膜细胞瘤多为良性肿瘤。病理特点:多为单侧,大小不一,表面被覆光泽、薄的纤维包膜,切面实性,灰白色。镜下见瘤细胞呈短梭状,胞质富含脂质,细胞交错排列,呈漩涡状。恶性较少见。

(3)纤维瘤:较常见的良性肿瘤,占卵巢肿瘤的2%～5%,多见于中年妇女。病理特点:单侧,中等大小,实性,坚硬,切面呈灰白色。镜下见纤维梭形细胞呈编织状排列。这种肿瘤可以产生胸腔积液、腹水,称为梅格斯综合征(Meigs syndrome),手术切除肿瘤后,胸腔积液、腹水可自行消失。

4. 支持细胞-间质细胞瘤　又称睾丸母细胞瘤,罕见,多发生在40岁以下妇女。多为良性、单侧、较小、实性,表面光滑。肿瘤分泌男性激素,少数无内分泌功能呈雌激素升高。10%～30%呈恶性,5年生存率为70%～90%。

5. 卵巢转移性肿瘤　占卵巢肿瘤的5%～10%,体内任何部位的原发性癌均可转移到卵巢。常见的有乳腺、胃、肠、生殖道、泌尿道肿瘤转移。库肯勃格瘤(Krukenberg tumor)即印戒细胞癌,是一种特殊的转移性腺癌,原发于胃肠道。病理特点:双侧,中等大小,肾形,切面实性,胶质样。镜下见典型的印戒细胞,能产生黏液,多伴腹水。恶性程度高,预后极差。

[考点提示:常见卵巢肿瘤的病理类型,梅格斯综合征、库肯勃格瘤的概念]

【转移途径】

卵巢恶性肿瘤主要的转移途径是直接蔓延和腹腔种植,通过直接蔓延及腹腔种植广泛种植于盆腹膜、大网膜、横膈、肝表面。卵巢淋巴引流丰富,癌栓脱落后可随其邻近淋巴管扩散到腹主动脉旁淋巴结、腹膜后淋巴结、髂内淋巴结、髂外淋巴结及腹股沟淋巴结等部位。因此,淋巴转移也是重要的转移途径,尤其是右膈下淋巴丛密集,横膈最易受侵犯,成为淋巴转移的好发部位。血行转移较少见,晚期可经血行转移到肺、胸膜及肝。

【临床分期】

原发性卵巢恶性肿瘤的分期,多采用国际妇产科联盟(FIGO)制订的统一标准。2000 年修订的标准,根据临床、手术和病理来分期,用以估计预后和比较疗效,详见表 8－2。

表 8－2　卵巢恶性肿瘤的手术-病理分期(FIGO,2006 年)

Ⅰ期	肿瘤局限于卵巢
ⅠA	肿瘤局限于一侧卵巢,包膜完整,卵巢表面无肿瘤;腹腔积液或腹腔冲洗液未找到恶性细胞
ⅠB	肿瘤局限于双侧卵巢,包膜完整,卵巢表面无肿瘤;腹腔积液或腹腔冲洗液未找到恶性细胞
ⅠC	肿瘤局限于单侧或双侧卵巢并伴有如下任何一项:包膜破裂,卵巢表面有肿瘤,腹腔积液或腹腔冲洗液有恶性细胞
Ⅱ期	肿瘤累及一侧或双侧卵巢,伴有盆腔扩散
ⅡA	扩散和(或)种植至子宫和(或)输卵管
ⅡB	扩散至其他盆腔器官
ⅡC	ⅡA 或ⅡB,伴有卵巢表面有肿瘤,或包膜破裂,或腹腔积液或腹腔冲洗液找到恶性细胞
Ⅲ期	肿瘤侵犯一侧或双侧卵巢,并有组织学证实的盆腔外腹膜转移和(或)局部淋巴结转移;肝表面转移;肿瘤局限于真骨盆,淋巴结阴性,但组织学证实肿瘤细胞已扩散至小肠或大网膜
ⅢA	肉眼见肿瘤局限于真骨盆,淋巴结阴性,但组织学证实腹腔腹膜表面存在镜下转移,或组织学证实肿瘤细胞已扩散至小肠或大网膜
ⅢB	一侧或双侧卵巢肿瘤,并有组织学证实腹腔腹膜表面肿瘤种植,但直径≤2 cm,淋巴结阴性
ⅢC	盆腔外腹膜转移灶直径>2 cm,和(或)区域淋巴结转移
Ⅳ期	肿瘤侵犯一侧或双侧卵巢,伴有远处转移。有胸腔积液且胸腔肿瘤细胞阳性为Ⅳ期,肝实质转移为Ⅳ期

【临床表现】

1. 卵巢良性肿瘤　肿瘤生长较慢,瘤体较小时,多无症状。肿瘤增大时,患者有腹胀感或在腹部触及肿块。肿瘤继续长大占满盆腔、腹腔时,患者可出现尿频、便秘、气促、心悸等压迫症状。良性肿瘤一般无腹痛表现,只有在发生合并症(如瘤蒂扭转、破裂及感染)时,可引起急性腹痛、发热甚至休克等急症表现。腹部视诊可见腹部膨隆,触诊可及轮廓清楚的肿物,叩诊实音,无移动性浊音。双合诊和三合诊检查可在子宫一侧或双侧触及圆形或类圆形包块,囊性或实性,表面光滑,活动度好,与子宫无粘连。

2. 卵巢恶性肿瘤　早期常无症状。晚期主要症状为肿瘤体积迅速增大引起的腹胀、腹部肿块及胃肠道压迫症状;若肿瘤向周围组织浸润或压迫,可引起腹痛、腰痛或下肢疼痛;压迫盆腔静脉可出现下肢水肿;功能性肿瘤可出现不规则阴道流血或绝经后阴道流血表现;可有消瘦、贫血等恶病质表现。早期肿瘤因体积小、位置深较难触及,不易被发现。晚期肿瘤增大时,双合诊检查可在单侧或双侧附件区触及实性或囊实性包块,表面凹凸不平,活动性差,与子宫分界不清,常伴有腹腔积液;三合诊检查可在直肠子宫陷凹处触及质硬结节或肿块,有时可在腹股沟、腋下或锁骨上触及增大的淋巴结。

［考点提示:卵巢肿瘤早期一般无症状,多在普查中偶然发现,妇科检查可见子宫旁囊性或实性包块］

【并发症】

1. 蒂扭转　为常见的妇科急腹症,好发于瘤蒂较长、中等大小、活动度良好、重心偏于一侧的肿瘤,如成熟畸胎瘤。蒂扭转常在患者体位突然改变、连续向同一方向转动,以及妊娠期、产褥期子宫大小、位置改变时发生(图8-1)。卵巢肿瘤扭转的蒂由骨盆漏斗韧带、卵巢固有韧带和输卵管组成,内含动静脉。急性蒂扭转早期,静脉血管因管壁薄、弹性差首先回流受阻,易发生瘤内水肿、充血,或血管破裂导致瘤内出血,瘤体常迅速增大。若动脉血流进一步受阻,肿瘤可发生缺血性坏死、破裂和继发感染。蒂扭转的典型症状是体位改变后突然发生一侧下腹剧痛,常伴恶心、呕吐,甚至休克。盆腔检查可扪及肿块张力较大,伴有压痛,痛点以蒂部最甚,常有腹肌紧张。有时不全扭转可自然复位,腹痛随之缓解。处理原则:一经确诊,立即行剖腹探查。术时应先在扭转蒂部靠子宫的一侧钳夹,再切除肿瘤和扭转的瘤蒂,钳夹前不可先将扭转的蒂恢复,以防蒂部血栓脱落栓塞至身体的重要器官。

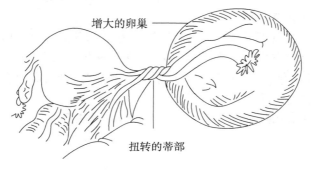

图8-1　卵巢蒂扭转

2. 破裂　有自发性破裂和外伤性破裂。自发性破裂常因肿瘤发生恶变,快速、浸润性生长穿破囊壁所致,或继发于蒂扭转之后。外伤性破裂则在腹部遭受重击、分娩、性交、妇科检查及穿刺后引起。症状轻重取决于肿瘤的性质及囊液性质,以及流入腹腔的囊液量的多少。小的囊肿或单纯浆液性囊腺瘤破裂时,患者仅有轻度腹痛,大的囊肿或畸胎瘤破裂后,患者常有剧烈腹痛,伴恶心、呕吐。破裂也可引起腹腔内出血、弥漫性腹膜炎及休克。体征有腹部压痛、腹肌紧张,腹腔叩诊可有移动性浊音,盆腔检查发现原来存在的包块消失或缩小。处理原则:怀疑肿瘤破裂时应立即剖腹探查,术中尽量吸净囊液,彻底清洗盆腔、腹腔,标本送病理学检查。

3. 感染　较少见。多由肿瘤发生蒂扭转或破裂引起,也可来自邻近器官的感染灶扩散(如阑尾脓肿)。患者可出现高热、腹痛、肿块、腹部压痛及反跳痛、腹肌紧张及白细胞升高等表现。处理原则:先用抗生素控制感染,再择期手术切除肿瘤;若感染严重、短期内不能控制者,可尽快行手术去除感染灶。

4. 恶变　多见于年龄较大,尤其是绝经后的妇女。恶变早期常无症状,当患者出现不明原因的消瘦、食欲缺乏等症状,检查发现肿瘤迅速生长,尤其是双侧性时,应高度怀疑恶变。处理原则:一经确诊,尽早手术切除。

［考点提示:卵巢肿瘤并发症中蒂扭转最常见。畸胎瘤最易发生蒂扭转。瘤蒂处压痛最明显］

【辅助检查】

1. 影像学检查

(1)B型超声检查:是诊断卵巢肿瘤的最主要手段,可了解肿块的位置、大小、形态,囊性或实性,囊内有无乳头,以及有无腹水。临床诊断符合率>90%,不易测出直径<1 cm的实性肿瘤。

（2）腹部 X 线摄片：成熟的卵巢畸胎瘤可显示牙齿、骨质及钙化囊壁。

（3）CT、MRI、PET 检查：可显示肿块及肿块与周围的关系，肝、肺有无结节及腹膜后淋巴结有无转移。

2. 肿瘤标志物

（1）血清 CA125：对诊断卵巢上皮性癌有重要的参考价值，特别是浆液性囊腺癌。80% 的卵巢上皮性癌患者血清 CA125 水平升高，90% 以上的患者 CA125 水平随病情缓解或恶化而消长。因其敏感性高、特异性差的特点，还可用于治疗后的病情监测。

（2）血清 AFP：对卵巢内胚窦瘤有特异性价值，是内胚窦瘤的最佳标志物。未成熟畸胎瘤、混合性无性细胞瘤中含卵黄囊成分者，AFP 也可升高。AFP 可作为生殖细胞瘤治疗前后及随访的重要标志物。

（3）血 β-hCG：对原发性卵巢绒毛膜癌有特异性，原发性卵巢绒毛膜癌成分的生殖细胞瘤患者血中 β-hCG 异常升高。

（4）性激素：颗粒细胞瘤、卵泡膜细胞瘤可产生较高水平的雌激素。浆液性、黏液性囊腺瘤或勃勒纳瘤有时也可分泌一定量的雌激素。

3. 腹腔镜检查　可直接观察肿块外观、盆腔、腹腔及横膈等部位，在可疑部位进行多点活体组织检查，抽取腹腔积液行细胞学检查。巨大肿块或腹腔有粘连者禁用腹腔镜检查。

4. 细胞学检查　抽取腹腔积液或腹腔冲洗液找癌细胞，对Ⅰ期、Ⅱ期患者确定分期有意义，若有胸腔积液，抽取胸腔积液进行检查可确定有无胸腔转移。

［考点提示：B 型超声检查是卵巢肿瘤最常用的辅助检查方法，还可根据病情需要选择腹腔镜或肿瘤标志物等检查］

【治疗要点】

1. 良性卵巢肿瘤　一经确诊为卵巢肿瘤应及时选择手术治疗。手术方式及手术范围应根据患者年龄、生育要求及对侧卵巢情况决定，如腹腔镜下肿瘤剥除术、经腹卵巢肿瘤切除术、经腹子宫及附件切除术等。在术中切下的肿瘤应剖开肉眼观察区别良、恶性，必要时做冷冻病理切片检查，以确定手术范围。卵巢肿瘤并发症属于急腹症，一旦确诊应立即手术。注意手术必须完整取出肿瘤，以防囊液流出及瘤细胞种植于腹腔，一旦肿瘤破裂，应做盆腔及腹腔冲洗。

2. 卵巢恶性肿瘤　以手术治疗为主，辅以化疗、放疗的综合治疗，化疗是主要的辅助治疗。

［考点提示：卵巢良性肿瘤一旦确诊应立即手术，恶性肿瘤以手术为主，辅以化疗及放疗等综合治疗］

【护理评估】

1. 健康史　询问患者年龄，患病时间，有无家族史；注意收集发病相关的高危因素，如不良环境、高胆固醇饮食及伴发内分泌相关疾病等方面的因素，询问有无癌症病史及治疗史：如乳腺癌、结肠癌及胃癌。

2. 身心状况　卵巢肿瘤早期不易检出，应仔细评估患者有无腹痛、腹胀、发热、腹部包块的大小、生长情况及质地，有无尿频、便秘、月经改变等表现，认真鉴别卵巢肿瘤的良、恶程度（表 8-3），并注意评估有无并发症。

表 8-3　卵巢良性肿瘤与恶性肿瘤的鉴别

项目	良性肿瘤	恶性肿瘤
年龄	生育年龄	幼女、青年妇女、绝经后妇女为多
病史	病程长，逐渐长大	病程短，迅速长大
症状	早期多无症状，当肿瘤长大后，可在腹部扪及包块，甚至可出现腹胀、尿频、便秘、气促、心悸等压迫症状	早期多无症状；增大迅速，伴腹水，出现腹胀。晚期恶性肿瘤可有贫血、消瘦、疼痛等

续表

项目	良性肿瘤	恶性肿瘤
体征	单侧多,活动,囊性,表面光滑,通常无腹水	双侧多,固定,实性或囊实性,表面结节状,常伴腹水,多为血性
一般情况	良好	逐渐出现恶病质
B型超声	液性暗区,可有间隔光带,边缘清晰	液性暗区内有杂乱光团、光点,肿块界限不清

卵巢肿瘤可为良性,也可为恶性,在性质未定前,患者及家属常有焦虑不安、烦躁、疑虑,想尽早得知结果。一旦得知自己患有可导致死亡的恶性肿瘤,常产生各种各样的恐惧和担忧。护理人员应全面了解患者的精神-社会-心理状况,判断可能出现的心理反应和焦虑程度,协助患者及家属缓解心理压力。

3. 辅助检查

(1)影像学检查:B型超声显示良性肿瘤多呈均质性包块,囊壁薄、光滑;恶性肿瘤轮廓不规则,向周围浸润或伴腹水。

(2)肿瘤标志物:CA125(上皮性卵巢癌)、AFP(内胚窦瘤)、$\beta-hCG$(原发性卵巢绒毛膜癌)、雌激素(颗粒细胞瘤、卵泡膜细胞瘤)、睾酮(睾丸母细胞瘤)的升高对诊断及病情监测有价值。

(3)腹腔镜检查:了解患者盆腔、腹腔内病变的范围和程度。

(4)细胞学检查:可抽取腹腔积液或腹腔冲洗液和胸腔积液,行细胞学检查。

【护理诊断/合作性问题】

1. 营养失调,低于机体需要量 与癌症、化疗药物治疗反应等有关。

2. 预感性悲哀 与切除子宫、卵巢有关。

3. 焦虑恐惧 与发现盆腔包块担心病情、预后、手术有关。

【护理目标】

1. 患者能说出影响营养摄取的原因,并列举应对措施。

2. 患者能表述自己对丧失子宫及附件的看法,并积极接受治疗过程。

3. 患者能描述自己的焦虑,并列举缓解焦虑程度的方法。

【护理措施】

1. 一般护理 向患者讲解营养对疾病治疗和康复的重要性,指导患者多饮水,进食清淡、易消化、富含优质蛋白质和丰富维生素的饮食,注意色香味搭配。化疗患者若出现呕吐现象,指导患者呕吐后用温水漱口,鼓励患者少量多餐,增加营养,增强机体抵抗力,定期监测体重及蛋白和电解质情况,必要时遵医嘱给予静脉补充营养。

保持病区环境清洁卫生,病房空气清新,定时开窗通风,严格执行消毒隔离和无菌操作制度,避免医源性感染。为患者提供舒适安全的生活环境,对于肿瘤过大或腹部过度膨隆、不能平卧的患者,可协助患者取平卧位,创造安静的休养环境,排除不必要的刺激,使患者得到充分的休息。

2. 心理护理 提供轻松的环境,言语温和,消除患者对医院环境的恐惧;了解患者的心理动态及心理需求,耐心与患者交谈,提供患者表达情感的机会和环境,积极主动关心患者;向患者讲解疾病相关知识并及时反馈检查结果,对患者提出的疑问给予及时、准确地回答,消除患者的紧张、焦虑心理,多与家属沟通,鼓励家属陪伴,协助建立社会支持系统。对于恶性肿瘤的患者,向其介绍治疗效果好的同病友,增强其治疗信心,鼓励患者坚持治疗,定期检查,以乐观的心态对待生活和工作。

3. 病情监护 ①动态评估患者疼痛的部位、性质、持续时间,并做好护理记录;有无蒂扭转、破裂等并发症引起的急性剧烈腹痛表现;有无恶性肿瘤浸润,压迫神经产生的腰痛及下腹疼痛。②重视盆腔肿块生长速度、质地,观察患者有无气促、心悸、尿频、便秘等压迫症状,以及明显消瘦、贫血、水肿、全身衰竭等恶病质的表现。

4. 治疗配合

(1)手术患者的护理:认真按腹部手术护理内容做好术前准备及术后护理,包括与病理科联系快速切片组织学检查等事项,以及必要时扩大手术范围。巨大卵巢肿瘤患者应准备沙袋,肿瘤取出后在腹部放置沙袋压迫,以防腹压骤降引起休克。

(2)抽腹水患者的护理:需放腹水的患者,备好腹腔穿刺物,协助医师完成操作过程。放腹水过程中,严密观察患者反应、生命体征变化,观察引流液的量、颜色、性状,并做好记录。引流腹水时,速度不宜过快,量不宜过多,一般不超过 3000 ml,防止腹内压骤降导致虚脱。

(3)化疗患者的护理:

化疗主要包括静脉给药和腹腔化疗,在实施化疗前给予患者化疗相关知识的健康宣教,指导患者化疗期间多卧床休息,减少活动。化疗期间严密观察药物对机体的不良反应,如发现有骨髓、肝、肾、心、肺及神经系统的不良反应,应及时报告医师并遵医嘱减量或停药。

1)静脉给药:化疗时选择合适的血管,使用留置针或深静脉置管或经外周静脉置入中心静脉置管,化疗时严格控制输液滴速。紫杉醇在输注开始的 10 分钟内速度宜慢,若无不适,可将滴速调快,一般在 3 小时内滴完。输注紫杉醇过程中严密观察生命体征变化,询问患者有无不适,以及时发现过敏反应,观察有无药物外渗,如有应立即处理。

2)腹腔化疗:一般于抽腹水后进行腹腔化疗。操作前先观察腹腔穿刺点有无红、肿、痛及渗出,如有外渗,立即更换无菌辅料,预防感染;在注入化疗药物前,先将化疗药物稀释,注入腹腔后,指导患者变换体位,尽量使药物接触腹腔的每个部位。如有腹腔化疗管留置,则做好管道护理,建立管道标识牌,保持管道妥善固定、引流通畅,防止管道脱落。

(4)放疗患者的护理:指导患者穿柔软、宽松的棉质内衣,照射野皮肤可用温水软毛巾温和地清洗,禁用肥皂、沐浴露搓洗;不可用乙醇、碘酒及对皮肤有刺激性的药物;观察患者照射野皮肤变化,并做好记录。指导患者保持照射野皮肤的清洁、干燥,外出时防止暴晒或雨淋。

[考点提示:卵巢肿瘤患者的护理措施]

【护理评价】

1. 患者在住院期间能与同室病友交流,并积极配合各种诊治过程。

2. 患者能努力克服化疗药物的不良反应,摄入足够的热量,维持化疗前的体重。

3. 患者能描述造成压力、引起焦虑的原因,并表示用积极的方式面对现实。

【健康教育】

1. 随访 护士应同患者制订完整的随访计划,并鼓励患者克服实际困难,定时随访。

(1)良性肿瘤:于手术后 1 个月常规复查。

(2)恶性肿瘤:手术后常需辅以多个疗程的化疗或放疗,护士应鼓励和协助患者坚持完成全部治疗计划,提高疗效。恶性肿瘤易复发,应长期随访和监测。一般术后第 1 年每 1 个月复查 1 次,术后第 2 年每 3 个月复查 1 次,术后第 3 年每 6 个月复查 1 次,3 年以上者每年随访 1 次。

(3)随访内容:包括症状、体征、全身及盆腔检查、B 型超声检查,必要时做 CT 或 MRI 检查。测定血清 CA125、AFP、β-hCG 等肿瘤标志物。

2. 预防 积极采取措施对高危人群严密监测随访,早期诊治可改善预后。

(1)开展卫生宣传教育:提倡高蛋白、富含维生素 A 饮食,避免高胆固醇饮食。高危妇女可口服避孕药预防。

(2)开展普查普治:30 岁以上妇女每年应行妇科检查,高危人群每 6 个月检查 1 次,必要时进行B 型超声检查和检测血清 CA125 等肿瘤标志物。

(3)卵巢增大或卵巢囊肿有下列指征者,应及早行腹腔镜检查或剖腹探查:①卵巢实性肿块;

②卵巢囊肿直径>8 cm;③青春期前和绝经后期;④生育年龄正在口服避孕药;⑤囊肿持续存在超过2个月。

　　(4)严密随访高危人群:乳腺癌和胃、肠癌患者治疗后应严密随访,定期做妇科检查,确定有无卵巢转移癌。

　　[考点提示:卵巢肿瘤患者的随访指导及健康教育]

能力测试题

A1 型题

1. 最常见于儿童及少女的卵巢肿瘤是(　　)
   - A. 黏液性囊腺瘤
   - B. 内胚窦瘤
   - C. 颗粒细胞瘤
   - D. 纤维瘤
   - E. 畸胎瘤

2. 能产生甲胎蛋白的卵巢肿瘤是(　　)
   - A. 卵泡膜细胞瘤
   - B. 颗粒细胞瘤
   - C. 皮样囊肿
   - D. 内胚窦瘤
   - E. 畸胎瘤

3. 下列不是卵巢肿瘤并发症的是(　　)
   - A. 破裂
   - B. 瘤蒂扭转
   - C. 感染
   - D. 恶变
   - E. 红色样变性

A2 型题

4. 某女,35岁,行妇科检查发现左下腹有囊性包块,约鸡蛋大小。为进一步明确包块的大小、性质,最常用的辅助检查方法是(　　)
   - A. 子宫输卵管碘油造影
   - B. X 线检查
   - C. B 型超声检查
   - D. 腹腔镜检查
   - E. 宫腔镜检查

5. 某患者,女,32岁,以"卵巢成熟畸胎瘤"住院治疗。护士告知其最常见的并发症是(　　)
   - A. 瘤体破裂
   - B. 瘤蒂扭转
   - C. 恶性变
   - D. 感染
   - E. 肿瘤内出血

（杨　静）

第九章　妊娠滋养细胞疾病患者的护理

妊娠滋养细胞疾病(gestational trophoblastic disease,GTD)是由胎盘绒毛滋养细胞异常增生所引起的一组疾病。组织学根据其形态特征分为葡萄胎、侵蚀性葡萄胎、绒毛膜癌及胎盘滋养细胞肿瘤等。葡萄胎是一种良性滋养细胞疾病,但可能继续发展为侵蚀性葡萄胎或绒毛膜癌,后两者因具有恶性肿瘤的特征,故统称为妊娠滋养细胞肿瘤(gestational trophoblastic neoplasia,GTN)。绝大多数滋养细胞肿瘤继发于妊娠,尚有极少数来源于卵巢或睾丸生殖细胞,不属于本章讨论范围。

第一节　葡　萄　胎

葡萄胎又称水泡状胎块(hydatidiform mole,HM),是一种滋养细胞的良性病变,是妊娠后胎盘绒毛滋养细胞异常增生,间质水肿,各绒毛的乳头变成大小不一的水泡,水泡间由细蒂相连成串,形似葡萄而得名。葡萄胎分为两类:①完全性葡萄胎(complete hydatidiform mole,CHM):占大多数,肉眼可见宫腔内充满水泡样组织,没有胎儿及其附属物(图 9-1);②部分性葡萄胎(partial hydatidiform mole,PHM):仅部分胎盘绒毛发生水泡状变性,常合并有胚胎或发育畸形的胎儿或已死亡的胎儿。

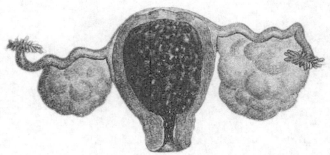

图 9-1　完全性葡萄胎及双侧卵巢黄素囊肿

【病因及发病机制】

葡萄胎的病因目前尚未完全清楚。流行病学调查显示:葡萄胎可发生在任何年龄的生育期妇女,其中小于 20 岁或大于 35 岁妊娠妇女的发病率明显增高,可能与该年龄段容易发生异常受精有关。曾患葡萄胎的妇女再次发病的可能性非常大,是第一次发病率的 40 倍。饮食中缺乏维生素A、胡萝卜素和动物脂肪者发病率也显著升高。亚洲和拉丁美洲国家的发病率较高,而北美和欧洲国家的发病率较低。此外,病毒感染、孕卵异常、细胞遗传异常等可能与发病有关。

由于滋养细胞过度增生,产生大量的绒毛膜促性腺激素(hCG),它刺激卵泡内膜细胞发生黄素化反应而形成囊肿,称为卵巢黄素囊肿(图 9-1),多为双侧性,于葡萄胎排出数周或数月后自行消退。

【病理】

1. **完全性葡萄胎** 大体检查水泡状物,形如串串葡萄,大小自直径数毫米至数厘米,其间有纤细的纤维素相连,混有血块蜕膜碎片。水泡状物占满整个宫腔,无胎儿及其附属物或胎儿痕迹。显微镜下可见滋养细胞呈不同程度的增生,绒毛间质水肿变性,间质内胎源性血管消失。

2. **部分性葡萄胎** 仅部分绒毛呈水泡状,合并胚胎或胎儿组织,胎儿多已死亡,并常伴发育迟缓或多发性畸形,极少合并足月儿。镜下见部分绒毛水肿变性,轮廓不规则,滋养细胞增生程度较轻,间质内可见胎源性血管。

【临床表现】

1. **完全性葡萄胎**

(1)停经后阴道流血:为最常见的症状。多数患者在停经 8~12 周以后出现不规则反复阴道流血,量多少不定,时断时续,刚开始量较少,为暗红色血或咖啡色黏液,以后量逐渐增多,葡萄胎组织从蜕膜剥离而排出,使母体大血管破裂,故排出前和排出时常伴有大量流血,可导致休克甚至死亡。反复大量流血若不及时治疗,可继发贫血及感染。葡萄胎组织可自行排出,所以在阴道流血中可发现水泡状物。

(2)子宫异常增大、变软:因滋养细胞增生及水泡状变化,或由于宫腔内积血,约半数以上患者的子宫体积大于停经月份,质地极软。少数患者的子宫大小与停经月份相符,极少数子宫小于停经月份,其原因可能与水泡退行性变、停止发展有关。

(3)妊娠呕吐:多发生于子宫异常增大和 hCG 水平异常升高者,出现时间较正常妊娠早,持续时间长,且症状严重。若不及时纠正,可导致水、电解质紊乱。

(4)妊娠期高血压疾病征象:出现时间较正常妊娠早,可在妊娠 20 周前出现高血压、水肿、蛋白尿,持续时间长,且症状严重,容易发展为子痫前期。

(5)甲状腺功能亢进征象:极少数患者出现甲状腺功能亢进,表现为心动过速、皮肤潮热和震颤。

(6)腹痛:多为阵发性下腹痛,由葡萄胎增长迅速和子宫急速扩张所致,一般发生在阴道流血之前。若卵巢黄素囊肿急性扭转或破裂也可引起急性腹痛。

(7)卵巢黄素囊肿:常为双侧性,大小不等,囊壁薄,表面光滑,活动度好,一般无症状,偶可发生扭转。

2. **部分性葡萄胎** 患者大多没有完全性葡萄胎患者的典型症状,程度也较轻,有时与不全流产或稽留流产相似,容易误诊,需刮宫后经组织学检查,甚至遗传学检查才能确诊。

[考点提示:葡萄胎的临床表现]

【辅助检查】

1. **人绒毛膜促性腺激素测定** 患者血清及尿中的 hCG 水平高于正常值,血 β-hCG 在100 kU/L 以上,常超过 1000 kU/L,且持续不降。

2. **B 型超声检查** 是诊断滋养细胞疾病的重要辅助检查方法。①完全性葡萄胎:典型超声影像学表现为子宫明显大于相应妊娠月份,宫腔无妊娠囊或胎心搏动,充满不均质密集状或短条状回声,呈"落雪状"(或飞絮状)图像,若水泡较大,形成大小不等的回声区,则呈"蜂窝状"图像。子宫壁薄,回声连续,无局灶性透声区,可测到两侧或一侧卵巢囊肿,壁薄、多房及内见部分纤细分隔。②部分性葡萄胎:宫腔内可见水泡状胎块的超声图像改变,胎儿或羊膜腔,胎儿常合并畸形。

3. 流式细胞仪测定　完全性葡萄胎的染色体核型为二倍体,部分性葡萄胎为三倍体。

4. 其他检查　如 X 线摄片、血常规检查、血型检查、出凝血时间检查、肝肾功能检查等。

[考点提示:葡萄胎的辅助检查]

【治疗要点】

1. 清宫　确诊后,及时清除宫腔内容物。清宫前应仔细做全身检查,注意有无休克、甲状腺功能亢进、贫血等。术时使用缩宫素静脉滴注,加强宫缩可减少失血及子宫穿孔,通常选用吸刮宫术,因宫腔大、宫壁薄而软,易发生子宫穿孔,术中应选用大号吸管,负压不可过大;出血不多者,一般不主张选用缩宫素,尤其在宫口未扩张前避免使用,以免滋养细胞进入子宫血窦引起肺栓塞和转移。子宫小于 12 孕周者,可以一次刮净;大于 12 孕周或术中一次刮净有困难者,可于术后 1 周行第二次刮宫;每次刮出物必须送组织学检查,取材应选择靠近宫壁种植部位、新鲜无坏死的组织。

2. 预防性化疗　不常规推荐,对有高危因素的患者给予预防性化疗,不仅可减少远处转移,而且能够减少子宫局部侵犯。预防性化疗尽可能选择在清宫术前或清宫时。一般选用氟尿嘧啶或放线菌素 D 单药化疗,用药量为治疗量的低值,但必须达到治疗量。

3. 子宫切除术　单纯性子宫切除只能去除葡萄胎侵入子宫肌层局部的危险,不能预防子宫外转移的发生,所以不作为常规处理。适用于年龄超过 40 岁,无再生育要求,有高危因素者。行全子宫切除术,应保留双侧卵巢;术后需定期随访。

4. 卵巢黄素囊肿的处理　因囊肿在清宫后 2～4 个月会自行消退,一般无需处理。若发生急性扭转,可在 B 型超声或腹腔镜下做穿刺吸液,囊肿多能复位。若因扭转时间长发生坏死,则应手术切除患侧卵巢。

[考点提示:葡萄胎的治疗要点]

【护理评估】

1. 健康史　询问患者的年龄、月经史、生育史,有无滋养细胞疾病史、营养状况及社会经济地位等相关致病因素。了解此次妊娠早孕反应发生的时间及程度,有无停经后阴道流血。如有阴道流血,应着重询问流血的量、质、时间,是否伴有水泡状物排出。

2. 身心状况　患者往往主诉有停经后反复不规则阴道流血症状,无自觉胎动、触不到胎体。注意评估阴道流血的量、时间,是否排出水泡状物,是否伴有高血压、水肿、蛋白尿等妊娠期高血压疾病征象。若急性大出血可出现休克征象。患者可因子宫快速增大出现腹部不适或阵发性隐痛,卵巢黄素囊肿发生急性扭转时则有急腹痛。妇科检查子宫大于停经月份,较软,触不到胎体。

一旦确诊,患者及家属可能会因对妊娠滋养细胞疾病知识的缺乏而感到不安;担心患者清宫手术是否安全,以及此次妊娠的结局对今后生育的影响,都增加患者的焦虑和恐惧情绪。

3. 辅助检查　hCG 测定是最常用的检查方法,水平高于正常;B 型超声检查是诊断葡萄胎的重要辅助检查方法,可见子宫明显大于孕周,宫腔内充满长形雪花状光片,未见正常的胎体影像和胎心搏动;多普勒超声检查听不到胎心音。

【护理诊断/合作性问题】

1. 焦虑/恐惧　与妊娠的愿望得不到满足及担心疾病预后有关。

2. 有感染的危险　与长期阴道流血及清宫手术有关。

3. 知识缺乏　缺乏葡萄胎的治疗及术后随访知识。

4. 潜在并发症　阴道大出血。

【护理目标】

1. 患者情绪稳定,焦虑感减轻或消失,对疾病有正确的认识。

2. 患者住院期间无感染发生。

3. 患者能陈述随访的重要性和具体方法。

4. 患者未发生并发症,或及时发现并纠正。

【护理措施】

1. 一般护理 保持病房内空气清新,环境安静、舒适,告知患者卧床休息。鼓励其进食高蛋白、高热量、高维生素、易消化饮食,对不能进食或进食不足者,应遵医嘱静脉补液。保持外阴清洁,注意观察大小便情况。

2. 心理护理 引导患者表达对不良妊娠结局的悲伤及对葡萄胎的认识,详细评估其对疾病的心理承受能力、接受清宫术的心理准备及目前存在的主要心理问题。多与患者沟通,了解其思想动态,耐心倾听其诉说,向患者及其家属讲解有关葡萄胎的相关高危因素、治疗方法及预后等知识,解除患者的恐惧心理,使其积极配合治疗。

3. 病情监测 严密观察和评估腹痛及阴道流血情况,对每次阴道的排出物要详细观察有无水泡状物,并嘱患者保留会阴垫,用于评估出血量及排出物的性质。流血量多者应注意观察血压、脉搏、呼吸等生命体征。

4. 治疗护理

(1)清宫术患者的护理:清宫术前应配血备用,并建立静脉通路,备好缩宫素、抢救物品及药品,以防术中出现大出血休克或刮宫引起的子宫穿孔。术中应充分扩张宫颈管,选用大号吸管吸引,开始吸宫后加缩宫素 10 U 于液体中,静脉滴注。宫颈管未扩张者不能使用缩宫素,以防将水泡挤入血管,造成肺栓塞。待水泡状组织大部分吸出、子宫明显缩小后,改用刮匙轻柔地刮宫。子宫大于妊娠 12 周者,不宜 1 次吸刮干净,一般于 1 周后再次清宫,每次刮出物应选取靠近子宫壁的组织并送病理检查。

(2)子宫切除术患者的护理:对年龄较大、无条件随访,需切除子宫者,应做好术前准备和术后护理。

(3)预防感染:保持病房内空气清新,定期消毒病房。每日用温开水冲洗外阴 1~2 次,保持外阴清洁,勤换并消毒会阴垫。严密监测体温、血白细胞计数及分类等,发现感染征象及时报告医师。遵医嘱给予抗生素。

[考点提示:葡萄胎患者的护理措施]

【护理评价】

1. 患者焦虑症状明显减轻,对疾病有了正确的认识,能积极配合治疗。

2. 患者未发生感染。

3. 患者能陈述随访的重要性和具体方法,并正确参与随访全过程。

4. 患者未出现阴道大出血。

【健康教育】

1. 随访指导 向患者及其家属解释随访的意义、时间、内容及注意事项。

(1)随访意义:葡萄胎排空后,在相当长的时间内有恶变的可能,恶变率为 10%~25%,故应告知患者坚持定期随访,以便及早发现恶变,及早治疗,提高治愈率。

(2)随访时间:葡萄胎清宫后应每周检测 1 次 hCG,直至连续 3 次阴性;以后每月检测 1 次,共 6 个月;然后再每 2 个月检测 1 次,共 6 个月,自第 1 次阴性后共计 1 年。

(3)随访内容:每次随访除必须做 hCG 测定外,应注意询问月经是否规则,有无异常阴道流血,有无咳嗽、咯血及其他转移灶症状;并做妇科检查了解阴道有无紫蓝色结节,子宫的大小、有无结节状突出,卵巢黄素囊肿是否缩小或消失;必要时做 B 型超声、胸部 X 线片或 CT 检查。

(4)注意事项:随访期间应严格避孕。避孕方法首选安全套,也可选用口服避孕药,一般不宜选用宫内节育器,以免发生穿孔或混淆子宫出血的原因。

2. 健康宣教　告知患者进食高蛋白、高热量、高维生素、易消化食物,适当活动,保证充足的睡眠,以增强机体的抵抗力。清宫术后禁止性生活和盆浴 1 个月,并保持外阴清洁,以预防感染。

[考点提示:葡萄胎患者的健康教育]

第二节　妊娠滋养细胞肿瘤

妊娠滋养细胞肿瘤 60%继发于葡萄胎,30%继发于流产,10%继发于足月妊娠或异位妊娠。继发于葡萄胎排空后的 6 个月内的妊娠滋养细胞肿瘤的组织学诊断多为侵蚀性葡萄胎(invasive mole),1 年以上者多为绒毛膜癌(choriocarcinoma),6 个月至 1 年二者均有可能发生,时间间隔越长,发生绒毛膜癌的可能性越大。继发于流产、足月妊娠、异位妊娠后者组织学诊断应为绒毛膜癌。侵蚀性葡萄胎恶性程度一般,多数仅造成局部侵犯,仅有 4%的患者并发远处转移,预后较好;绒毛膜癌恶性程度极高,在化疗药物问世前,病死率高达 90%以上。如今随着诊断检测技术的不断提高及化学治疗的手段的发展,其预后大为改观,成为少数可经化学治疗治愈的恶性肿瘤之一。

【病理】

侵蚀性葡萄胎大体检查可见子宫肌壁内有大小不等、深浅不一的水泡状组织。葡萄胎组织侵入子宫肌层或接近浆膜层时,在子宫表面可见单个或多个紫蓝色结节。侵入程度较深时可穿透浆膜层或阔韧带。显微镜下可见子宫肌层或转移病灶中的滋养细胞增生和分化不良,还可见变性或完整的绒毛结构、组织有出血和坏死。

绒毛膜癌大多数原发于子宫,极少数原发于输卵管、宫颈、阔韧带等部位,在子宫肌层内形成单个或多个宫壁肿瘤,可向宫腔或浆膜层突出,甚至穿破宫壁而至阔韧带或腹腔。瘤灶表面呈暗红色,质地软而脆,常伴有出血、坏死。显微镜下可见增生和分化不良的滋养细胞排列成片状侵入子宫肌层,周围有大片出血、坏死,绒毛结构消失。

[考点提示:侵蚀性葡萄胎与绒毛膜癌的鉴别]

【临床表现】

侵蚀性葡萄胎和绒毛膜癌具有以下共同的临床表现。

1. 原发灶表现

(1)阴道流血:是最主要的症状。葡萄胎排空后或流产、足月产后出现不规则的阴道流血,量多少不定;也可表现为月经恢复正常数月后再停经,之后又出现阴道流血。长期阴道流血者可继发贫血和感染。

(2)子宫复旧不良或不均匀增大:葡萄胎排空后 4～6 周子宫未恢复至正常大小,质软;也可表现为子宫不均匀性增大。

(3)卵巢黄素囊肿:葡萄胎排空后或流产、足月产后,卵巢黄素囊肿可持续存在。

(4)腹痛:一般无腹痛。若肿瘤组织穿破子宫浆膜层,可引起急性腹痛和腹腔内出血症状。卵巢黄素囊肿发生急性扭转或破裂时也可出现急性腹痛。

(5)假孕症状:滋养细胞高度增生,产生大量 hCG、雌激素、孕激素的作用。表现为乳房增大,乳头及乳晕着色,甚至有乳汁分泌,外阴、阴道、宫颈着色,生殖道质地变软等。

2. 转移灶表现　主要经血行播散,最常见的转移部位是肺,其次是阴道、盆腔、肝、脑等。各转移部位的共同特点是局部出血。

(1)肺转移:主要表现为咳嗽、血痰、反复咯血、胸痛及呼吸困难,常呈急性发作,也可呈慢性发作,长达数月之久。若肺转移灶较小,也可不出现症状。

(2)阴道、子宫颈转移:转移灶常位于阴道前壁,局部表现为紫蓝色结节,破溃后引起不规则阴道流血,甚至大出血而使患者陷入休克状态。

（3）肝转移:预后不良。表现为上腹部或肝区疼痛。若病灶穿破肝包膜,可引起腹腔内出血,导致死亡。

（4）脑转移:预后凶险,是主要的死亡原因。按病情进展分为三期:首先为瘤栓期,表现为一过性脑缺血症状,如突然跌倒、暂时性失语、失明等;继而发展为脑瘤期,表现为头痛、喷射性呕吐、偏瘫、抽搐直至昏迷;最后进入脑疝期,表现为颅内压明显升高,脑疝形成,压迫呼吸中枢而死亡。

［考点提示:妊娠滋养细胞肿瘤的临床表现］

【辅助检查】

1.hCG 测定　患者往往于葡萄胎排空后 8 周以上,或足月产、流产、异位妊娠后 4 周以上,血、尿 HCG 测定持续高水平或一度下降后再上升,排除妊娠物残留及再次妊娠,同时结合临床表现,应考虑为妊娠滋养细胞肿瘤。

2.B 型超声检查　子宫正常大小或有不同程度的增大,肌层内可见高回声团块,边界清晰,无包膜。彩色多普勒超声主要显示丰富的血流信号和低阻力型血流频谱。

3.胸部 X 线摄片　是诊断肺转移的重要检查方法。最初表现为肺纹理增粗,逐步发展为片状或小结节状阴影,典型表现为棉球状或团块状阴影。

4.CT 和 MRI 检查　可发现较小的肺部病灶,肝、脑等部位的转移病灶。

5.组织病理学检查　是两种妊娠滋养细胞肿瘤最根本的鉴别方法。在子宫肌层或转移灶中见到绒毛结构的是侵蚀性葡萄胎,见到团片状高度异型的滋养细胞而未见绒毛结构的是绒毛膜癌。

［考点提示:妊娠滋养细胞肿瘤的辅助检查中 hCG 测定和组织病理学检查］

【治疗要点】

两种妊娠滋养细胞肿瘤的治疗均以化疗为主,手术治疗和放疗为辅。根据病史、体征及辅助检查结果做出临床分期,结合骨髓功能、肝肾功能及全身状况,制订合适的治疗方案。化疗常用药物有氟尿嘧啶(FU)、放线菌素 D(Act－D)、长春新碱(VCR)、甲氨蝶呤(MTX)等。根据病情可选用单一药物化疗或联合化疗。病灶在子宫,化疗无效者可行子宫切除术。年轻、有生育要求者,尽可能不切除子宫,如必须切除子宫者可考虑保留卵巢。一般在手术前先行化疗,待病情基本控制后,再行手术,对于有肝、脑转移的患者,除上述治疗外,可加用放疗。

［考点提示:妊娠滋养细胞肿瘤的治疗原则］

【护理评估】

1.健康史　询问月经史、生育史及避孕情况,有无正常或异常妊娠史,尤其是滋养细胞疾病史。曾患葡萄胎者,应了解第一次清宫的时间、水泡大小、吸出组织的量及病理学检查结果,并了解清宫次数,以及清宫后阴道流血的量、质、时间,子宫复旧情况。收集随访的资料,包括血尿 hCG 和肺部 X 线检查结果等。询问有无肺部、阴道、肝、脑等转移的相应症状。

2.身心状况　应评估患者有无不规则阴道流血。当滋养细胞穿破子宫浆膜层时则会出现腹腔内出血及腹痛等症状;肺转移时患者有咳嗽、血痰或反复咯血、胸痛等症状;脑转移时有突然跌倒、失语、失明、头痛、呕吐、偏瘫及昏迷等症状;阴道宫颈转移时,若转移结节破溃可有大量出血。妇科检查发现子宫增大,质软,发生阴道宫颈转移时,局部可见紫蓝色的结节。

由于不规则阴道流血和转移灶症状的出现,加之对疾病预后的担忧和对化疗的不了解,患者及其家属往往感到悲哀、无助、紧张、恐惧,甚至对治疗失去信心。切除子宫的患者则担心女性特征的改变或因不能生育而绝望,迫切希望得到家属的关心和理解。

3.辅助检查　绒毛膜促性腺激素(hCG)测定是最常用的检查方法,血、尿 hCG 值均持续高水平或一度下降后再上升。B 型超声检查是重要的辅助检查方法,可见子宫正常大或不同程度增大,肌层内可见高回声团块。胸部 X 线摄片是诊断肺转移的重要检查方法,典型表现为棉球状或团块状阴影。CT 和 MRI 检查可发现较小的肺部病灶及肝、脑等部位的转移病灶。组织病理学检查是两种妊娠滋养细胞肿瘤最根本的鉴别方法,在子宫肌层或转移灶中见到绒毛结构的是侵蚀性葡萄胎,未见绒毛结构的是绒毛膜癌。

【护理诊断/合作性问题】

1. 焦虑/恐惧　与担心疾病预后和接受化疗有关。

2. 活动无耐力　与腹痛、转移灶症状及化疗不良反应有关。

3. 有感染的危险　与反复阴道流血及化疗后白细胞水平下降有关。

4. 潜在并发症　肺转移、阴道转移、肝转移、脑转移。

【护理目标】

1. 患者焦虑或恐惧症状减轻,能正确面对疾病。

2. 患者能按要求参与适当的体力活动。

3. 患者在住院期间未发生感染。

4. 患者未发生并发症或及时发现并纠正。

【护理措施】

1. 一般护理　提供整洁、安静、舒适的休息环境,定期消毒病房。指导患者卧床休息,减少体力消耗。鼓励患者进高蛋白、高维生素、易消化的饮食。注意保持外阴清洁。

2. 心理护理　评估患者及其家属对疾病的心理反应,鼓励其宣泄内心的痛苦。耐心讲解疾病有关知识、治疗方法与治疗效果,告知患者滋养细胞肿瘤是目前化疗效果最好的肿瘤,以减轻其心理压力,减少焦虑和恐惧。给家属提供陪伴患者的机会,鼓励家属关心、爱护患者,帮助患者树立战胜疾病的信心。

3. 病情监测　严密观察腹痛及阴道流血情况,记录出血量,出血多时应密切观察患者的生命体征,并配合医师做好抢救工作,及时做好术前准备。认真观察转移灶症状,一旦发现异常,应立即通知医师并积极配合处理。

4. 治疗护理

(1)做好配合治疗:接受化疗者按化疗护理;手术治疗者按妇科手术前、后护理常规实施护理。

(2)有转移灶患者的护理:

1)阴道转移:①尽量卧床休息,禁止不必要的阴道检查,注意观察阴道紫蓝色结节有无破溃出血;②配血备用,备好各种抢救器械和物品;③若发生转移结节破溃大出血,应立即通知医师,并积极配合抢救,用长纱条紧密填塞阴道压迫止血,同时遵医嘱输血、输液、使用抗生素,并严密观察生命体征。填塞的纱条必须于 24～48 小时内取出。保持外阴清洁,预防感染。

2)肺转移:①卧床休息,减少患者氧消耗,有呼吸困难者取半卧位并吸氧;②遵医嘱给予镇静剂及化疗药物;③大量咯血时,应立即让患者取头低患侧卧位,并保持呼吸道通畅,轻拍背部,排出积血,避免发生窒息,同时立即通知医师,协助抢救。

3)脑转移:①尽量卧床休息,起床时应有人陪伴,以防瘤栓期的一过性脑缺血症状造成意外损伤;②严密观察颅内压增高的症状,记录出入水量,严格控制补液总量及速度,以防颅内压升高;③遵医嘱给予止血剂、脱水剂、吸氧、化疗等,并采取措施预防抽搐及昏迷状态导致的唇舌咬伤、坠地损伤和吸入性肺炎;④做好 hCG 测定、腰椎穿刺、CT 等项目的检查配合。

[考点提示:妊娠滋养细胞肿瘤患者的护理措施]

【护理评价】

1. 患者焦虑或恐惧症状明显减轻。

2. 患者活动耐力增加,能参与适当的体力活动。

3. 患者无感染发生。

4. 患者未出现肺、阴道、肝、脑转移。

【健康教育】

1. 随访指导　治疗结束后应严密随访,第 1 次在出院后 3 个月,然后每 6 个月 1 次至 3 年,此后每年 1 次直至 5 年,以后每 2 年 1 次。随访内容同葡萄胎。

2. 健康宣教　指导患者摄入高蛋白、高维生素、清淡、易消化的饮食,注意劳逸结合,以增强机体抵抗力;保持外阴清洁,以防感染;随访期间应严格避孕,应于化疗停止后 1 年以上才可妊娠。

[考点提示:妊娠滋养细胞肿瘤患者的健康教育]

第三节　妇科化疗患者的护理

化学药物治疗(简称化疗)是采用化学药物在分子水平上纠正和阻断各种致癌因素所导致的细胞异常增殖、杀死肿瘤细胞、抑制肿瘤细胞生长繁殖和促进肿瘤细胞分化的一种治疗方法。化学药物治疗恶性肿瘤已取得了肯定的疗效。目前,妊娠滋养细胞肿瘤是所有肿瘤中对化疗最为敏感的一种。治疗妊娠滋养细胞肿瘤的化疗药物很多,目前国内常用的有甲氨蝶呤(MTX)、环磷酰胺(CTX)、氟尿嘧啶(FU)、放线菌素 D(Act‐D)、长春新碱(VCR)等。

【药物作用机制】

1. 影响脱氧核糖核酸(DNA)的合成。
2. 直接干扰核糖核酸(RNA)的复制。
3. 干扰转录,抑制信使核糖核酸(mRNA)的合成。
4. 阻止纺锤丝的形成。
5. 阻止蛋白质的合成。

【常用化疗药物的种类】

1. 烷化剂　高度活泼的化合物,属于细胞周期非特异性药物。临床上常用氮芥类(如环磷酰胺、氮芥等),以静脉给药为主,有骨髓抑制作用。

2. 抗代谢药物　干扰核酸代谢导致肿瘤细胞死亡,属于细胞周期特异性药物。常用的有甲氨蝶呤、氟尿嘧啶。甲氨蝶呤为干扰叶酸类药物,口服、肌内注射、静脉给药;氟尿嘧啶需静脉给药。

3. 抗肿瘤抗生素　由微生物产生的具有抗肿瘤细胞的活性化学药物,属于细胞周期非特异性药物。常用的有放线菌素 D。

4. 抗肿瘤植物药　有长春碱及长春新碱,一般经静脉给药,属于细胞周期特异性药物。

【化疗药物的不良反应】

1. 骨髓造血抑制　是化疗药物常见的不良反应。表现为外周血象中白细胞和血小板减少,对红细胞影响较小。在停药后 2 周多能自然恢复。

2. 胃肠道反应　最常见为恶心、呕吐,多在用药后 2～3 日开始,5～6 日达高峰,停药后逐渐缓解;一般不影响治疗,如呕吐严重者可造成低钠血症、低钾血症、低钙血症。有的患者出现腹泻或便秘;还有消化性溃疡,以口腔溃疡多见,多在用药后 7～8 日出现,一般停药后能自然消失。

3. 神经毒性作用　主要为周围神经和中枢神经的损害,代表药物为长春新碱。表现为指端麻木、感觉异常、便秘、麻痹性肠梗阻等,停药后可自行缓解。

4. 肝损害　表现为碱性磷酸酶、丙氨酸氨基转移酶和胆红素值升高,偶尔可见黄疸。多在停药后一段时间内恢复正常,若未恢复则不能继续化疗。

5. 泌尿系统的损害　环磷酰胺对膀胱有损害,顺铂、甲氨蝶呤对肾有一定的损害。

6. 皮疹和脱发　甲氨蝶呤可引起皮疹,重者可致剥脱性皮炎;放线菌素 D 最易引起脱发,一个疗程后即可全脱,停药后均可生长出新发。

【护理评估】

1. 健康史　采集患者月经史、生育史、既往史,包括既往用药史,尤其是化疗史及药物过敏史,记录既往接受化疗中出现的药物不良反应及应对情况;询问患者有无造血系统、肝、消化系统及肾疾病史。了解患者目前的病情情况。

2. 身心状况　监测生命体征,了解患者一般情况,观察皮肤、黏膜、淋巴结有无异常。对患者的饮食习惯、嗜好、睡眠型态,有无梳洗清洁的能力进行详细的护理体格检查,以便给护理活动提供依据。在早晨空腹、排空大小便后测量体重,酌情减去衣服的重量,体重是计算药物量的重要依据。化疗药物的疗效及不良反应给患者所带来的痛苦,以及治疗所带来的经济负担使患者及其家属心理压力增大,致使患者出现焦虑、抑郁、悲伤,甚至想放弃治疗,此时患者渴望得到别人的关心、鼓励和认可。

3. 辅助检查　包括血常规、尿常规、肝肾功能、B 型超声、心电图、胸部 X 线透视、肿瘤标志物、β－hCG、CA125 等。

【护理诊断/合作性问题】

1. 营养不良　与不能进行正确的健康饮食及化疗所致的消化道反应有关。

2. 潜在并发症　与化疗所致的免疫力低下有关,如感染、假膜性肠炎等。

3. 焦虑、恐惧　与担心预后有关。

4. 自我形象紊乱　与化疗所致的脱发等有关。

【护理目标】

1. 能够满足患者机体每日所需的营养需要。

2. 提高患者机体免疫力,降低并发症的发生。

3. 患者情绪好转,悲伤减轻。

4. 患者能以良好的心态面对化疗所致的自我形态紊乱。

【护理措施】

1. 一般护理　鼓励患者多进食,提供高蛋白、高维生素、易消化的饮食,保证所需营养的摄入;指导患者进食前后漱口,经常更衣,保持皮肤清洁、干燥;保证充足的睡眠,保持室内空气新鲜,减少探视,避免交叉感染。

2. 心理护理　与患者建立良好的护患关系。关心患者,倾听其诉说焦虑、恐惧、疼痛等。向患者介绍同病种的、治疗效果满意的患者,并与其交流,增强其战胜疾病的信心。提供一切可利用的支持系统,鼓励患者克服化疗的不良反应,帮助其渡过心理危险期。

3. 病情监测　观察体温,判断有无感染;观察有无皮下瘀血、牙龈出血、鼻出血或阴道活动性出血等倾向;观察有无皮疹等皮肤反应;观察有无上腹疼痛、恶心、腹泻等肝损害的症状和体征;如有腹痛、腹泻,应严密观察次数及性状,并正确收集大便标本;观察有无尿频、尿急、血尿等膀胱炎刺激症状;观察有无肢体麻木、肌肉软弱等神经系统不良反应。如发现上述情况异常,应立即报告医师。

4. 用药护理

(1)准确测量并记录体重:根据体重正确计算和调整剂量。一般在每个疗程的用药前及用药中各测量体重 1 次。方法是清晨、空腹、排空大小便后测量,并酌情减去衣服重量。若体重不准确造成用药剂量过大,可发生中毒反应,剂量过小则影响疗效。

(2)正确使用药物:严格执行"三查七对",遵医嘱正确溶解和稀释药物,做到现配现用,一般常温下不超过 1 小时。注意药物半衰期,对避光药物(放线菌素 D、顺铂等)应用避光输液管和避光套,严格遵医嘱控制给药速度。

(3)保护血管:遵循长期补液、保护血管的原则。从远端开始,有计划地穿刺,并使穿刺次数减少到最少。化疗药物结束前用生理盐水冲洗输液管,以降低穿刺部位拔针后的残留浓度,起到保护血管的作用。

(4)预防药物外渗:用药前先注入少量生理盐水,证实穿刺成功后再注入化疗药物。如发现药物外渗,应立即停止滴入,并重新穿刺;同时用生理盐水或普鲁卡因局部皮下注射加以稀释,并用冰袋冷敷,以后用金黄散外敷,以防止局部组织坏死,减轻肿胀疼痛。

5. 药物不良反应的护理

(1)造血功能抑制的护理:按医嘱定期测定血常规、血小板等。若白细胞计数低于 $3.0 \times 10^9 /L$,应与医师联系,考虑停药,并给予升白细胞药物;对于白细胞计数低于正常的患者要采取预防感染的措施,严格无菌操作。若白细胞计数低于 $1.0 \times 10^9 /L$,应采取保护性隔离措施,减少探视、净化空气,按医嘱应用抗生素、输新鲜血或白细胞。当血小板降至 $50 \times 10^9 /L$ 时,应立即停药。

(2)消化道反应的护理:创造良好的进餐环境,合理安排用药时间以减少化疗所致的恶心、呕吐。提供清淡、易消化、可口的饮食,少量多餐。遵医嘱给予镇静止吐药。呕吐严重无法进食者,应给予静脉补液,以防水、电解质紊乱及酸碱平衡失调。

(3)内脏损伤的护理:常见的是肝肾损伤,定期检查其功能,当出现肝肾功能损伤的症状和体征时,应及时报告医师,以采取相应措施。

(4)脱发的护理:说明脱发的原因及停药后会再生的情况,指导患者不要用力梳理头发,为其提供卫生帽或戴假发,并帮其修饰,维护自尊。

[考点提示:化疗药物的用药护理及药物不良反应的护理]

【护理评价】

1. 能够满足患者机体每日的营养需要。
2. 患者能以平和的心态接受自己形象的改变。
3. 患者能正确地认识疾病,树立自信心,能积极配合治疗。
4. 患者在治疗过程中未出现因护理不当引发的并发症。

【健康教育】

向患者讲解化疗的常识,教会其化疗时的自我护理技能,包括进食前后用生理盐水漱口,用软毛牙刷刷牙;不宜吃损伤口腔黏膜的油炸类和坚果类食品,避免吃油腻的、甜的食品;鼓励少食多餐,根据患者的口味提供营养丰富、易消化的食物,保证营养及液体的摄入。

化疗可造成机体免疫力降下,特别容易感染,故指导患者经常擦身更衣,加强保暖,避免去公共场所。

能力测试题

A1 型题

1. 葡萄胎患者最常见的症状是(　　　)
   A. 子宫异常增大　　　　　B. 阴道流血　　　　　C. 卵巢黄素囊肿
   D. 腹痛　　　　　　　　　E. 咯血

2. 侵蚀性葡萄胎的治疗原则是(　　　)
   A. 手术为主,放疗为辅　　B. 手术为主,化疗为辅　　C. 化疗为主,手术为辅
   D. 放疗为主,化疗为辅　　E. 放疗为主,手术为辅

3. 绒毛膜癌最常见的转移部位是(　　　)
   A. 肺　　　B. 肝　　　C. 阴道　　　D. 胃　　　E. 脑

A2 型题

4. 患者,女性,32 岁。葡萄胎清宫术后 5 个月,查血 hCG 明显升高,X 线显示双肺片状阴影。

最可能的诊断是（　　　）

  A. 子宫颈癌　　　　　　B. 侵蚀性葡萄胎　　　　　C. 绒毛膜癌

  D. 葡萄胎　　　　　　　E. 卵巢肿瘤

5. 患者,女性,29 岁。绒毛膜癌肺转移患者,发生大量咯血,有休克的危险。护士采取以下护理措施不当的是（　　　）

  A. 给予头低患侧卧位,并保持呼吸道通畅

  B. 给予平卧位,间断吸氧

  C. 轻拍背部,排出积血

  D. 准备好抢救物品及药物

  E. 记录出血量,严密观察生命体征

6. 某女士,葡萄胎清宫术后随访。护士应告知下列哪项随访最重要（　　　）

  A. 腹部 B 型超声检查　　　B. 妇科检查　　　　　　C. 血 β-hCG

  D. 胸部 X 线摄片　　　　　E. 脑部 CT

7. 某女士,停经 12 周,临床诊断为葡萄胎。下列表现不符的是（　　　）

  A. 有停经史　　　　　　B. 有阴道出血　　　　　C. 子宫异常增大

  D. B 型超声见胎心跳动　　E. 早孕反应重

8. 某女士,葡萄胎术后 5 个月继发侵蚀性葡萄胎。其最常见的转移部位是（　　　）

  A. 肺　　　　　　　　　B. 阴道　　　　　　　　C. 脑

  D. 肝　　　　　　　　　E. 肾

9. 某女士,28 岁,1 年前自然流产 1 次,近 2 个月出现不规则阴道流血。妇科检查:子宫略饱满,两侧附件(一);尿 hCG 阳性;B 型超声检查提示:子宫后壁 1.5 cm 占位性病变。可能的疾病为（　　　）

  A. 先兆流产　　　　　　B. 葡萄胎　　　　　　　C. 绒毛膜癌

  D. 妊娠合并卵巢囊肿　　　E. 妊娠合并双侧附件炎

10. 张女士,28 岁,被确诊为绒毛膜癌。在化疗过程中需要为其进行保护性隔离的白细胞计数为降至（　　　）

  A. $1.0×10^9$/L　　　　　B. $2.0×10^9$/L　　　　　C. $3.0×10^9$/L

  D. $4.0×10^9$/L　　　　　E. $5.0×10^9$/L

A3/A4 型题

(11～13 题共用题干)

某女,26 岁,停经 8 周阴道流血,B 型超声示子宫如孕 10 周大。卵巢囊肿直径 5cm,诊断为葡萄胎。

11. 下列护理对该患者而言,错误的是（　　　）

  A. 一经确诊协助医师尽快清宫

  B. 葡萄胎排出后做好常规化疗护理

  C. 清除宫内物送病理学检查

  D. 一次清宫不能刮净,做好可 1 周后第二次清宫的准备

  E. 定期随访

12. 嘱患者随访时间应为（　　　）

  A. 3 个月　　　　　　　B. 6 个月　　　　　　　C. 第一次阴性后共计 1 年

  D. 2 年　　　　　　　　E. 5 年

13. 下列不属于葡萄胎刮宫后的常规随访项目的是(　　　)

A. 定期妇科检查

B. 2 年内指导避孕

C. 定期做 hCG 定量测定

D. 定期做阴道细胞涂片

E. 定期做盆腔 B 型超声及肺部 X 线胸片检查

（屈薇娜）

第十章　生殖内分泌疾病患者的护理

学习目标

掌握：生殖内分泌疾病患者的护理措施，重点掌握功能失调性子宫出血和围绝经期综合征患者的护理措施。

熟悉：生殖内分泌疾病患者的护理评估和护理诊断/合作性问题。

了解：生殖内分泌疾病患者的疾病概述和健康教育。

正常月经的调节有赖于大脑皮质-下丘脑-垂体-卵巢轴的功能协调，若其中任一环节发生异常，均会导致生殖内分泌疾病。常见的生殖内分泌疾病有功能失调性子宫出血、闭经、多囊卵巢综合征、痛经、围绝经期综合征等。

第一节　功能失调性子宫出血

功能失调性子宫出血(dysfunctional uterine bleeding，DUB)简称功血，是由于神经-内分泌功能失调引起的异常子宫出血，而全身及生殖器官无器质性病变存在。功能失调性子宫出血是妇科常见疾病，可分为无排卵性功血和排卵性功血两类，其中无排卵性功血较为常见，约占85%，多发生于青春期和绝经过渡期，也可发生于生育期；排卵性功血多发生于生育期，又分为黄体功能不足和子宫内膜不规则脱落。

[考点提示：功能失调性子宫出血的分类]

【病因及发病机制】

1. 无排卵性功血　正常月经的发生是基于排卵后黄体萎缩，雌激素和孕激素撤退，使子宫内膜功能层发生坏死而脱落出血。当机体受内部和外界各种因素(如精神紧张、恐惧、忧伤、营养不良、劳累、环境及气候骤变等)影响时，可通过大脑皮质和中枢神经系统影响下丘脑-垂体-卵巢轴的调节异常而致月经失调。

(1)青春期：下丘脑-垂体-卵巢轴的调节功能未完全成熟，大脑中枢对雌激素的正反馈作用存在缺陷，促卵泡素呈持续低水平，无促排卵性促黄体素陡直高峰形成而不能排卵，卵泡发育到一定程度，即闭锁。

(2)绝经过渡期：因卵巢功能衰退，卵巢对垂体促性腺激素的反应低下，导致虽有卵泡发育，但不排卵。

(3)生育期：可因劳累、应激、流产、手术等引起短暂阶段的无排卵，也可因肥胖、多囊卵巢综合征、高催乳素血症等引起持续性无排卵。

各种原因引起的无排卵均可导致子宫内膜受单一雌激素刺激无孕酮对抗，而发生雌激素突破性出血或撤退性出血。雌激素突破性出血有两种类型：如低水平雌激素维持在阈值水平，可发生间断性少量出血,内膜修复慢,出血时间延长;如高水平雌激素维持在有效浓度,可引起长时间闭经,因无孕激素参与,内膜增厚不牢固,易发生急性突破性出血,血量汹涌。雌激素撤退性出血是指子宫内膜在单一雌激素的刺激下持续增生,卵泡退化闭锁后,雌激素水平突然急剧下降,子宫内膜失去激素支持而剥脱出血。

2. 排卵性功血 好发于育龄期妇女,卵巢虽有周期性排卵,但黄体功能异常。分为黄体功能不足和子宫内膜不规则脱落。前者因神经-内分泌调节功能紊乱、卵巢本身发育不良等因素致黄体期孕激素分泌不足,子宫内膜分泌不良和黄体期缩短;后者因下丘脑-垂体-卵巢轴调节功能紊乱引起黄体萎缩过程延长,子宫内膜持续受孕激素影响,以致不能如期完整脱落。

【临床表现】

1. 无排卵性功血

(1)症状:可有各种不同的临床表现,常见的临床特点是月经周期紊乱、经期长短不一、经量不定,量可少至点滴出血,量可多至大量出血。大量出血可致休克。出血期间无腹痛或其他不适,出血时间长或出血量多者常继发贫血,包括以下几种情况:①月经过多,周期规则,经期延长(>7 日)或经量过多(>80 ml);②子宫不规则出血,周期不规则,经期延长而经量正常;③子宫不规则过多出血,周期不规则,经期延长,经量过多;④月经过频,月经频发,周期缩短(<21 日)。

(2)体征:出血时间长或出血量多者有贫血貌,短时间内大量出血可致休克;全身检查排除全身器质性疾病,妇科检查示生殖器官发育正常,无其他异常体征。

2. 排卵性功血

(1)黄体功能不足:其临床特点为月经周期缩短,月经频发,常有不孕或孕早期流产史。

(2)子宫内膜不规则脱落:其临床特点为月经周期正常,经期延长,且出血量多。

[考点提示:功能失调性子宫出血的临床表现]

【辅助检查】

1. 诊断性刮宫 简称诊刮,可止血和排除子宫内膜病变。于经前期或月经来潮 6 小时内进行诊刮,可确定有无排卵及黄体功能,无排卵性功血显示子宫内膜呈不同程度增生期改变,少数可出现萎缩性改变;黄体功能不足者常显示子宫内膜分泌反应不良;为确定是否为子宫内膜不规则脱落,应在月经期第 5~6 日进行诊刮,常可见到增生期及分泌期内膜共存;不规则流血者可随时进行诊断性刮宫。无性生活史患者,若激素治疗失败或疑有器质性病变,应经患者或家属知情同意后行诊刮术。

2. 盆腔 B 型超声检查 了解子宫内膜厚度及回声,以明确有无宫腔占位病变及其他生殖道器质性病变等。

3. 宫腔镜检查 可直接观察子宫内膜情况,表面是否光滑,有无充血及组织突起,并可在宫腔镜直视下选择病变区进行活体组织检查,诊断价值较高。

4. 基础体温测定 是测定有无排卵简单、易行的方法。无排卵性功血基础体温呈单相型曲线(图 10-1),排卵性功血基础体温呈双相型曲线,黄体功能不足者排卵后体温上升缓慢,上升幅度偏低,高温相仅持续 9~10 日(图 10-2)。子宫内膜不规则脱落者基础体温下降缓慢,历时较长(图 10-3)。

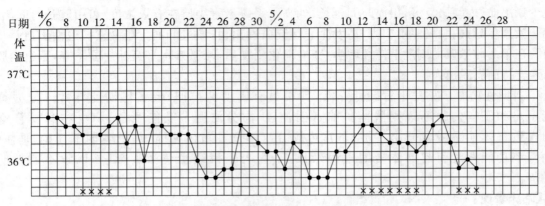

图 10-1　基础体温单相型（无排卵性功血）

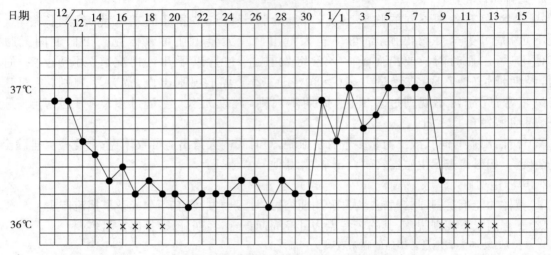

图 10-2　基础体温双相型（黄体功能不足）

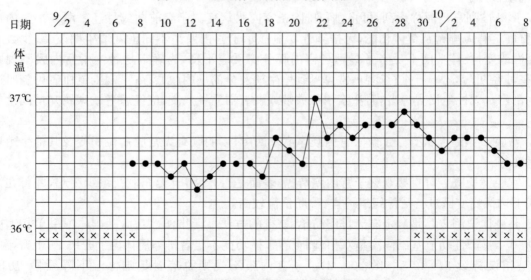

图 10-3　基础体温双相型（子宫内膜不规则脱落）

5. 宫颈黏液结晶检查　经前出现羊齿植物状结晶，提示卵巢无排卵。

6. 激素测定　测定血清孕酮或尿孕二酮，以确定有无排卵。为排除其他内分泌疾病，可测定血催乳素水平及甲状腺功能。

7. 阴道脱落细胞涂片检查 无排卵性功血表现为中高度雌激素影响。

［考点提示：功能失调性子宫出血的辅助检查方法及结果分析］

【治疗要点】

1. 无排卵性功血 青春期及生育期无排卵性功血，以止血、调整周期、促排卵为主；绝经过渡期功血，以止血、调整周期、减少经量，防止子宫内膜病变为原则。

(1)支持治疗：加强营养，贫血者应补充铁剂和维生素 C，贫血严重者需输血。避免劳累，保证充分休息。

(2)药物治疗：

1)止血：对大量出血患者，要求在性激素治疗 8 小时内见效，24～48 小时内止血，如 96 小时以上仍不止血者，应考虑更改功血诊断。常用药物有以下四种。

· 雌激素：可迅速促使子宫内膜生长，短期内修复创面而止血。主要适用于急性大量出血时。口服结合雌激素 1.25 mg/次，每 4～6 小时 1 次，血止后每 3 日递减 1/3 量，直至维持量 1.25 mg，每日 1 次。大剂量雌激素止血对存在血液高凝，或有血栓性疾病史的患者应禁用。

· 孕激素：适用于体内已有一定量雌激素水平的功血患者，补充孕激素使处于增生期或增生期过长的子宫内膜转化为分泌期，停药后内膜脱落，出现撤退性出血，即"药物性刮宫"，常用炔诺酮、甲羟孕酮或甲地孕酮。炔诺酮首剂量 5 mg，每 8 小时 1 次，2～3 血止后每隔 3 日递减 1/3 量，直至维持量 2.5～5 mg/d，持续用至血止后 21 日停药，停药后 3～7 日发生撤退性出血。

· 雌孕激素联合用药：联合用药的止血效果优于单一用药。出血量不多、轻度贫血的青春期和生育年龄的功血患者，可于月经的第 1 日口服短效避孕药如去氧孕烯炔雌醇片，每次 1～2 片，每 8～12 小时 1 次，止血后每 3 日递减 1/3 剂量，直至维持量(每日 1 片)，共 21 日停药。

2)调整月经周期：应用性激素止血后必须调整月经周期，常用雌激素、孕激素序贯疗法，雌激素、孕激素合并应用及后半周期疗法，一般连续使用 3 个周期。

· 雌、孕激素序贯疗法：即人工周期，通过模拟自然月经周期中卵巢的内分泌变化，序贯应用雌激素、孕激素，使子宫内膜发生周期性变化，引起周期性脱落。此法适用于青春期及生育年龄无排卵性功血内源性雌激素水平较低者。从撤药性出血第 5 日开始，妊马雌酮 1.25 mg，每晚 1 次，连服 21 日，服雌激素 11 日起加用醋酸甲羟孕酮，每日 10 mg，连用 10 日。连用 3 个周期为 1 个疗程。

· 雌、孕激素合并应用：雌激素使子宫内膜再生修复，孕激素可限制雌激素引起的子宫内膜增生程度。适用于育龄期无排卵性功血内源性雌激素水平较高者。常用口服避孕药可很好地控制周期，一般自撤药性出血第 5 日起，每日 1 次，连服 21 日，连用 3 个周期为 1 个疗程。

· 孕激素法：适用于青春期或组织检查为增生期内膜功血。可于月经周期后半期，即撤退性出血的第 16～25 日服用甲羟孕酮或肌内注射黄体酮，连用 10 日为 1 个周期，3 个周期为 1 个疗程。

3)促进排卵：功血患者经上述调整周期的药物治疗几个疗程后，部分患者可恢复自发排卵。青春期一般不提倡使用促排卵药，对有生育要求但无排卵者，可使用氯米芬、hCG 等药物。具体方法见本章第二节"闭经"中介绍。

(3)手术治疗：

1)刮宫术：适用于急性大出血或存在子宫内膜癌的高危因素的患者。

2)子宫内膜切除术：适用于经量多的绝经过渡期功血和经雌激素治疗无效且无生育要求的育龄期年龄功血。

3)子宫切除术：患者经各种治疗效果不佳，并了解了所有治疗功血的可行方法后，可由患者和家属知情选择接受子宫切除。

2. 排卵性功血

(1)黄体功能不足:

1)促进卵泡发育和排卵:刺激黄体功能及应用黄体功能替代疗法。①卵泡期使用低剂量的雌激素:月经第 5 日起每日口服结合雌激素 0.625 mg,连续 5～7 日。②氯米芬:可促进垂体释放 FSH 和 LH,促进卵泡发育,诱发排卵,促使正常黄体形成。月经第 5 日起每日口服氯米芬 50 mg,连服 5 日。

2)促进月经中期 LH 峰形成:在检测到卵泡成熟后,一次或分两次肌内注射 hCG 5000～10 000 U,加强 l 小时排卵峰,不使黄体过早衰退,并提高其分泌孕酮的功能。

3)黄体功能刺激疗法:于基础体温上升后,开始隔日肌内注射 hCG 1000～2000 U,共 5 次,可延长黄体期。

4)黄体功能替代疗法:自排卵后每日肌内注射黄体酮 10 mg,共 10～14 日,以补充黄体孕酮分泌不足。开始 hCG 可促进及支持黄体功能;黄体酮可补充黄体分泌孕酮的不足,并使出血量减少。

(2)子宫内膜不规则脱落:

1)孕激素:应用孕激素调节下丘脑-垂体-卵巢轴的反馈功能,使黄体及时萎缩,子宫内膜及时完整脱落,并促进黄体的功能。排卵后第 1～2 日或下次月经前 10～14 日开始,每日口服甲羟孕酮 10 mg,连服 10 日;有生育要求者可肌内注射黄体酮注射液。

2)hCG:用法同黄体功能不足。

【护理评估】

1. 健康史　评估患者年龄、月经史、婚育史、避孕措施、既往史、有无慢性病史(肝病、血液病、代谢性疾病等),重点询问有无精神紧张、营养不良、过度劳累及环境改变等因素。回顾发病经过,包括发病时间、目前流血情况、流血前有无停经史及诊治过程等。

2. 身心状况　观察患者营养和精神状态,有无肥胖、贫血貌、出血点、紫癜等病态。妇科检查有无生殖器官器质性病变。青春期患者常因害怕影响学习,绝经过渡期的患者疑有肿瘤,生育期的患者担心影响生育、工作等而出现不同程度的焦虑、紧张、恐惧心理,影响身心健康和工作学习。

3. 辅助检查　妇科检查可排除器质性病灶;诊断性刮宫术可止血和排除子宫内膜病变,但并非所有患者都适合诊刮;宫腔镜检查可直接观察子宫内膜情况,并可在宫腔镜直视下选择病变区进行活体组织检查,诊断价值较高;基础体温测定是测定有无排卵的简单易行方法;宫颈黏液结晶检查于经前出现羊齿植物状结晶,提示卵巢无排卵。可酌情测定血清孕酮或尿孕二酮,以确定有无排卵。

【护理诊断/合作性问题】

1. 焦虑　与担心疾病性质及治疗效果有关。

2. 有感染的危险　与阴道不规则出血致严重贫血,机体抵抗力下降有关。

3. 疲乏　与子宫出血导致的继发性贫血有关。

【护理目标】

1. 患者焦虑症状缓解,能坚持规范治疗。

2. 患者住院期间无感染发生。

3. 患者能够完成日常活动。

【护理措施】

1. 一般护理　嘱患者合理安排工作和学习,适当休息,保证充分的睡眠。患者体质往往较差,应加强营养,进食含铁剂较多的食物如猪肝、瘦肉、蛋黄等,保证患者获得足够的营养。必要时补充铁剂、维生素 C、蛋白质,甚至输血。

2. 心理护理　鼓励患者表达其内心感受,解除其思想顾虑,树立其战胜疾病的信心;也可通过看电视、听广播等方式分散患者的注意力。

3. 病情监测 严密观察患者体温、脉搏、子宫体压痛,监测白细胞计数和分类,及早识别感染的征象;同时做好会阴护理,保持局部清洁。如有感染征象,及时与医师联系,并遵医嘱使用抗生素。监测并记录患者出入量,嘱患者保留出血期间使用的会阴垫,以便估计出血量。

4. 治疗护理 遵医嘱应用药物,嘱患者按时、按量服用性激素药物,不得随意停服和漏服,以免因性激素使用不当引起子宫出血;药物减量必须按规定在止血后才能开始,每 3 日减量 1 次,每次减量不超过原剂量的 1/3,直至维持量;维持量服用期间,通常按停药后撤退性出血的时间,与患者上一次行经时间相应考虑;指导患者治疗期间严格遵医嘱正确用药,如出现不规则阴道流血,应及时就诊。如需手术治疗,做好术前准备、术中配合和术后护理。

[考点提示:功能失调性子宫出血的护理措施]

【护理评价】

1. 患者心态平和,情绪稳定,能积极配合治疗。

2. 患者未发生感染。

3. 患者在他人的帮助下提高对生活的耐受能力。

【健康指导】

1. 指导患者保持身心健康,注意增加营养,适当锻炼身体,保证充足的睡眠和情绪稳定。

2. 指导患者避免剧烈活动,保持会阴部清洁,勤换内裤、卫生巾,禁止盆浴、性交。

3. 指导患者测定基础体温,协助诊断功血类型。

第二节 闭 经

闭经(amenorrhea)为妇科常见症状,表现为无月经或月经停止。根据既往有无月经来潮分为原发性和继发性两类。原发性闭经是指年龄超过 15 岁、第二性征已发育、月经尚未来潮,或年龄超过 13 岁尚无第二性征发育者;继发性闭经指正常月经周期建立后停止 6 个月,或按自身原来月经周期计算停经 3 个月以上者。继发性闭经发生率明显高于原发性闭经。青春期前、妊娠期、哺乳期及绝经后的月经不来潮均属生理现象,本节不予讨论。

【病因及发病机制】

正常月经的建立、维持有赖于下丘脑-垂体-卵巢轴的神经-内分泌调节,以及子宫内膜对性激素的周期性反应,其中任何一个环节发生障碍都可导致闭经。原发性闭经较少见,一般由于遗传学原因或先天性发育缺陷引起,分为第二性征存在的原发性闭经和第二性征缺乏的原发性闭经。前者包括米勒管发育不全综合征、雄激素不敏感综合征、对抗性卵巢综合征、生殖道闭锁和真两性畸形;后者包括低促性腺激素性性腺功能减退和高促性腺激素性性腺功能减退。继发性闭经病因较复杂,根据控制正常月经周期的环节,按病变部位分为以下几种。

1. 下丘脑性闭经 最常见,以功能性原因为主。

(1)精神应激:突然或长期的精神紧张、焦虑、生活环境改变等均可引起神经-内分泌障碍而导致闭经。其机制可能与应激状态下下丘脑分泌促肾上腺皮质激素释放激素和皮质激素增多,进而刺激内源性阿片肽分泌,抑制下丘脑分泌促性腺激素释放激素和垂体分泌促性腺激素有关。

(2)体重下降和神经性厌食:1 年内体重下降 10% 左右和严重的神经性厌食可出现闭经。进行性消瘦可使促性腺激素释放激素下降,使促性腺激素和雌激素水平低下。

(3)运动性闭经:长期剧烈运动可导致闭经。肌肉/脂肪比率增加可使月经异常。另外,运动剧增后促性腺激素释放激素的释放功能受到抑制,进而使黄体生成素释放受抑制,也可引起闭经。

(4)药物性闭经:长期应用甾体类避孕药及某些药物,如吩噻嗪衍生物、利血平等可导致闭经。

其作用机制为药物抑制下丘脑分泌促性腺激素释放激素或通过抑制下丘脑多巴胺,使垂体分泌催乳激素增多。药物引起的闭经通常是可逆的,停药后3~6个月,月经多能自然恢复。

(5)颅咽管瘤:较为罕见,瘤体增大可压迫下丘脑和垂体引起闭经。

2. 垂体性闭经　垂体前叶器质性病变或功能失调可影响促性腺激素的分泌而导致闭经。

(1)垂体梗死:常见的为希恩综合征,由于产后大出血导致垂体(尤其是腺垂体)促性腺激素分泌细胞缺血坏死,引起腺垂体功能低下而引起闭经。

(2)垂体肿瘤:引起闭经的机制为肿瘤分泌激素抑制促性腺激素释放激素的分泌和(或)压迫分泌细胞,使促性腺激素分泌减少。如常见的催乳素细胞肿瘤可引起闭经泌乳综合征。

(3)空蝶鞍综合征:蝶鞍隔因先天性发育不全、肿瘤或手术破坏,使脑脊液流入蝶鞍的垂体窝,使蝶鞍扩大,垂体受压缩小,称为空蝶鞍。当垂体柄受脑脊液压迫而使下丘脑与垂体间的门静脉循环受阻时,出现闭经和PRL血症。

3. 卵巢性闭经　卵巢分泌的性激素水平低下,子宫内膜不发生周期性变化而导致闭经。

(1)卵巢早衰:女性40岁以前由于卵巢内卵泡耗竭或医源性损伤导致卵巢功能衰竭,称为卵巢早衰。以低雌激素及高促性腺激素为特征,表现为继发性闭经,常伴围绝经期症状。

(2)卵巢功能性肿瘤:卵巢支持-间质细胞瘤,产生过量雄激素抑制下丘脑-垂体-卵巢轴功能而闭经;卵巢颗粒-卵泡膜细胞瘤,持续分泌雌激素抑制排卵,使子宫内膜持续增生而闭经。

(3)多囊卵巢综合征:以长期无排卵及高雄激素血症为特征。

4. 子宫性闭经　月经调节功能正常,第二性征发育也往往正常,因子宫内膜受到破坏或子宫内膜对卵巢性激素不能产生正常的反应而导致闭经。

(1)Asherman综合征:为子宫性闭经最常见的原因。多因人工流产刮宫过度,或产后、流产后出血刮宫损伤子宫内膜,导致宫腔粘连而闭经。

(2)手术切除子宫或放疗:破坏子宫内膜而闭经。

5. 其他　其他内分泌功能异常也可引起闭经,如甲状腺功能减退或亢进、肾上腺皮质功能亢进、肾上腺皮质肿瘤等。

[考点提示:闭经的分类、最常见继发性闭经的类型]

【辅助检查】

生育年龄妇女闭经首先需排除妊娠。通过病史及体格检查对闭经的病因及部位有初步了解,再通过有选择的辅助检查明确诊断。

1. 子宫功能检查　了解子宫、子宫内膜状态及形态。

(1)诊断性刮宫:适用于已婚妇女,了解宫腔深度和宽度,宫颈管或宫腔有无粘连。做子宫内膜病理学检查可了解子宫内膜对卵巢激素的反应,还可确定子宫内膜结核的诊断。

(2)子宫输卵管碘油造影:了解生殖系统有无发育不良、畸形、结核及宫腔粘连等病变。

(3)宫腔镜检查:了解有无宫腔粘连、可疑的结核病灶。

(4)药物撤退试验:用于评估体内雌激素水平,以确定闭经程度。①孕激素试验:黄体酮20 mg肌内注射,每日1次,连用5日。停药后3~7日出现撤药性出血(阳性反应),提示子宫内膜已受一定雌激素影响。若无撤药性出血(阴性反应),说明患者体内雌激素水平低下,应进一步行雌孕激素序贯试验。②雌孕激素序贯试验:每晚口服己烯雌酚1 mg,连续20日,最后10日加用甲羟孕酮,每日10 mg,停药后3~7日出现撤药性出血(阳性反应),提示子宫内膜功能正常,可排除子宫性闭经,引起闭经的原因是雌激素水平低落,应进一步寻找原因。若无撤药性出血(阴性反应),提示子宫内膜有缺陷或被破坏,可诊断为子宫性闭经。

[考点提示:药物撤退试验]

2. 卵巢功能检查　通过基础体温测定、宫颈黏液结晶检查、阴道脱落细胞学检查,以及血雌二醇、孕酮、睾酮的放射免疫测定,了解排卵情况和患者体内激素水平。

3. 垂体功能检查

(1)血卵泡刺激素、黄体生成素、催乳素放射免疫测定:催乳素＞25 μg/L 称为高催乳素血症,催乳素升高者测定促甲状腺激素,促甲状腺激素升高提示甲状腺功能减退;促甲状腺激素正常,而催乳素＜100 μg/L,行头颅 CT 或 MRI 检查,以排除垂体肿瘤。催乳素正常者应测定垂体促性腺激素水平,若两次测定卵泡刺激素＞40 U/L 提示卵巢功能衰退;若黄体生成素＞25 U/L,应高度怀疑多囊卵巢综合征;若卵泡刺激素及黄体生成素＜5 U/L,提示垂体功能减退,病变可能在垂体或下丘脑。

(2)垂体兴奋试验:又称促性腺激素释放激素刺激试验,了解垂体对促性腺激素释放激素的反应性。将黄体生成激素释放激素 100 μg 溶于 5 ml 的生理盐水中,30 秒内静脉注射完毕。于注射前及注射后 15 分钟、30 分钟、60 分钟、120 分钟分别采血测定黄体生成素含量。若注射 15～60 分钟黄体生成素较注射前高 2～4 倍,提示垂体功能正常,病变在下丘脑;若多次重复试验,黄体生成素仍无升高或升高不显著,说明垂体功能减退,如希恩综合征。垂体肿瘤者应做蝶鞍 X 线、CT 或 MRI 检查。

4. 其他检查 必要时可做染色体核型分析、内分泌激素测定等。

【治疗要点】

1. 增强体质,供给足够营养,保持标准体重 对应激或精神因素所致的闭经,应进行心理治疗,消除精神紧张和焦虑。对运动性闭经者应适当减少运动量。

2. 病因治疗 闭经因器质性疾病引起者,应针对病因进行治疗。如先天性畸形,如处女膜闭锁、阴道横隔或阴道闭锁,可行手术切开或成形术,使经血畅流。Asherman 综合征可在宫腔镜直视下,行宫颈-宫腔粘连分离后放置避孕环。子宫内膜结核导致闭经者,应积极抗结核治疗。

3. 激素治疗 明确病因后,给予相应激素治疗,以补充机体激素不足或拮抗激素过多,达到治疗的目的。

(1)性激素替代疗法:对先天性卵巢发育不全、卵巢功能早衰者可用性激素替代治疗。

1)雌激素补充疗法:适用于无子宫者,结合雌激素每日 0.625 mg 或微粒化 17-β 雌二醇每日 1 mg,连用 21 日,停药 1 周后重复给药。

2)雌孕激素人工周期疗法:适用于有子宫者,上述雌激素连服 21 日,最后 10 日同时给予甲羟孕酮每日 6～10 mg。

3)孕激素疗法:适用于体内有一定内源性雌激素水平的闭经患者,可于月经周期后半期口服甲羟孕酮每日 6～10 mg,共 10 日。

(2)促进排卵:适用于有生育要求的患者。

1)氯米芬:是最常用的促排卵药物。适用于体内有一定内源性雌激素水平的患者,自月经第 5 日起,每日 50～10 mg,连用 5 日。

2)促性腺激素:适用于对氯米芬促排卵失败者及低促性腺激素者。临床上常用的促性腺激素制剂有:①尿促性腺激素(HMG):自撤药性出血第 5 日起,每日注射尿促性腺激素 75～150 U,连续 7 日。②绒毛膜促性腺激素(hCG):可与其他促排卵药物联合应用。B 型超声监测卵泡发育接近正常时,可大剂量肌内注射绒毛膜促性腺激素 5000～10 000 U 以诱发排卵,并发症为多胎妊娠和卵巢过度刺激综合征。

3)促性腺激素释放激素(GnRH):利用其天然制品促排卵,适用于下丘脑性闭经。

(3)溴隐亭:为多巴胺受体激动剂,通过与垂体多巴胺受体结合抑制垂体催乳素(PRL)的分泌,并能抑制卵巢肿瘤的生长。单纯高催乳素血症者,每日 2.5～5 mg,一般在服药的第 5～6 周能使月经恢复。垂体催乳素瘤者,每日 5.0～7.5 mg,敏感者服药 3 个月后肿瘤明显缩小。

(4)其他激素治疗:
1)肾上腺皮质激素:适用于先天性肾上腺皮质增生症导致的闭经,可用泼尼松或地塞米松。
2)甲状腺素:适用于甲状腺功能减退引起的闭经,可用甲状腺片。

【护理评估】
1. 健康史 评估患者年龄、月经史(包括初潮年龄、月经周期、经期、经量、闭经时间及伴随症状)、发病前有无引起闭经的原因。已婚女性需详细询问其生育史及产后有无并发症史。
2. 身心状况 注意观察患者的精神状态、营养及全身发育情况,测量身高、体重、四肢与躯干比例;第二性征发育,如音调、乳房发育、阴毛及腋毛发育情况,挤压乳腺有无乳汁分泌等。卵巢及垂体性闭经可有性腺及性征发育不良,子宫性闭经可有子宫畸形、缺如,多囊卵巢综合征者有多毛、肥胖等。闭经对患者有较大的影响,患者会产生很大的心理压力,情绪低落,丧失信心,而不良的心理反应又会加重闭经。
3. 辅助检查 生育年龄妇女闭经应首先排除妊娠,然后区分是原发性闭经还是继发性闭经。若为继发性闭经,则按图10-4的诊断步骤进行。

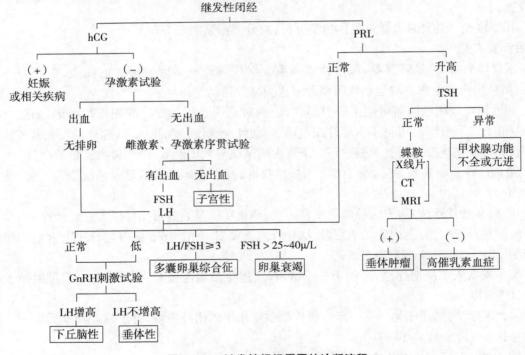

图 10-4 继发性闭经原因的诊断流程

【护理诊断/合作性问题】
1. 营养不良 与体重过轻有关。
2. 功能障碍性悲哀 与担心丧失女性形象有关。
3. 精神困扰 与担心疾病对自身健康、生育能力、性生活的影响有关。

【护理目标】
1. 患者加强营养,体重增加。
2. 患者能主动诉说病情与忧虑。
3. 患者能接受闭经的现实,客观评价自己,并能积极配合治疗。

【护理措施】
1. 一般护理 供给充足的营养,增强体质,合理安排工作和学习,保证足够的睡眠,劳逸结合。
2. 心理护理 多与患者沟通交流,使患者正确认识闭经与女性特征、生育及健康的关系,减轻其心理压力,提高自我形象的认识,鼓励患者多进行社交,保持心情舒畅,正确对待疾病。

3. 治疗配合　向患者说明性激素的作用、不良反应、剂量及具体用药方法等问题,指导患者正确用药。

【护理评价】

1. 患者营养状况得到改善。

2. 治疗期间,患者能与病友交流病情和治疗感受。

3. 患者能主动配合治疗方案。

【健康教育】

指导患者以客观的态度评价自我,维持良好的情绪,积极接受正规治疗。对有明显性格缺陷的妇女,应指导并帮助她们提高对外界的适应能力,保持情绪的稳定性。

第三节　痛　经

在月经前后或月经期出现下腹疼痛、坠胀、腰酸或其他不适,影响工作和生活质量者,称为痛经(dysmenorrhea)。痛经分为原发性和继发性两类,原发性痛经指生殖器官无器质性病变,继发性痛经指由于盆腔器质性疾病(如子宫内膜异位症、盆腔炎等)引起的痛经。本节只叙述原发性痛经。

【病因及发病机制】

原发性痛经的发生主要与月经时子宫内膜释放前列腺素增多有关,过多的前列腺素致使子宫过度收缩,血管痉挛,造成子宫缺血、缺氧状态,而产生分娩样痉挛性绞痛。此外,原发性痛经还受内分泌、遗传、环境、精神等因素的影响,疼痛的主观感受也与个体痛阈有关。无排卵的增生期子宫内膜因无孕酮刺激,所含前列腺素浓度很低,通常不发生痛经。

【临床表现】

原发性痛经在青春期多见,常在初潮后 1~2 年发病;下腹痛是主要症状,疼痛多自月经来潮后开始,月经第 1 日疼痛最剧烈,持续 2~3 日后逐渐缓解。疼痛多位于下腹耻骨上,可放射至腰骶部、外阴、肛门及大腿内侧,呈痉挛性,可伴随恶心、呕吐、腹泻、头晕、乏力等症状。妇科检查多无异常发现。

【辅助检查】

原发性痛经可行 B 型超声检查和腹腔镜检查,以排除器质性病变,如子宫内膜异位症、子宫腺肌病、子宫肌瘤、盆腔粘连、盆腔感染等疾病。

【治疗要点】

原发性痛经的治疗避免精神过度紧张,对症治疗,以止痛、镇静为主。可使用药物解痉、止痛,并配以腹部局部热敷及进食热的饮品。

1. 前列腺素合成酶抑制剂　月经来潮即开始服药,连服 2~3 日。常用的药物有布洛芬,200~400 mg,每日 3~4 次;或酮洛芬 50 mg,每日 3 次。

2. 口服避孕药　通过抑制排卵减少月经血前列腺素的含量,适用于要求避孕的痛经妇女,有效率可达 90% 以上。

【护理评估】

1. 健康史　询问患者的年龄、月经史及婚育史,询问诱发痛经的相关因素,疼痛的时间、性质、程度及伴随的症状等。

2. 身心状况　妇科检查无明显器质性病变,痛经往往使患者产生怨恨自己是女性而感到痛苦的心理,表现为烦躁、易怒、紧张等情绪激动,或焦虑、抑郁、恐惧等情绪低落的心理变化。

3. 辅助检查　为排除器质性病变,可行 B 型超声检查和腹腔镜检查。

【护理诊断/合作性问题】

1. 疼痛　与子宫痉挛、精神紧张有关。

2. 焦虑、恐惧　与长期痛经有关。

【护理目标】

1. 患者痛经得到缓解。

2. 患者月经来潮前及经期无焦虑、恐惧感。

【护理措施】

1. 一般护理　增强体质,保证足够的睡眠,劳逸结合,热敷或按摩下腹部或进食热的饮料。

2. 心理护理　重视患者的心理护理,讲解有关痛经的生理知识,告诉患者原发性痛经不影响生育,且生育后痛经可缓解或消失,从而解除患者的焦虑、紧张、恐惧心理。

3. 治疗护理　指导患者遵医嘱口服避孕药、前列腺素合成酶抑制剂等药物,告知患者痛止即应停药,防止药物成瘾。

［考点提示:原发性痛经患者的护理措施］

【护理评价】

1. 患者诉说痛经症状减轻,并能列举减轻疼痛的应对措施。

2. 患者焦虑、恐惧感减少,在生理和心理上的舒适度增加。

【健康教育】

1. 向患者阐明月经期可能出现的生理反应,讲解有关痛经的生理知识,指导患者放松身心,克服经期恐惧感。

2. 进行月经期的保健指导工作,如注意经期卫生,经期禁止性生活,注意保暖及充足睡眠,加强营养。经期避免进食生冷、辛辣刺激性饮食。

第四节　经前期综合征

经前期综合征是指妇女反复在黄体期周期性出现影响日常生活和工作的躯体、精神以及行为方面改变的综合征。严重者影响生活质量,月经来潮后,症状自然消失。

【病因】

引起经前期综合征的原因仍不清楚,可能是雌、孕激素比例失调,前列腺素过多,醛固酮增多,缺乏维生素 B_6 以及精神因素等引起。

1. 卵巢激素失调　以前认为雌、孕激素水平比例失调是经前期综合征的发病原因。由于孕激素水平不足,雌激素水平相对过高引起,也可能由于组织对孕激素敏感性失常所致。但近年来的研究发现,补充孕激素不能有效地缓解症状,而补充雌孕激素合剂减少性激素周期性生理性变动,能有效缓解症状。

2. 神经递质异常　经前期综合征妇女在黄体后期循环中类阿片肽浓度异常下降,表现内源性类阿片肽撤退症状,影响精神、神经及行为方面的改变。

3. 精神-社会因素　部分患者精神症状突出,且情绪紧张时常使原有症状加重,提示社会环境与患者的精神心理因素间的相互作用参与了疾病的发生。

【临床表现】

1. 症状　多见于 25～45 岁妇女,具有周期性发作的特点。症状常出现于月经前 1～2 周,月经来潮后迅速明显减轻至消失。主要症状有两大类:

(1)精神行为改变:表现为精神紧张、失眠、恐惧、情绪不稳定,忧愁焦虑、疲乏,饮食、性欲改变,思想不集中,工作效率低,意外事故倾向,甚至出现犯罪行为或产生自杀意图。

（2）身体症状：由于水、钠潴留使患者体重增加、运动协调功能减退。手、足、颜面浮肿；腹壁及内脏水肿时感觉腹部胀满；乳房水肿时出现乳房胀痛；胃肠道黏膜水肿时有恶心、呕吐或大便稀薄。严重者出现少尿。

2. 体征　全身检查有水肿体征。妇科检查无异常发现。

3. 辅助检查　心脏 B 型超声、肝肾功能检查等，以排除其他疾病。

【处理原则】

临床以帮助患者调整心理状态，给与心理安慰与疏导，让精神放松等处理。严重者给予心理治疗、抗抑郁、利尿、镇静、止痛等。阿普唑仑经前用药，0.25mg，每日 2～3 次口服，用至月经来潮第 2～3 日，维生素 B_6 10～20 mg，每日 3 次，可改善症状。

【护理评估】

1. 健康史　评估患者生理、心理方面的疾病史，既往妇科、产科等病史，排除一些潜在的因素，如甲状腺功能不全、子宫肌瘤和精神方面疾病。

2. 身心状况　了解月经前 7～14 日，出现一种周期性的身体症状，包括乳房胀痛不适、水肿、体重增加、腹胀、疲劳、腰背疼痛、头痛等。注意与轻度精神病及心、肝、肾等疾病引起的水肿相鉴别。妇科检查常无异常。了解患者的心理方面的症状，包括紧张、焦虑、沮丧、不安、情绪起伏不定等，并评估焦虑的程度。

3. 辅助检查　心脏 B 型超声、肝肾功能检查等，排除其他器质性病变。

【护理诊断/合作性问题】

1. 焦虑　与黄体期体内内啡肽浓度改变有关

2. 体液过多　与雌、孕激素比例失调有关

3. 舒适的改变　与胃肠道黏膜水肿有关

【护理目标】

1. 患者在月经来潮前 2 周及月经期能够消除焦虑。

2. 患者能够叙述水肿的促成因素和预防水肿的办法。

3. 患者在月经来潮前 2 周及月经期无恶心症状出现。

【护理措施】

1. 心理护理　对患者进行心理安慰与疏导，帮助患者调整心理状态，认识疾病和树立自信心，使患者精神放松。

2. 指导饮食　饮食均衡，有水肿者限制盐分、糖分、咖啡因、酒精的摄入。

3. 加强锻炼　有氧运动如舞蹈、慢跑、游泳等对于肌肉张力具有镇定的作用。经前注意劳逸结合，避免精神紧张。

4. 指导应对压力的技巧　教会患者做一些放松活动，如腹式呼吸、生物反馈训练、渐进性肌肉松弛等。

5. 指导使用药物　遵医嘱指导患者经前期服用阿普唑仑、维生素 B_6 等。

【护理评价】

1. 患者消除焦虑感，正确应对月经来潮。

2. 患者水肿减轻。

3. 患者无恶心出现。

【健康教育】

向患者和家属讲解可能造成经前期紧张综合征的原因、症状、目前临床常用的处理措施，指导患者记录月经周期，帮助患者获得家人的支持，指导患者放松身心、劳逸结合，适当运动，增强自我控制的能力。

第五节 绝经综合征

绝经综合征(menopause syndrome)是指妇女绝经前后出现性激素波动或减少所致的一系列躯体及精神心理症状。绝经分为自然绝经和人工绝经。自然绝经是指卵巢内卵泡生理性耗竭所致的绝经。人工绝经是指两侧卵巢经手术切除或放射线照射等所致的绝经。人工绝经者更易发生绝经综合征。

【病因及发病机制】

卵巢功能衰退是引起绝经综合征的主要原因,雌激素、孕激素分泌减少,内分泌平衡状态发生变化,下丘脑和自主神经功能失调,从而产生不同程度的自主神经系统功能变化的临床症状。

1. 雌激素 卵巢功能衰退最早的征象是卵泡对卵泡刺激素的敏感性降低。因卵泡刺激素升高对卵泡过度刺激,引起雌二醇分泌过多,致雌激素水平波动很大,甚至高于正常卵泡期水平。整个绝经过渡期雌激素不呈逐渐下降趋势,而是在卵泡生长发育停止时,雌激素水平才下降。

2. 孕激素 在绝经过渡期,卵巢尚有排卵功能,因此仍有孕酮分泌。因卵泡期延长,黄体功能不良,导致孕酮分泌减少,绝经后无孕酮分泌。

3. 雄激素 绝经后雄激素来源于卵巢间质细胞及肾上腺,总体雄激素水平下降。

4. 促性腺激素 绝经过渡期卵泡刺激素水平升高,呈波动型,黄体生成素仍在正常范围,卵泡刺激素/黄体生成素<1。绝经后雌激素水平下降,导致下丘脑释放促性腺激素释放激素增加,刺激垂体释放卵泡刺激素和黄体生成素增加,其中卵泡刺激素增加较黄体生成素更显著,卵泡刺激素/黄体生成素>1。

5. 促性腺激素释放激素 绝经后促性腺激素释放激素分泌增加,并与黄体生成素相平衡。

6. 抑制素 围绝经期妇女抑制素水平下降,较雌二醇下降早且明显,可能成为反映卵巢功能衰退更敏感的指标。

【临床表现】

1. 近期症状

(1)月经改变:月经紊乱是绝经过渡期的常见症状,表现为月经周期不规则、持续时间长及月经量增多。

(2)血管舒缩症状:主要表现为潮热,为血管舒缩功能不稳定所致,是雌激素降低的特征性表现。其特点是反复出现短暂的面部、颈部及胸部皮肤阵阵发红,伴有发热,继之出汗,持续1~3分钟。该症状可持续1~2年,有时长达5年或更长,可严重影响妇女的工作、生活和睡眠,是绝经后妇女进行性激素治疗的主要原因。

(3)神经精神症状:易激动、抑郁、记忆力减退、注意力不集中等。

(4)自主神经失调症状:常出现心悸、眩晕、头痛、失眠、耳鸣等自主神经失调症状。

2. 远期症状

(1)泌尿生殖道症状:主要表现为泌尿生殖道萎缩,出现阴道干涩、性交困难及反复阴道炎、尿路感染。

(2)骨质疏松:绝经后妇女雌激素缺乏使骨质吸收增加,导致骨质快速丢失而出现骨质疏松,严重者可致骨折。

(3)阿尔茨海默病:绝经后妇女比老年男性患病率高,可能与绝经后雌激素水平下降有关。

(4)心血管疾病:绝经后妇女糖脂代谢异常增加,动脉粥样硬化、心肌梗死、高血压的发病风险较绝经前明显增加,可能与雌激素低下有关。

[考点提示:绝经综合征的临床表现]

【辅助检查】

1. 卵泡刺激素值及雌二醇值测定 绝经过渡期血清卵泡刺激素>10 U/L,提示卵巢储备功能下降。闭经、血卵泡刺激素>40 U/L且雌二醇<10～20 pg/ml,提示卵巢功能衰退。

2. 氯米芬兴奋试验 月经第5日口服氯米芬,每日50 mg,共5日,停药第1日测血清卵泡刺激素>12 U/L,提示卵巢储备功能降低。

【治疗要点】

绝经综合征采用心理和药物综合治疗,早期发现、有效预防骨质疏松、动脉硬化等老年性疾病。雌激素替代治疗仅用于因雌激素水平低下而症状严重者。

1. 一般治疗 围绝经期神经精神症状可因神经类型不稳定或精神状态不健全而加剧,应进行心理治疗。必要时选用适量镇静剂,以助于睡眠。谷维素有助于调节自主神经功能,口服20 mg,每日3次。围绝经期妇女应注意锻炼身体,增加日晒时间,摄入足量的蛋白质及含钙丰富的食物,预防骨质疏松。

2. 激素补充治疗

(1)适应证:主要用于缓解血管舒缩功能及泌尿生殖道萎缩症状,也是预防骨质疏松的有效方法。

(2)禁忌证:以下情况禁用:乳腺癌、子宫内膜癌、生殖道异常出血、性激素依赖性恶性肿瘤、6个月内活动性血栓病、严重肝肾功能障碍等;以下情况慎用:心脏病、偏头痛、肝胆疾病史、子宫内膜癌病史、血栓性疾病史、乳腺良性疾病和乳腺癌家族史等。

(3)制剂及剂量选择:

1)雌激素制剂:原则上应选择天然制剂。常用雌激素有:①戊酸雌二醇:每日口服0.5～2 mg;②结合雌激素:每日口服0.3～0.625 mg;③17β-雌二醇经皮贴膜:有每周更换2次和每周更换1次剂型;④尼尔雌醇:为合成长效雌三醇衍生物,每2周服用1～2 mg。

2)孕激素制剂:常用甲羟孕酮,每日口服2～6 mg;还可选择微粒化孕酮,每日口服100～300 mg。

(4)用药途径及方案:

1)口服:主要优点是血药浓度稳定,但对肝有一定的损害,有肝疾病或血栓栓塞性疾病者禁用。口服法的方案:①模拟自然月经周期,雌激素每周期应用21～25日,后10～14日加用孕激素,然后停药6～8日。适用于较年轻的绝经早期妇女。②雌激素+孕激素,每日同时口服雌激素及孕激素,连续性用药,不发生撤药性出血,适用于年龄较长或不愿意有月经样出血的绝经后期妇女。③单用雌激素治疗,适用于子宫已切除的妇女。

2)胃肠道外途径:可缓解潮热,防止骨质疏松,避免肝脏首过效应,对血脂影响较小。①经阴道给药:常用药物有雌三醇栓、雌二醇阴道环及雌激素霜,主要用于治疗下泌尿生殖道低雌激素症状;②经皮肤给药:包括皮肤贴膜及涂胶,主要药物为17β-雌二醇,每周使用1～2次。

(5)用药时间:选择最小剂量且有效的短时间用药,在卵巢功能开始衰退并出现绝经症状后即可开始应用,治疗期以3～5年为宜。应定期评估,明确受益大于风险才可继续应用。停止雌激素治疗时,应缓慢减药,逐步停药,防止症状复发。

(6)不良反应及危险性:

1)子宫出血:性激素替代治疗时的子宫异常出血,多为突破性出血,应高度重视,查明原因,必要时行诊断性刮宫,以排除子宫内膜病变。

2)性激素不良反应:①雌激素剂量过大可引起乳房肿胀、白带增多、头痛、水肿、色素沉着等;②孕激素剂量过大可引起易怒、抑郁、乳房胀痛、水肿等,患者常不宜耐受。

3)子宫内膜癌:长期单用雌激素,可使子宫内膜癌危险性增加。联合应用孕激素,不增加子宫内膜癌发病风险。

4）卵巢癌：长期应用激素替代疗法，可增加卵巢癌的发病风险。

5）乳腺癌：应用天然或接近天然的雌孕激素可使增加乳腺癌的发病风险减少，乳腺癌患者仍是激素替代疗法的禁忌证。

6）心血管疾病及血栓性疾病：激素补充治疗对降低心血管疾病发生有益，但一般不主张激素补充治疗作为心血管疾病的二级预防。

3. 非激素类药物

（1）选择性 5-羟色胺再摄取抑制剂：帕罗西汀 20 mg，每日 1 次，晨起口服，可有效改善血管舒缩症状及神经精神症状。

（2）钙剂：氨基酸螯合钙胶囊，每日 1 粒，口服，可减缓骨质丢失。

（3）维生素 D：适用于围绝经期妇女、缺少户外运动者，每日口服 400～500 U，与钙剂合用有利于钙剂吸收。

【护理评估】

1. 健康史　评估患者月经史、婚育史，既往妇科、产科等病史，排除其他潜在的因素（如子宫肌瘤、甲状腺功能不良等）。

2. 身心状况　绝经综合征患者的症状包括围绝经期妇女易发生失眠、多虑、抑郁、易激动等情绪反应。

3. 辅助检查　根据病情可选择血常规、尿常规、心电图及血脂检查，B 型超声、宫颈刮片及诊断性刮宫等一系列检查，可进一步了解病情。

【护理诊断/合作性问题】

1. 自我形象紊乱　与月经紊乱、出现围绝经期综合征症状有关。

2. 焦虑　与围绝经期内分泌改变、个性特点、精神因素等有关。

3. 有感染的危险　与内分泌及局部组织结构改变，抵抗力低下有关。

【护理目标】

1. 患者能积极参与社会活动，正确评价自己。

2. 患者焦虑缓解，能坚持规范治疗。

3. 患者住院期间无感染发生。

【护理措施】

1. 一般护理　对围绝经期妇女进行饮食和运动指导；增加钙质和维生素 D 的摄取，规律的运动（如散步）等可维持良好的肌张力，延缓骨质疏松的发生。

2. 心理护理　帮助患者了解围绝经期是正常的生理过程，使其掌握必要的保健知识，消除恐惧和焦虑。

3. 治疗护理　帮助患者了解用药目的、药物剂量、适应证、禁忌证等。激素替代治疗必须在专业医师指导下进行，督促长期使用雌激素者接受定期随访。

【护理评价】

1. 患者认识到绝经是女性正常生理过程，能以乐观、积极的态度对待自己，参与社区活动。

2. 患者与家人、亲戚及朋友关系融洽，互相理解。

3. 围绝经期间无感染性疾病发生。

【健康教育】

1. 使患者及家属认识到绝经是一个生理过程，帮助患者消除因绝经变化产生的恐惧心理。

2. 宣传雌激素补充疗法的有关知识，如适应证、禁忌证、用法等。

第六节　多囊卵巢综合征

多囊卵巢综合征(polycystic ovarian syndrome,PCOS)是最常见的妇科内分泌疾病之一。以雄激素过高的临床或生化表现、持续无排卵、卵巢多囊改变为特征,常伴有胰岛素抵抗和肥胖。

【病因及发病机制】

多囊卵巢综合征的病因至今尚未阐明。目前研究认为,本病可能是某些遗传基因与环境因素相互作用所致。其内分泌特征有:①雄激素过多;②雌酮过多;③黄体生成素/卵泡雌激素比值增大;④胰岛素过多。产生这些变化的可能机制包括以下三个方面。

1. 下丘脑-垂体-卵巢轴调节功能异常　由于垂体对促性腺激素释放激素敏感性增加,分泌过量黄体生成素,刺激卵巢间质、卵泡膜细胞产生过量雄激素。卵巢内高雄激素会抑制卵泡成熟,不能形成优势卵泡。卵巢中的小卵泡仍能分泌相当于早卵泡期水平的雌二醇,另外,雄烯二酮在外周组织芳香化酶的作用下转化为雌酮,形成高雌酮血症。持续分泌的雌酮和一定水平的雌二醇作用于下丘脑及垂体,对黄体生成素分泌呈正反馈,使黄体生成素分泌幅度和频率增加,呈持续高水平状态,无周期性,不形成月经中期黄体生成素峰,故无排卵发生。雌激素又对卵泡刺激素分泌呈负反馈,使卵泡刺激素水平相对降低,黄体生成素/卵泡雌激素比值增大。高水平黄体生成素又促进卵巢分泌雄激素,低水平卵泡刺激素持续刺激,使卵巢内小卵泡停止发育,无优势卵泡形成,从而形成雄激素过多、持续无排卵的恶性循环,导致卵巢多囊样改变。

2. 胰岛素抵抗和高胰岛素血症　外周组织对胰岛素的敏感性降低,胰岛素的生物学效能低于正常,称为胰岛素抵抗。约50%的患者存在不同程度的胰岛素抵抗及代偿性高胰岛素血症。过量胰岛素作用于垂体的胰岛素受体,可增强黄体生成素的释放并促进卵巢和肾上腺素分泌雄激素,通过抑制肝性激素结合球蛋白合成,使游离睾酮增加。

3. 肾上腺内分泌功能异常　50%的患者存在脱氢表雄酮及脱氢表雄酮硫酸盐升高,可能与肾上腺皮质网状带 P450c17α 酶活性增加、肾上腺细胞对促肾上腺皮质激素敏感性增加和功能亢进有关。脱氢表雄酮硫酸盐升高提示过多的雄激素可能来自肾上腺。

【病理】

1. 卵巢变化　大体检查:双侧卵巢均匀性增大,为正常妇女的 2～5 倍,灰白色,包膜增厚、坚韧。切面见卵巢白膜均匀性增厚,较正常白膜厚 2～4 倍,白膜下可见大小不等、12 个以上囊性卵泡,直径为 2～9 mm。镜下见白膜增厚、硬化,皮质表层纤维化,细胞少,血管显著存在。

2. 子宫内膜变化　因无排卵,子宫内膜长期受雌激素刺激,呈现不同程度的增殖性改变,如单纯型增生、复杂型增生、不典型增生。长期持续无排卵增加子宫内膜癌发生的概率。

【临床表现】

多囊卵巢综合征多于青春期起病,主要临床表现为月经失调、不孕,多毛与痤疮,肥胖和黑棘皮症。

1. 月经失调　为最主要症状。多表现为月经稀发,闭经,也可表现为不规则子宫出血,经期或经量无规律性。

2. 不孕　生育期妇女因排卵障碍导致不孕。

3. 多毛与痤疮　为高雄激素血症最常见的表现。出现不同程度多毛,阴毛浓密呈男性型倾向,延及肛周、腹股沟、腹中线,也有上唇细须、乳晕周围出现长毛等情况。因体内雄激素积聚刺激皮脂腺分泌旺盛,常出现油脂性皮肤和痤疮。

4. 肥胖　50%以上患者体重指数≥25 kg/m²,多表现为腹部肥胖(腰围/臀位≥0.80)。肥胖与胰岛素抵抗、雄激素过多、游离睾酮比例增加及瘦素抵抗有关。

5. 黑棘皮症　于阴唇、颈背部、腋下、乳房下和腹股沟等处皮肤皱褶部位出现灰褐色色素沉着,呈对称性、皮肤增厚,质地柔软。

[考点提示:多囊卵巢综合征的临床表现]

【辅助检查】

1. 基础体温测定　表现为单相型基础体温曲线。

2. B型超声检查　可见卵巢增大,包膜回声增强,一侧或两侧卵巢内各有12个以上直径为2～9 mm的无回声区。连续监测未见主导卵泡发育及排卵迹象。

3. 诊断性刮宫　在月经前数日或月经来潮6小时内进行刮宫,子宫内膜呈不同程度增殖性改变,无分泌期变化。

4. 腹腔镜检查　可见卵巢增大,包膜增厚,表面光滑,灰白色。包膜下显露多个卵泡,无排卵征象,无排卵孔,无血体,无黄体。镜下取活体组织检查可确诊。

5. 内分泌测定

(1)血清卵泡刺激素、黄体生成素:血清卵泡刺激素正常或偏低,黄体生成素升高,但无排卵前黄体生成素峰值出现。黄体生成素/卵泡刺激素比值≥2。

(2)血清雄激素:睾酮水平升高,但通常不超过正常范围上限2倍,雄烯二酮常升高,脱氢表雄酮、硫酸脱氢表雄酮正常或轻度升高。

(3)血清雌激素:雌酮升高、雌二醇正常或轻度升高,并恒定于早卵泡期水平。

(4)尿17-酮类固醇:正常或轻度升高。正常提示雄激素来源于卵巢,升高则提示肾上腺功能亢进。

(5)血清催乳素:20%～35%的患者可伴有血清催乳素轻度升高。

(6)其他:腹部肥胖型患者,应检测空腹血糖及口服葡萄糖耐量试验,还应检测空腹胰岛素及葡萄糖负荷后血清胰岛素。肥胖型患者可有甘油三酯升高。

【治疗要点】

多囊卵巢综合征的治疗原则是对抗雄激素、纠正代谢紊乱、促进排卵、肥胖者减轻体重。

1. 调整生活方式　对肥胖型多囊卵巢综合征患者,应控制饮食和增加运动,以降低体重,可增加胰岛素敏感性,降低胰岛素、睾酮水平,从而恢复排卵及生育功能。

2. 药物治疗

(1)调节月经周期:定期合理应用药物,对抗雄激素作用,调整月经周期。

1)口服避孕药:为雌孕激素联合周期疗法,孕激素通过负反馈抑制垂体黄体生成素异常高分泌,减少卵巢产生雄激素,并可直接作用于子宫内膜,抑制子宫内膜过度增生和调节月经周期;雌激素可促进肝脏产生性激素结合球蛋白,导致游离睾酮减少。常用口服短效避孕药,周期性服用,疗程一般为3～6个月,可重复使用,可有效抑制毛发生长和治疗痤疮。

2)孕激素后半周期疗法:可调节月经周期并保护子宫内膜。对黄体生成素过高分泌同样有抑制作用,也可达到恢复排卵效果。

(2)降低血清雄激素水平:

1)糖皮质类固醇:适用于雄激素过多为肾上腺或肾上腺和卵巢混合来源者。常用药物为地塞米松,每晚0.25 mg口服,能有效抑制脱氢表雄酮硫酸盐浓度。

2)环丙孕酮:为17α-羟孕酮类衍生物,具有很强的抗雄激素作用,能抑制垂体促性腺激素的分泌,使体内睾酮水平降低。与炔雌醇组成口服避孕药,对降低高雄激素血症和治疗高雄激素体征有效。

3)螺内酯:是醛固酮受体的竞争性抑制剂,可抑制卵巢和肾上腺合成雄激素,增强雌激素分解,并可在毛囊竞争雄激素受体。螺内酯剂量为每日40～200 mg,治疗多毛需用药6～9个月。出现月经不规则时,可与口服避孕药联合应用。

(3)改善胰岛素抵抗:对肥胖或有胰岛素抵抗患者常用胰岛素增敏剂。常用二甲双胍,剂量为每次口服 500 mg,每日 2～3 次。

(4)诱发排卵:对于有生育要求者可在调整生活方式、抗雄激素和改善胰岛素抵抗等基础治疗后,进行促排卵治疗。常用氯米芬,氯米芬抵抗者可给予促性腺激素等。诱发排卵时易发生卵巢过度刺激综合征,需严密监测,加强预防措施。

3. 手术治疗

(1)腹腔镜下卵巢打孔术:对黄体生成素和游离睾酮升高者效果较好。在腹腔镜下对多囊卵巢应用电针或激光打孔,每侧卵巢打孔 4 个为宜,并且注意打孔深度和避开卵巢门,可获得 90％的排卵率和 70％的妊娠率。可能出现治疗无效、盆腔粘连及卵巢功能低下。

(2)卵巢楔形切除术:将双侧卵巢各楔形切除 1/3 可降低雄激素水平,减轻多毛症状,提高妊娠率。术后卵巢周围粘连发生率较高,临床已不常用。

【护理评估】

1. 健康史　询问患者的月经史,包括初潮年龄、月经周期、经量等,已婚者应了解婚育情况;发病前有无体重增加等。

2. 身心状况　观察患者的全身发育状况,有无多毛、痤疮,身体局部有无灰褐色色素沉着,腰臀围比例是否增加。青春期少女常因肥胖、多毛、痤疮影响美观而表现为烦恼、沮丧;已婚者常因不孕表现为焦虑、抑郁等情绪低落的心理变化。

3. 辅助检查　通过内分泌激素测定、基础体温测定、经前诊断性刮宫及腹腔镜等检查了解患者有无排卵。

【护理诊断/合作性问题】

1. 营养失调:高于机体需要量　与体重过重有关。

2. 焦虑　与月经失调、多年不孕有关。

3. 知识缺乏　缺乏有关多囊卵巢综合征的相关知识。

【护理目标】

1. 患者体重得到控制,并逐渐趋于正常。

2. 患者能够描述自己的焦虑和应对方法。

3. 患者能陈述多囊卵巢综合征的相关知识。

【护理措施】

1. 一般护理　增强体质,加强运动,消耗体内过多的脂肪,选择纤维多的食物,达到减轻体重的目的。

2. 心理护理　重视患者的心理护理,治疗及护理多囊卵巢综合征患者躯体疾病的同时,应有针对性地给予患者心理干预及护理,提高其适应性,防止不良情绪的产生,从而使患者以良好的心态接受治疗。

3. 治疗护理　指导患者遵医嘱正确使用药物。如需行腹腔镜或卵巢楔形切除术,应做好术前准备、术中配合和术后护理。

[考点提示:多囊卵巢综合征的护理措施]

【护理评价】

1. 患者体重控制良好。

2. 患者消除焦虑感。

3. 患者能了解多囊卵巢综合征的相关知识。

【健康教育】

1. 向患者及其家庭成员讲解加强运动锻炼的重要性,共同商讨制订切实可行的运动计划,请家庭成员一起督促患者按计划进行运动,达到减轻体重的目的。

2. 告知患者摄取低热量、高纤维素的食物,选择新鲜的天然食物,减少热量的摄取。

能力测试题

A1 型题

1. 下列关于黄体功能不足正确的是(　　)
    A. 基础体温呈单相型
    B. 多见于青春期和围绝经期
    C. 经前为增生期子宫内膜
    D. 月经周期缩短,月经频发
    E. 常不伴有痛经

2. 对功能失调性子宫出血患者的一般护理措施,下列不正确的是(　　)
    A. 患者应卧床休息,保证充足的睡眠
    B. 鼓励患者多食高蛋白、高维生素等营养丰富、含铁量高的食物
    C. 认真评估病史,识别诱因
    D. 经期勤换会阴垫,常坐浴保持外阴部清洁卫生
    E. 按医嘱准确用药

3. 继发性闭经最常见的原因是(　　)
    A. 子宫　　　B. 卵巢　　　C. 垂体　　　D. 下丘脑　　　E. 以上都不对

4. 下列关于痛经患者的护理,错误的是(　　)
    A. 增强体质,保证足够的睡眠
    B. 热敷或进食热的饮料
    C. 遵医嘱足量、足疗程应用止痛药
    D. 重视患者的心理护理
    E. 指导患者放松身心,克服经期恐惧感

5. 下列不属于绝经综合征的是(　　)
    A. 阴道分泌物增多　　　B. 尿频、尿失禁　　　C. 生殖器官逐渐萎缩
    D. 潮红、潮热　　　E. 阵发性心动过速

6. 下列不符合多囊卵巢综合征的临床表现的是(　　)
    A. 月经稀发　　　B. 不孕　　　C. 多毛、痤疮　　　D. 瘦弱　　　E. 继发性闭经

A2 型题

7. 患者,女性,28 岁。已婚,未育,月经周期不规则,无痛经。妇科检查:外阴及阴道正常,宫颈光滑,子宫正常大小,附件无异常。要了解该患者有无排卵,最简单的方法是(　　)
    A. 诊断性刮宫　　　B. 基础体温测定　　　C. 阴道脱落细胞学检查
    D. 激素测定　　　E. 阴道黏液检查

8. 患者,女性,30 岁。人流术后 4 个月未来月经,子宫大小正常,用雌孕激素序贯疗法治疗无撤退性出血。护士应向其提供的相关知识是(　　)

A. 卵巢性闭经　　　　　B. 子宫性闭经　　　　　C. 垂体性闭经

D. 下丘脑性闭经　　　　E. 妊娠

9. 患者,女性,35 岁。产后出血 800 ml,无乳汁分泌。现产后 1 年尚未见月经来潮,自觉乏力,毛发脱落明显。该患者的闭经类型为(　　)

A. 子宫性闭经　　　　　B. 卵巢性闭经　　　　　C. 垂体性闭经

D. 下丘脑性闭经　　　　E. 以上都不对

（任　阳）

第十一章　子宫内膜异位症与子宫腺肌病患者的护理

学习目标

掌握：子宫内膜异位症和子宫腺肌病的定义、护理评估、护理诊断/合作性问题和护理措施。

熟悉：子宫内膜异位症的治疗要点及辅助检查。

了解：子宫内膜异位症的病因和病理特点。

- -

第一节　子宫内膜异位症

具有生长功能的子宫内膜出现在子宫腔以外的身体其他部位时，称为子宫内膜异位症。异位子宫内膜大多数位于盆腔内，其中卵巢、子宫骶骨韧带、直肠子宫陷凹最常见，也可出现在乙状结肠、盆腔腹膜、直肠阴道隔等。此外，腹壁及会阴瘢痕、胸膜、膈肌、肺、脐部、输尿管、阑尾、膀胱、结肠、淋巴结、四肢，甚至脑膜等也可发生。

子宫内膜异位症多见于生育年龄妇女，是继发性痛经与不孕的主要原因之一，绝经后症状可缓解。

【病因及发病机制】

子宫内膜异位症为良性病变，其具有类似恶性肿瘤的局部种植、浸润生长和远处转移能力。异位子宫内膜来源至今尚未阐明，目前主要学说及发病因素如下。

1. **种植学说**　月经期脱落的子宫内膜碎屑随经血逆流经输卵管进入盆腔，种植在卵巢表面或盆腔的其他部位，并在该处继续生长蔓延。后倾后屈子宫、先天性宫颈狭窄者、先天性阴道闭锁者易并发本病。剖宫取胎或剖宫产术后，如将内膜碎片带至腹壁伤口上，可形成腹壁瘢痕处子宫内膜异位症；经阴道分娩者会阴切口处也可发生子宫内膜异位症。

2. **血行-淋巴播散学说**　子宫内膜碎屑通过淋巴或静脉可播散种植，造成远处器官的子宫内膜异位症，如膈肌、肺、四肢及胸膜等。

3. **体腔上皮化生学说**　盆腔腹膜、直肠阴道隔、卵巢生发上皮等都是由体腔上皮分化而来，Mayer 提出体腔上皮分化来的组织在慢性炎症、持续的性激素或经血作用下，可化生为子宫内膜样组织。

4. **遗传因素**　流行病学调查表明，本病与遗传有关。子宫内膜异位组织中常有染色体异常。

【病理】

子宫内膜异位症的基本病理变化为异位子宫内膜随卵巢激素的变化而发生周期性出血，导致周围纤维组织增生和囊肿、粘连形成，在病变区出现紫褐色斑点或小泡，进一步发展为大小不等的紫褐色实质性结节或包块。病变可因发生部位及程度不同而有差异。

1. **大体检查**　卵巢内子宫内膜异位症最多见，约 80% 的病变累及一侧，累及双侧占 50%。异位内膜侵犯卵巢皮质并在其内生长、反复周期性出血,形成单个或多个囊肿的典型病变,称为卵巢子宫内膜异位囊肿。因囊肿内含暗褐色、似巧克力样黏糊状陈旧液体,故又称为卵巢巧克力样囊肿。囊肿一般直径在 5 cm 左右,有时可达 10～20 cm;宫骶韧带、直肠子宫陷凹和子宫后壁下段也是子宫内膜异位症的好发部位,病变早期局部散在紫褐色出血点或颗粒状结节,随着病变发展,子宫后壁与直肠前壁粘连,直肠子宫陷凹变浅或消失。累及输卵管黏膜和宫颈较少,宫颈表面出现的暗红色或紫蓝色小结节易被误诊为宫颈腺囊肿。

2. 显微镜检查　典型的子宫内膜异位症病灶,镜下可见到子宫内膜上皮、腺体和内膜间质、纤维素及出血等成分。异位内膜反复出血后,上述典型的组织结构可能被破坏而难以发现,以至于出现临床和病理不一致的现象。异位内膜组织虽可随卵巢周期变化而有增生和分泌改变,但与在位子宫内膜并不一定同步,常呈增生期改变。

【临床表现】

1. 症状　子宫内膜异位症的临床表现因人和病变部位的不同而多种多样,症状、体征与月经周期有密切关系,有 25% 左右的患者可无明显自觉症状。

(1)下腹痛和痛经:疼痛是本病的主要症状。继发性痛经、进行性加重是子宫内膜异位症的典型症状。疼痛的部位多在下腹部或腰骶部,有时可放射至阴道、会阴、肛门或大腿,常于月经来潮时开始,直至经期结束疼痛逐渐消失。疼痛程度与病灶发生部位有关,与病灶的大小不一定成正比,粘连严重、卵巢异位囊肿患者可能并无疼痛,而盆腔内小的、散在的病灶却可引起难以忍受的疼痛。少数患者长期下腹痛,经期加剧。有27%～40%的患者无痛经。

(2)不孕:子宫内膜异位症患者的不孕率高达 40%,可能与盆腔粘连解剖结构异常、子宫位置改变、输卵管周围粘连或蠕动减弱等因素,影响卵子的排出、摄取和受精卵的运行有关。此外,与卵巢功能异常导致排卵障碍和黄体功能不全以及免疫功能异常等因素有关。

(3)性交不适:约 30% 的患者有性交痛,多见于直肠子宫陷凹有异位病灶或因病变导致子宫后倾固定的患者。一般表现为深部性交痛,月经来潮前性交疼痛更明显。

(4)月经异常:15%～30% 的患者表现为经量增多、经期延长或经前期点滴出血,可能与卵巢无排卵、黄体功能不足或同时合并有子宫腺肌病、子宫肌瘤有关。

(5)其他特殊症状:盆腔外任何部位有内膜异位种植和生长时,均可在病变部位出现周期性疼痛、出血或块状物增大。手术瘢痕子宫内膜异位症者常在剖宫产或阴道分娩会阴切口处,数月至数年后出现周期性局部肿胀、疼痛,且逐年加剧;肠道子宫内膜异位症患者可出现腹痛、腹泻、便秘或周期性少量便血;子宫内膜异位症发生在膀胱时,可在经期出现尿痛和尿频。异位内膜侵犯和压迫输尿管时,可出现腰痛和经期血尿,严重者可导致肾盂积水或继发性肾萎缩。

除上述症状外,卵巢子宫内膜异位囊肿破裂时,囊肿内的暗咖啡色、黏稠液体流入盆腹腔可引起突发性剧烈腹痛,伴恶心、呕吐和肛门坠胀。疼痛多发生在经期前后或性交后或其他腹压增加的情况,其症状类似输卵管妊娠破裂或黄体破裂,但无腹腔内出血。

2. 体征

(1)腹部检查:一般无明显异常。腹壁手术瘢痕处的子宫内膜异位症,局部可扪及硬结节或包块,边界欠清楚,常伴有压痛,月经期更明显;盆腔较大的子宫内膜异位症囊肿破裂时也可出现腹膜刺激征。

(2)妇科检查:典型的盆腔子宫内膜异位症双合诊、三合诊检查时,可发现子宫正常大小或稍大,多后倾固定。在盆腔后方,即直肠子宫陷凹、子宫骶骨韧带,或子宫后壁下段、直肠前壁处等部位可扪及大小不等、触痛性硬结;卵巢有病变,可在子宫的一侧或双侧附件处扪到与子宫粘连的囊实性、张力大、活动度差的包块,往往有轻压痛。当病变累及直肠阴道隔、宫颈或会阴手术瘢痕处时,可在阴道后穹隆部触及隆起的小结节或包块,或直接看到局部紫蓝色斑点或结节,结节破裂后可流出咖啡色液体。

［考点提示:子宫内膜异位症的临床表现］

【辅助检查】

1. 影像学检查 ①B型超声检查:经阴道和腹部、肛门超声检查是鉴别卵巢子宫内膜异位囊肿和直肠阴道隔子宫内膜异位症的重要手段。可了解病灶的部位、大小、形状、内容物、血供等情况,由于囊肿的回声图像无特异性,不能单纯根据B型超声图像确诊。②其他:如盆腔CT或MRI检查,对盆腔子宫内膜异位症有诊断价值。

2. CA125值测定 中重度子宫内膜异位症患者血清CA125值可能升高,一般不超过200 kU/L。临床上常用血清CA125水平监测子宫内膜异位症的转归、评估疗效和复发情况,若药物或手术治疗有效,CA125值下降,复发时又升高。早期子宫内膜异位症时,腹腔液CA125值较血清值更具有意义。

3. 腹腔镜检查 是目前诊断子宫内膜异位症的最佳方法,特别是对盆腔检查和B型超声检查均无阳性发现的慢性腹痛患者、疑为子宫内膜异位症引起的不孕症患者以及痛经进行性加重者,应首选腹腔镜检查,对可疑病变进行活体组织检查即可确诊。子宫内膜异位症的临床分期也只有在腹腔镜检查或剖腹探查的直视下才能确定。

4. 病理学检查 位于体表的病灶,如阴道、宫颈、腹壁等处,可取活组织送病理学检查,以明确病灶性质,有助于诊断。

【治疗要点】

子宫内膜异位症的治疗目的为缩减和去除病灶,减轻和控制疼痛,治疗和促进生育,预防和减少复发。根据患者年龄、症状、病变部位和范围,以及对生育要求等情况加以全面考虑选择治疗方法,强调治疗个体化。

1. 非手术治疗

(1)期待疗法:仅适用于盆腔病变不严重、无症状或症状轻微者。每3~6个月随访1次,如发现症状和体征加重,应及时改变治疗方案。若有轻微经期腹痛者,可给予前列腺素合成酶抑制剂,如吲哚美辛(消炎痛)、萘普生、布洛芬等对症治疗;要求生育者应尽早做有关不孕的各项检查,如输卵管通畅试验或子宫输卵管造影,特别是在腹腔镜下行输卵管通液,必要时解除输卵管粘连扭曲,以促使尽早受孕。一旦妊娠,异位内膜病灶可逐渐萎缩、坏死,分娩后症状缓解,甚至完全消失不再复发。

(2)药物治疗:仅适用于慢性盆腔痛、痛经明显、有生育要求,以及无较大卵巢囊肿形成者,或无生育要求但又恐惧行根治性手术的较年长患者,包括抑制疼痛的对症治疗和激素抑制治疗。临床常用的性激素抑制治疗是假孕疗法和假绝经疗法,目的是使异位内膜萎缩或切断下丘脑-垂体-卵巢轴的刺激和出血周期,暂时减少卵巢激素的分泌,使患者较长时间闭经,进而使病灶坏死吸收,痛经症状缓解。临床上常用的药物有口服避孕药、单一高效孕激素、孕三烯酮、达那唑、促性腺激素释放激素激动剂、孕激素受体拮抗剂(米非司酮)等。

2. 手术治疗 适用于药物治疗后症状不缓解、局部病变加剧,或生育功能仍未恢复者;较大的卵巢内膜异位囊肿且迫切希望生育者;怀疑子宫内膜异位囊肿恶变者。腹腔镜手术是目前首选的治疗手段。常用的手术方式有以下三种。

(1)保留生育功能手术:仅切除或破坏可见的异位内膜病灶,但保留子宫、双侧或一侧卵巢。术后复发率高达40%,因此术后应尽早妊娠或使用药物以减少复发。

(2)保留卵巢功能手术:切除子宫及盆腔内病灶,保留至少一侧或部分正常卵巢组织,以维持患者的卵巢内分泌功能。术后复发率约为5%。

(3)根治性手术:将子宫、双侧附件及盆腔内所有子宫内膜异位内膜病灶切除和清除,适用于45

岁以上重症患者,此手术又称去势手术。双侧卵巢切除后,异位的内膜逐渐自行萎缩退化直至消失。术后不用雌激素补充治疗者几乎不复发。

3. 手术与药物联合治疗 为子宫内膜异位症的金标准治疗手段。手术前先用药物治疗 3～6个月,使异位内膜病灶缩小、软化,降低手术难度,减少并发症。对于手术治疗不彻底或术后疼痛不能缓解者,术后给予 6 个月的药物治疗,以使残留的异位病灶萎缩退化,降低复发率,以维持手术效果。单纯手术和药物治疗均有其局限性,如粘连严重不利于彻底手术,手术不能防止新病灶生长;药物存在个体差异,停药后会复发。

【护理评估】

1. 健康史 询问患者年龄、家族史、月经史及孕产史。不孕症患者应询问有无多次人流、引产及手术分娩史,有无输卵管通液、碘油造影等宫腔操作史。

2. 身心状况 应详细询问痛经或腹痛的起始时间、疼痛程度及持续时间,有无性交痛、肛门坠胀感等,了解疼痛是否发生在手术或宫腔操作后。其典型症状为继发性、进行性痛经和性交痛。进行双合诊和三合诊检查,判断子宫的位置、活动度及有无触痛;附件有无肿块,以及肿块的大小和性质。阴道后穹隆是否扪及小结节或包块,是否有紫蓝色斑点。患者担心不孕、药物副作用等,手术治疗者担心手术效果,是否影响生理功能等。

3. 辅助检查 腹腔镜检查是目前诊断子宫内膜异位症的最佳方法,B 型超声是辅助检查子宫内膜异位症的有效方法。肿瘤标志物 CA125 测定可用于鉴别子宫内膜异位囊肿与附件非异位囊肿。

【护理诊断/合作性问题】

1. 慢性疼痛 与子宫内膜异位病灶引起的进行性加重的痛经有关。

2. 焦虑 与不孕、疗程长及担心疗效有关。

3. 自尊紊乱 与子宫内膜异位病灶致性交痛及不孕影响夫妻感情,影响患者在家庭和社会的地位有关。

【护理目标】

1. 患者疼痛减轻或缓解。

2. 患者情绪稳定,配合治疗。

3. 患者能接受术后身体的变化,有正确的自我认知。

【护理措施】

1. 一般护理 月经期应注意休息,保暖,忌食生冷、辛辣及刺激性食物,忌饮酒,增加营养;注意外阴卫生,勤清洗,勤换衣裤和卫生巾;可通过局部热敷或前列腺素合成酶抑制剂(如吲哚美辛)缓解疼痛。

2. 心理护理 耐心倾听患者对疾病的认识和叙述,采取相应的措施对患者进行心理疏导与安慰,缓解消除患者的焦虑与恐惧感。

3. 病情监测

(1)观察症状有无加重:痛经有无进行性加重,有无伴随恶心、呕吐及肛门坠胀感。

(2)超声监测:定期做 B 型超声检查,观察囊肿有无增大或术后有无复发。

4. 治疗护理

(1)用药护理:讲解药物治疗的相关知识,指导患者正确使用性激素,介绍用药的注意事项,治疗期间需要定期复查肝肾功能,发现异常应及时停药。高血压、心力衰竭、肾功能不全、妊娠等不宜应用。坚持规范的治疗,特别强调治疗中不得随意停药,否则可能出现子宫出血、月经紊乱等。药物的不良反应,如恶心、体重增加、水钠潴留、不规则点滴出血、乳房缩小、痤疮、多毛、头痛、潮热、性欲减退、阴道萎缩、情绪不稳定等,症状多不严重,一般能耐受。停药后短期可恢复月经及排卵,待月经恢复正常 2 次后,再考虑受孕。

(2)手术治疗护理:手术患者按妇科手术护理常规进行,做好手术前后护理工作。由于保守性手术复发的概率较大,术后要指导患者按医嘱进行药物治疗。对于腹腔镜手术患者,除按腹部手术常规护理外,还要特别注意观察有无皮下气肿、气栓、脏器损伤等常见并发症。

[考点提示:子宫内膜异位症患者的护理措施]

【护理评价】

1. 患者疼痛得到减轻或缓解。

2. 患者情绪稳定,积极配合治疗。

3. 患者在术后能接受身体的变化,有正确的自我认知。

【健康教育】

1. 防止经血倒流 青春期无月经初潮,有周期性腹痛,应尽早就医;及时发现并治疗引起经血潴留的疾病,如先天性生殖道畸形(阴道横隔、残角子宫、无孔处女膜、宫颈闭锁)或继发性阴道狭窄、宫颈管粘连、子宫极度后屈等,劝告患者应尽早及时手术治疗。

2. 药物治疗 指导育龄妇女正确使用避孕药物,长期口服避孕药可降低子宫内膜异位症的发病风险,与抑制排卵、促进子宫内膜萎缩、经量减少有关。有高发家族史、容易带节育器妊娠者可选择口服避孕药。

3. 防治医源性内膜异位种植 经期避免不必要的妇科检查,若有必要,应避免重力挤压子宫。尽量避免过多的宫腔内检查及手术等操作。近月经来潮前禁做各种输卵管通畅试验,以免将子宫内膜推注入腹腔。凡进入宫腔内的经腹手术,特别是中期妊娠剖宫取胎术,应保护好腹壁和子宫切口周围手术野。人工流产负压吸引术时,手术操作要轻柔,负压不宜过高,吸管应缓慢拔出。

[考点提示:子宫内膜异位症患者的健康教育]

第二节 子宫腺肌病

子宫腺肌病是指子宫内膜腺体和间质侵入子宫肌层。本病好发于 30~50 岁的经产妇,约 15% 同时合并子宫内膜异位症,约半数合并子宫肌瘤。

【病因及发病机制】

目前认为,子宫腺肌病由子宫内膜基底层向子宫肌层内生长或内陷所致,其机制尚不明确。多次妊娠和分娩、子宫壁创伤及慢性子宫内膜炎可能是子宫腺肌病的主要原因。子宫内膜基膜下缺乏黏膜下层,由于子宫腺肌病常合并子宫肌瘤与子宫内膜增生过长,故认为基底层子宫内膜侵入肌层可能与高雌激素的刺激有关。

【病理】

1. 大体检查 子宫均匀性增大,呈球形,通常不超过 12 周妊娠大小。少数子宫腺肌病呈局限性生长,局部反复出血致病灶周围纤维组织增生形成结节或团块,似肌壁间肌瘤,称为子宫腺肌瘤。弥散增大的子宫和腺肌瘤的剖面均可见子宫肌壁增厚且质硬,肌壁间见粗厚肌纤维带和微囊腔,且腔内有陈旧性血液。

2. 显微镜检查 本病的镜下特征为子宫肌层内有岛状分布的异位内膜腺体与间质。肌层内异位内膜为不成熟内膜,对孕激素无反应,故腺体呈增生期改变。

【临床表现】

1. 症状

(1)月经失调:40%~50%的患者出现月经增多,一般大于 80 ml,经期延长,可能与子宫内膜面积增加、子宫内膜增生过长等因素有关。

（2）痛经：呈继发性进行性加重。常在月经来潮的前1周就开始，直至月经结束。

（3）其他症状：可有性交痛。当合并子宫肌瘤时，子宫呈不均匀增大，增大的子宫刺激压迫膀胱可出现尿频等症状。

2. 体征　子宫均匀增大，质地较硬，有压痛。少数子宫表面不规则，呈结节性突起，可能与局限性腺肌瘤或伴子宫肌瘤有关。

【辅助检查】

1. 影像学检查　B型超声检查可显示子宫均匀增大，断面回声不均，内膜下肌层不均质回声、条索样斑点、小囊、内膜界限不清；内膜与肌层交界处不均匀结节和子宫前后壁不对称增厚为其诊断标准；子宫腺肌瘤时子宫呈不均匀增大，有散在小蜂窝状无回声区。当子宫腺肌病与子宫肌瘤难以鉴别时，需进一步做CT及MRI检查。

2. 组织病理学检查　术后组织病理学检查可确诊本病。标本特征是子宫肌壁显著增厚且硬，无漩涡状子宫肌层结构，肌壁中见粗厚肌纤维及微囊腔，腔内有陈旧性血液。

3. 腹腔镜或宫腔镜检查　可用于本病的辅助诊断。

【治疗要点】

子宫腺肌病的治疗应根据患者年龄、症状以及生育要求具体考虑。药物治疗适用于年轻、有生育要求、症状较轻及近绝经期患者；手术治疗适用于年龄偏大、无生育要求、症状较重或药物治疗无效者。

【护理评估】

1. 健康史　询问患者年龄和相关病史，是否有多年不孕史、月经过多史和痛经史。

2. 身心状况　询问痛经的特点。本病的特点为下腹正中周期性进行性疼痛加重。妇科检查子宫呈均匀性增大或局限性隆起，质地硬有压痛。月经期宫体较平时增大，压痛更为显著。周期性进行性加重的痛经，常使患者恐惧月经的来临，于月经前期和月经期表现出紧张、恐惧、焦虑的情绪。

3. 辅助检查　B型超声检查示子宫均增大，边界清楚，肌层中可见到种植内膜引起的不规则回声增强；腹腔镜或宫腔镜可辅助诊断；组织病理学检查可确诊本病。

【护理诊断/合作性问题】

1. 疼痛　与痛经、下腹痛有关。

2. 恐惧　与害怕月经来潮，痛经逐渐加重有关。

3. 营养失调　与经期失血量过多有关。

【护理目标】

1. 患者能够应对疼痛。

2. 患者能够表达对疼痛的恐惧与焦虑。

3. 患者能够应对营养失调。

【护理措施】

1. 一般护理　经期避免吃刺激性食物，保持会阴部清洁；疼痛严重时遵医嘱给予镇静剂；腰腹部坠胀感严重时，可通过局部热敷、喝热饮料等减轻疼痛。

2. 心理护理　倾听患者对疼痛的描述，采取相应措施对患者进行心理疏导。

3. 指导就医　药物治疗适应证患者，可使用促性腺激素释放激素激动剂（GnRH－a）治疗。GnRH－a可使疼痛缓解或消失、子宫缩小，但停药后症状可能复现，子宫又重新增大。子宫腺肌病手术适应证患者可采用全子宫切除术。卵巢是否保留，取决于卵巢有无病变及患者年龄大小。对子宫腺肌病的年轻患者或有生育要求者，可行病灶切除术，术后易复发。

［考点提示：子宫腺肌病患者的护理措施］

【护理评价】

1. 患者遵从医嘱,经药物治疗疼痛得到缓解或消失。
2. 患者减轻或消除对月经来潮的恐惧感,能正确面对月经来潮。
3. 患者营养失调得到改善。

【健康教育】

同本章第一节子宫内膜异位症患者的健康教育。

能力测试题

A1 型题

1. 子宫内膜异位症多见于(　　　)
   A. 青春期　　　B. 绝经前期　　　C. 绝经后期　　　D. 绝经期　　　E. 育龄期

2. 子宫内膜异位症最常发生的部位是(　　　)
   A. 子宫肌层　　　　　　B. 输卵管　　　　　　C. 子宫骶骨韧带
   D. 卵巢　　　　　　　　E. 直肠子宫陷凹

3. 子宫内膜异位症痛经的特点是(　　　)
   A. 痛经与月经周期无关
   B. 痛经发生于月经来潮时,经后缓解
   C. 痛经发生于月经前期
   D. 痛经多为原发性痛经
   E. 痛经经期轻微,经后加重

A2 型题

(4~5题共用题干)

33 岁经产妇,近 3 年痛经且逐渐加重,伴经量多,需服止痛药。妇科检查:子宫后倾,如妊娠 8 周大,质硬。

4. 痛经逐渐加重最可能的原因是(　　　)
   A. 子宫黏膜下肌瘤　　　B. 功能性痛经　　　C. 子宫内膜癌
   D. 子宫内膜结核　　　　E. 子宫腺肌病

5. 为明确诊断,不需要的辅助检查是(　　　)
   A. 输卵管通液术　　　B. B 型超声检查　　　C. 组织病理学检查
   D. 宫腔镜检查　　　　E. 腹腔镜检查

(任　阳)

第十二章　盆底功能障碍性疾病患者的护理

学习目标

掌握:各种盆底功能障碍性疾病患者的护理措施。

熟悉:各种盆底功能障碍性疾病的临床表现、辅助检查、治疗要点、护理评估及护理诊断/合作性问题。

了解:各种盆底功能障碍性疾病的概念、病因、发病机制、护理目标及护理评价。

- -

第一节　子　宫　脱　垂

子宫从正常位置沿阴道下降,宫颈外口达坐骨棘水平以下,甚至子宫全部脱出于阴道口外,称为子宫脱垂(uterine prol apse)。

【病因】

1. 分娩损伤　为最主要的病因。在分娩过程中,特别是经阴道手术助产或第二产程延长者,其子宫韧带、盆底肌及筋膜均过度伸展,张力随之下降,甚至发生撕裂。分娩后,若产妇过早参加体力劳动,特别是重体力劳动,此时损伤的组织尚未修复好,过高的腹压又将未复旧的子宫推向阴道,从而导致子宫脱垂。

2. 长期腹压增加　习惯性便秘、长期慢性咳嗽、经常超重负荷(如长期站立或蹲位、肩挑、举重等)、腹腔的巨大肿瘤或大量腹水等,均直接作用于子宫,迫使其向下移位,导致脱垂。

3. 盆底组织松弛　青年未孕女性发生子宫脱垂者,多为先天性盆底组织发育不良所致,并常伴有其他脏器(如胃)下垂等。长期哺乳及绝经妇女可因雌激素水平下降,盆底组织萎缩退化而变得薄弱,均可发生子宫脱垂。

[考点提示:子宫脱垂的病因]

【临床分度】

我国目前采用的分度标准是1981年全国部分省、市、自治区"两病"科研协作组所制订的标准,根据患者平卧用力向下屏气时子宫下降的程度分类,将子宫脱垂分为三度(图12-1)。

1. Ⅰ度　轻型为宫颈外口距处女膜缘小于4 cm,但未达处女膜缘;重型为宫颈外口已达处女膜缘,在阴道口可见到宫颈。

2. Ⅱ度　轻型为宫颈已脱出阴道口外,但宫体仍在

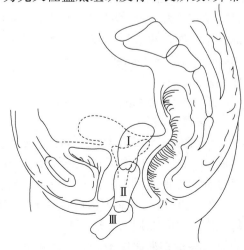

图12-1　子宫脱垂的临床分度

阴道内;重型为宫颈及部分宫体已脱出于阴道口外。

3. Ⅲ度 宫颈及宫体全部脱出至阴道口外。

[考点提示:子宫脱垂的临床分度、临床表现]

【临床表现】

1. 症状 Ⅰ度患者常无自觉症状,Ⅱ度和Ⅲ度患者常出现不同程度的症状。

(1)下坠感和腰骶部酸痛:由于子宫脱垂牵拉韧带、腹膜,盆腔充血所致。常于行走、蹲位、久站和重体力劳动后加重,卧床休息可使症状减轻。

(2)块状物从阴道口脱出:患者常于下蹲、行走、劳动、排便等腹压增加时,有块状物从阴道口脱出。块状物在卧床休息后可变小甚至消失,随着病情进展,症状逐渐加重,块状物体积增大,卧床休息后无法自行回缩,需用手回纳,体积过大时用手也难以回纳。

(3)排尿和排便异常:合并有阴道前壁脱垂的患者常出现排尿困难、尿潴留及压力性尿失禁;合并直肠脱垂的患者常出现便秘和排便困难。

2. 体征 患者屏气用力时可见子宫从阴道口脱出,常合并膀胱、直肠膨出。若脱垂的子宫和阴道黏膜高度水肿,无法用手回纳,长期暴露在外受到摩擦,可引起子宫颈和阴道壁溃疡、出血,若继发感染会渗出脓性分泌物。

【治疗要点】

子宫脱垂的治疗为加强或恢复盆底组织及子宫周围韧带的支持作用。无症状者不需治疗,有症状者可采用保守治疗或手术治疗,合并压力性尿失禁者需进行矫治。治疗方案强调个体化。因患者多为老年人,应以安全、简单、有效为原则。

1. 保守治疗

(1)盆底肌肉锻炼和物理疗法:增加盆底肌群的张力,适用于Ⅰ度和Ⅱ度子宫脱垂者,减轻压力性尿失禁症状,改善病情;对Ⅲ度子宫脱垂者术后可辅以盆底肌肉锻炼治疗;绝经后患者,适当补充雌激素,以增强盆底肌肉筋膜的张力。辅助生物反馈治疗效果优于自身锻炼。中药和针灸等有促进盆底肌张力恢复、缓解局部症状的作用。

(2)子宫托治疗:子宫托是一种承托子宫和阴道壁,并使其维持在阴道内不脱出的工具,是治疗子宫脱垂的常用方法,其简单、安全,疗效可靠。外形有喇叭花形、球形和环形,常用的是喇叭花形。适用于各度子宫脱垂及阴道前后壁脱垂的患者。重度子宫脱垂伴盆底肌明显萎缩,以及宫颈、阴道壁有炎症和溃疡者不宜使用。

2. 手术治疗 目的是修复受损的盆底支持组织,并消除症状。适用于保守治疗无效及Ⅱ度、Ⅲ度子宫脱垂,或合并膀胱、直肠膨出有症状的患者。根据患者的年龄、病情及生育要求选择适合的手术方案。可选用阴道前后壁修补术、阴道前后壁修补术加主韧带缩短及宫颈部分切除术[曼彻斯特手术(Manchester surgery)]、经阴道子宫全切术及阴道前后壁修补术、子宫悬吊术、阴道纵隔成形术等。

[考点提示:子宫脱垂的治疗要点]

【护理评估】

1. 健康史 重点询问患者的分娩史,有无产程延长、阴道助产、盆底组织损伤等,了解产后身体恢复情况。询问有无慢性疾病史,如慢性咳嗽、便秘、盆腹腔巨大肿瘤或大量腹水等。此外,应了解患者的工作性质,是否长期从事超负荷工作等。

2. 身心状况 应评估患者有无腰背酸痛、下腹部坠胀感,有无排尿困难、排便困难及阴道块状物脱出。是否在用力下蹲、增加腹压时使上述症状加重,甚至出现尿失禁,经卧床休息后症状减轻。通过妇科检查来评估子宫脱垂的程度,有无合并宫颈、阴道壁溃疡,若有应了解溃疡面的大小、深浅及分泌物性状等;同时还应评估有无阴道前后壁脱垂和陈旧性会阴撕裂伤及程度;有无压力性尿失禁等。因为长时间的子宫脱垂造成患者行动不便,不能正常进行体力劳动,致使排尿、排便异常,均使患者感到烦躁不安;病情严重时会影响性生活,患者常出现焦虑、情绪低落;保守治疗失败会导致患者悲观失望,不愿与他人交往。

【护理诊断/合作性问题】

1. 焦虑 与长期的子宫脱垂影响正常生活、工作及对手术预后忧虑有关。

2. 疼痛 与子宫下垂牵拉盆腔内组织有关。

3. 舒适度改变 与子宫脱垂影响行动有关。

4. 排尿、排便异常 与阴道前后壁脱垂有关。

5. 组织完整性受损 与宫颈、阴道前后壁脱垂,暴露在阴道口外有关。

【护理目标】

1. 患者焦虑情绪减轻或消失,对疾病有正确的认识。

2. 患者掌握减轻疼痛的方法,出院后疼痛消失。

3. 患者舒适度增加。

4. 患者排尿、排便异常情况得到改善。

5. 患者组织受损程度减轻或完整性恢复。

【护理措施】

1. 一般护理 改善患者的全身状况,加强营养,增强体质,避免长久站立、行走,多卧床休息,积极治疗慢性咳嗽、便秘等增加腹压的原发疾病。教会患者坚持做缩肛运动,以促进盆底肌功能的恢复,每日 3 次,每次 5～15 分钟。注意保持外阴清洁,保护已脱出阴道口的组织,每日用 1:5000 的高锰酸钾溶液坐浴,擦干后在溃疡面上涂己烯雌酚或鱼肝油软膏。

2. 心理护理 因长期子宫脱垂会对患者的精神和肉体产生折磨,使其情绪低落、烦躁不安,故应关心、体贴患者,鼓励其说出疾苦并表示理解。积极采取措施做好患者的心理疏导,耐心向患者讲解子宫脱垂的治疗方法和预后;同时做好家属的工作,让家属理解并关心患者,协助患者早日康复。

3. 病情监测 观察患者有无外阴部异物感及子宫脱垂的程度,注意患者阴道分泌物的颜色、气味、性状,以及是否有排尿、排便困难。

4. 治疗护理

(1)子宫托治疗的护理:教会患者放置子宫托、取出子宫托的方法及注意事项(图 12-2)。

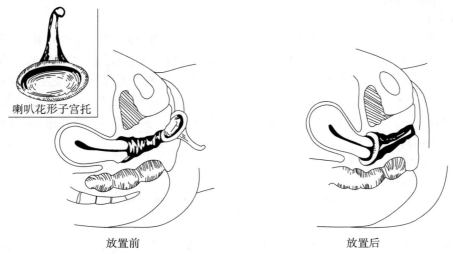

放置前   放置后

图 12-2 喇叭花形子宫托的放置

1)放置子宫托:首先要选择大小合适的子宫托。放置前嘱患者排空大小便,洗净双手,蹲下并两腿分开,一手握子宫托柄,使托盘呈倾斜位进入阴道口,将托柄一边向内推、一边向阴道顶端旋转,直至托盘达宫颈,然后屏气使子宫下降,同时将托柄向上推,使托盘牢牢地吸附在宫颈上。放妥后,将托柄弯度调整朝前,正对耻骨弓后方即可。

2)取出子宫托:手指捏住子宫托柄,上、下、左、右轻轻摇动,等负压解除后,向后外方牵拉,子宫托即从阴道滑出。

3)注意事项:①要求放置子宫托之前阴道应具备一定水平的雌激素作用。绝经后患者因卵巢功能衰退可选用阴道雌激素霜剂,一般在放置子宫托前4~6周开始应用,最好在放托的过程中长期使用。②选择大小,以放后不脱出又无不适感为原则进行选择。③放置时间,每日早晨起床后放置,每日晚上睡觉前取出,洗净存放于清洁杯中,备用,避免放置过久发生子宫托嵌顿,甚至压迫组织导致生殖道瘘。④保持阴道清洁,月经期、妊娠期停止使用。⑤放托后应于第1个月、第3个月、第6个月到医院检查1次,以后每3~6个月复查1次。

(2)手术治疗的护理:

1)术前准备:术前5日开始进行阴道准备,一般选用1:5000的高锰酸钾溶液或1:20的聚维酮碘溶液。Ⅰ度子宫脱垂患者应每日坐浴2次,Ⅱ度、Ⅲ度子宫脱垂的患者,尤其是有溃疡者,应行阴道冲洗后局部涂40%紫草油或含抗生素的软膏,并勤换内裤。为避免宫颈局部烫伤,应注意冲洗液的温度维持在41~43℃。冲洗后戴上无菌手套将已脱出的子宫回纳于阴道内,嘱患者平卧于床上30分钟,同时用清洁丁字带支托下垂的子宫,防止与内裤摩擦,减少异常分泌物的产生,冲洗后应更换干净的棉质紧臀内裤。

2)术后护理:应嘱患者卧床休息7~10日,留置尿管10~14日;每日行外阴擦洗,并注意观察阴道分泌物的量、颜色、性状;避免增加腹压的动作,如咳嗽、用力排便、下蹲等;可口服缓泻剂预防便秘;遵医嘱给予抗生素预防感染。其他护理按照一般外阴、阴道手术患者的护理。

[考点提示:子宫脱垂患者的护理措施]

【护理评价】

1. 患者能说出减轻焦虑的方法,并能积极运用。

2. 患者自述疼痛减轻或消失。

3. 患者舒适度明显增加。

4. 患者排尿、排便状态得到改善。

5. 患者对术后生活质量感到满意。

【健康教育】

1. 出院指导　术后休息3个月,6个月内避免重体力劳动,禁止性生活和盆浴;出院后1个月到门诊复查伤口愈合情况;3个月后再次门诊复查,由医师确认完全恢复后可恢复性生活。

2. 保健指导　加强营养,增强体质,积极防治慢性咳嗽、便秘等;实行计划生育,避免多孕、多产;宣传产后护理知识,避免产后过早参加重体力劳动,鼓励做产后保健操;助产人员应正确指导产妇用腹压,避免产程延长,并保护好会阴,及时行会阴切开术,会阴撕裂者应仔细修补缝合,有手术指征者应及时行剖宫产术。

[考点提示:预防子宫脱垂的方法]

第二节　压力性尿失禁

尿失禁是妇女尤其是年长妇女的常见症状,压力性尿失禁是其中最常见的一种类型。压力性尿失禁(stress urinary incontinence,SUI)又称张力性尿失禁,是指在突然增加腹压甚至休息时,膀胱颈和尿道不能维持一定的压力,尿液不自主地从完整的膀胱和尿道溢出。产伤是造成压力性尿失禁的重要原因。根据最新调查结果显示,绝经后妇女的发生率约为17%。随着生活水平的不断提高,本病已越来越受到人们的重视。

【病因及发病机制】

压力性尿失禁分为两型,90％以上的患者为解剖型压力性尿失禁,为盆底组织松弛引起。10％以下的患者为尿道括约肌障碍型,由先天发育异常所致。盆底组织松弛的原因有妊娠与阴道分娩损伤、绝经后雌激素水平降低等。压力传导理论认为,压力性尿失禁的病因在于盆底支持结构缺损而使膀胱颈/近端尿道脱出于盆底外,因此咳嗽时腹腔内压力不能被平均地传递到膀胱和近端的尿道,导致增加的膀胱内压力大于尿道压力而出现漏尿。

［考点提示:压力性尿失禁的病因］

【临床表现】

病程初期患者在平日活动时无尿液外溢,多在腹压突然增加(如打喷嚏、咳嗽、大笑、跑步、提重物及便秘)时有尿液外溢,严重者在休息时也有尿液外溢。常见于 45 岁以上(尤其是有分娩损伤)的妇女。临床上分为轻、中、重三度。轻度:在咳嗽、打喷嚏时发生,每周至少发作 2 次。中度:在日常活动(如快速走路、从椅子上站起)时发生;重度:站立位发生尿失禁。

［考点提示:压力性尿失禁的临床表现］

【辅助检查】

1. 压力试验　患者膀胱充盈时,嘱患者取截石位,用力咳嗽 8～10 次,若见尿液溢出,即压力试验阳性。

2. 指压试验　检查者将示指、中指两指伸入阴道,置于尿道两侧,指尖位于膀胱与尿道交接处,将膀胱颈向前上方抬高(图12-3),再行诱发压力试验,若无尿液溢出即为阳性。

［考点提示:压力性尿失禁的辅助检查］

【治疗要点】

1. 非手术治疗　包括盆底肌锻炼、电刺激疗法、α 受体药物治疗及尿道周围注射药物等。

2. 手术治疗　包括阴道前壁修补术,尿道、膀胱颈悬吊术,其中阴道前壁修补术是首选、标准的手术治疗方法。

［考点提示:压力性尿失禁的治疗要点］

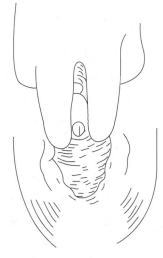

图 12-3　指压试验

【护理评估】

1. 健康史　询问患者有无产程延长、阴道助产史,有无子宫脱垂及阴道手术史,有无盆腔肿物(如子宫肌瘤、卵巢肿瘤史);同时了解患者的营养状况。

2. 身心状况　应评估患者有无在腹压增加甚至休息时有尿液溢出。通过询问日常活动时的情况评估尿失禁的严重程度。中重度患者常因尿液不能控制而弄湿裤子,在公共场所出现难堪,日常工作和社交活动受到影响,且怕他人取笑自己而有较大的心理压力,常出现焦虑、自卑、孤独感,情绪低落。

3. 辅助检查　通过压力试验、指压试验等来评估患者有无压力性尿失禁及其严重程度。

【护理诊断/合作性问题】

1. 焦虑　与尿液不能控制影响日常工作、社交活动有关。

2. 舒适度改变　与尿液自溢有关。

3. 皮肤完整性受损　与溢出的尿液浸渍皮肤或护垫摩擦皮肤有关。

【护理目标】

1. 患者焦虑情绪减轻或消失。

2. 患者舒适度增加。

3. 患者未出现皮肤完整性受损。

【护理措施】

1. 一般护理　热情接待和引导患者就诊,协助患者做好检查前的各项准备。指导患者保持外阴清洁,勤换内裤或护垫,保持局部干燥。

2. 心理护理　与患者建立良好的护患关系,鼓励患者说出内心的真实感受,并表示理解。耐心向患者讲解压力性尿失禁的治疗方法,可介绍治疗成功的病例,帮助患者树立战胜疾病的信心,从而积极配合治疗。

3. 病情监测　嘱患者清晨多饮水,排尿间隔时间不宜过长,严格记录排尿的时间和次数。

4. 治疗护理

(1)盆底肌锻炼:较简单的方法是缩肛运动,可促进盆底肌张力恢复,使膀胱、尿道连接部提高,减轻尿失禁症状。要求每次收缩 5 秒后放松,反复做 15 分钟,每日 3 次。经过 3 个月以上的锻炼,部分患者的症状有所改善。

(2)电刺激疗法:治疗前准备好治疗仪,并协助患者摆好体位,积极配合治疗。

(3)用药护理:指导患者遵医嘱用药,并告知患者药物可能引起的不良反应。

(4)手术护理:对进行手术治疗的患者,遵医嘱做好相应的术前准备、术后护理。

[考点提示:压力性尿失禁患者的护理措施]

【护理评价】

1. 患者焦虑情绪明显减轻,能主动配合治疗。

2. 患者舒适度明显增加。

3. 患者未出现皮肤完整性受损。

【健康教育】

1. 重视产前检查,及早发现异常,避免发生难产。

2. 子宫脱垂伴阴道前壁脱垂者应及时就医,避免病情进一步发展。

3. 平时注意加强营养,增强体质。

4. 经常进行盆底肌锻炼。

[考点提示:压力性尿失禁患者的健康教育]

第三节　生殖道瘘

生殖道瘘是指生殖道与其邻近器官之间形成的异常通道,包括尿瘘、粪瘘、子宫腹壁瘘。临床上以尿瘘最常见,故本节仅介绍尿瘘。

尿瘘(urinary fistula)是指生殖道与泌尿道之间形成的异常通道,尿液从异常通道排出,不能控制。它可发生在生殖道与泌尿道之间的任何部位,多为膀胱阴道瘘,其他还有输尿管阴道瘘、膀胱尿道阴道瘘、尿道阴道瘘、膀胱宫颈阴道瘘等(图 12-4)。

【病因】

1. 产伤　为主要原因,多由难产处理不当所致,分为坏死型和创伤型两类。坏死型尿瘘是由头盆不称、产程延长使阴道前壁、膀胱和尿道长时间被胎先露部压迫,以致局部组织缺血、坏死脱落而形成;创伤型尿瘘是由助产手术或剖宫产手术操作不当直接损伤所致。

2. 妇科手术创伤　经腹或经阴道的手术,可因盆腔组织严重粘连或操作不仔细而误伤尿道、膀胱或输尿管,造成尿瘘。

3. 其他　外伤、药物腐蚀、膀胱结核、生殖器放射治疗后、生殖系统晚期癌症、长期放置子宫托等均可导致尿瘘,不多见。

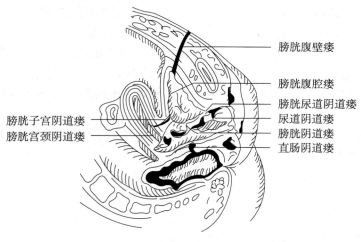

膀胱腹壁瘘

膀胱腹腔瘘

膀胱尿道阴道瘘

尿道阴道瘘

膀胱阴道瘘

直肠阴道瘘

膀胱子宫阴道瘘

膀胱宫颈阴道瘘

图 12-4　尿瘘的分型

[考点提示:尿瘘的病因]

【临床表现】

1. 漏尿　为主要症状。发生的时间与原因有关:坏死型尿瘘多在产后或手术后 3～7 日开始漏尿,手术直接损伤者术后立即开始漏尿。漏尿的形式与瘘孔的位置有关:膀胱阴道瘘表现为无法控制的排尿,尿液从阴道排出;瘘口极小者只在膀胱充盈时才会漏尿;高位的膀胱阴道瘘在平卧位时漏尿不止,站立位时可无漏尿;单侧输尿管阴道瘘因健侧输尿管的尿液仍可进入膀胱,在漏尿同时仍有自主排尿。

2. 外阴皮炎　因尿液长期浸渍刺激,外阴部甚至臀部及大腿内侧常出现皮炎,继发感染后患者感到外阴瘙痒和灼痛、行动困难。

3. 尿路感染　伴有膀胱结石者多有尿路感染,患者可出现尿频、尿痛、尿急等症状。

4. 闭经　有些患者出现长期闭经或月经失调,可能与精神创伤有关。

[考点提示:尿瘘的临床表现]

【辅助检查】

1. 亚甲蓝试验　用来鉴别膀胱阴道瘘、膀胱宫颈瘘及输尿管阴道瘘,并协助辨认位置不明的细小瘘孔。方法:将 300 ml 亚甲蓝稀释液经尿道注入膀胱。若蓝色液体经阴道壁小孔流出,为膀胱阴道瘘;若蓝色液体经宫颈外口流出,为膀胱宫颈瘘;若阴道内流出清亮液体,为输尿管阴道瘘。

2. 靛胭脂试验　适用于亚甲蓝试验阴道流出清亮液体的患者。方法:靛胭脂 5 ml,静脉注射,若 5～10 分钟见到瘘孔流出蓝色液体,则为输尿管阴道瘘。

3. 其他检查　膀胱镜检能了解膀胱的瘘孔位置、数目、大小;肾显像、排泄性尿路造影等可协助诊断尿瘘。

[考点提示:尿瘘的辅助检查]

【治疗要点】

生殖道瘘的治疗以手术治疗为主。根据瘘孔的部位及类型选择手术方式,绝大多数膀胱阴道瘘和尿道阴道瘘可经阴道手术,输尿管阴道瘘多需经腹手术。肿瘤放疗或结核所致的尿瘘应在病情稳定 1 年以后择期手术。分娩及妇科手术后 7 日内发生的尿瘘,可置导尿管或输尿管导管 2～4 周,部分患者即可痊愈。对年老体弱不能耐受手术的患者,可用尿收集器进行保守治疗。

[考点提示:尿瘘的治疗要点]

【护理评估】

1. 健康史　详细询问患者的分娩史,有无难产及盆腔手术史;了解既往史,如膀胱结核、生殖系统恶性肿瘤、接受放射治疗等,有无外伤及阴道用药史,是否接受过子宫托治疗。

2. 身心状况　询问患者漏尿的时间,与体位的关系,是否为持续性漏尿,漏尿的同时有无自主排尿等,以初步评估尿瘘的类型。评估患者有无外阴瘙痒和灼痛感,有无尿频、尿急、尿痛,有无闭经及月经稀发等。通过妇科检查来评估外阴、臀部等部位皮炎的范围,有无表浅溃疡,同时明确瘘孔的大小、位置,并观察尿液从阴道流出的形式。因为漏尿,患者衣裤被尿液浸渍,气味难闻,受人歧视,表现为不愿意出门,不愿与他人交往,加之家属和周围人的不理解,患者常出现自卑、孤独、失望,精神忧郁。

3. 辅助检查　通过亚甲蓝试验、靛胭脂试验、膀胱镜检查、肾显像检查等评估尿瘘的类型,以及瘘孔的位置、大小及数目。

【护理诊断/合作性问题】

1. 皮肤完整性受损　与长期尿液刺激所致外阴皮炎有关。

2. 社交孤立　与长期漏尿,不愿与他人交往有关。

3. 自我形象紊乱　与长期漏尿引起精神忧郁有关。

【护理目标】

1. 患者受损的皮肤完整性恢复。

2. 患者逐渐恢复社交活动。

3. 患者了解漏尿引起的身体变化,树立信心,积极配合治疗。

【护理措施】

1. 一般护理　鼓励患者多饮水,因多饮水可以稀释尿液、自动冲洗膀胱,从而减少酸性尿液对皮肤的刺激,缓解和预防外阴皮炎。每日饮水量不少于 3000 ml,必要时遵医嘱静脉补液,以保证液体的入量。分娩或妇科手术后 7 日内发生尿瘘的患者应置导尿管,并采取使瘘孔高于尿液面的卧位,促使小瘘孔自行愈合。注意保持外阴的清洁、干燥。

2. 心理护理　护士应经常与患者沟通,了解其内心感受,不能因异常气味而疏远患者。告诉患者及家属本病通过手术治疗可以治愈,让患者解除思想顾虑,积极配合治疗。

3. 病情监测　注意观察患者漏尿时的伴随症状,对已行尿瘘修补术的患者应着重观察术后愈合情况,有无继续漏尿等。

4. 治疗护理　对需行手术治疗的患者,应遵医嘱做好术前准备和术后护理。

(1)术前准备:除按一般外阴阴道手术的常规准备外,需注意:①术前 3～5 日,每日用 1:5000 的高锰酸钾溶液或 1:20 的聚维酮碘溶液坐浴;外阴有湿疹者,在坐浴后行红外线照射,干燥后局部涂氧化锌软膏,待痊愈后再行手术治疗。②老年妇女或闭经者,遵医嘱口服雌激素 1 周,促进阴道上皮增生,有利于术后伤口的愈合。③有尿路感染者先控制感染,再行手术。④遵医嘱于术前 1 日应用抗生素预防感染。

(2)术后护理:术后护理是手术成功的关键因素。除常规护理外,需注意:①根据瘘孔的位置采取合适的体位,使瘘孔处于高处,以减少尿液的浸渍,促进伤口修补处的愈合。瘘孔在侧面者应取健侧卧位,膀胱阴道瘘的瘘孔在后底部者应取俯卧位。②术后常规留置尿管 7～14 日,注意固定好尿管,并保证膀胱引流通畅,发现阻塞应及时处理,防止膀胱过度充盈影响伤口的愈合。拔管前注意训练膀胱肌张力,拔管后协助患者每 1～2 小时排尿 1 次,以后逐步延长排尿时间。

［考点提示:尿瘘患者的护理措施］

【护理评价】

1. 患者能正常排尿外阴、臀部的皮疹消失。

2. 患者能与他人进行正常的沟通与交流。

3. 患者自我肯定,在治疗全过程中能积极配合。

【健康教育】

1. 对手术成功者　出院后遵医嘱继续服用抗生素或雌激素药物;禁止性生活及重体力劳动 3 个月;妊娠后应加强产前检查并提前住院分娩,以剖宫产为宜。

2. 对手术失败者　应指导患者保持外阴清洁的方法,尽量避免对外阴皮肤产生刺激;同时告知患者下次手术的时间,并鼓励其树立信心,再次接受手术。

[考点提示:尿瘘患者的健康教育]

- -

能力测试题

A1 型题

1. 子宫脱垂最主要的发病因素是（　　）
   A. 便秘　　　　　　　　　B. 产后过早从事体力劳动　　　　C. 长期腹压增加
   D. 分娩损伤　　　　　　　E. 盆底肌松弛

2. 下列关于压力性尿失禁的护理诊断,正确的是（　　）
   A. 皮肤完整性受损　　　　B. 体液过多　　　　　　　　C. 疼痛
   D. 有受伤的危险　　　　　E. 组织灌注量改变

3. 下列不是尿瘘的症状的是（　　）
   A. 闭经　　　　　　　　　B. 外阴皮炎　　　　　　　　C. 腰骶部酸痛
   D. 漏尿　　　　　　　　　E. 尿路感染

A2 型题

4. 患者,女性,52 岁,孕 5 产 3,因腰骶部酸痛伴下坠感 6 个月入院。妇科检查:宫颈已达处女膜缘,阴道可见子宫颈。该患者子宫脱垂的程度为（　　）
   A. Ⅰ度轻型　　　　　　　B. Ⅰ度重型　　　　　　　　C. Ⅱ度轻型
   D. Ⅱ度重型　　　　　　　E. Ⅲ度

5. 患者,女性,37 岁,子宫脱垂Ⅱ度轻型,既往有习惯性便秘,用力排便后感觉有肿物脱出,需要用手将子宫回纳至阴道内。下列治疗方法中不妥的是（　　）
   A. 盆底肌锻炼　　　　　　B. 使用子宫托　　　　　　　C. 积极治疗便秘
   D. 改善营养状况　　　　　E. 尽快手术治疗

6. 某女性患者,60 岁,因压力性尿失禁进行手术。首选的手术治疗方法是（　　）
   A. 阴道后壁修补术
   B. 子宫切除术
   C. 阴道前壁修补术
   D. 尿道、膀胱颈悬吊术
   E. 子宫悬吊术

7. 某女性患者,因尿瘘就诊。护士与其进行交流时告知引起尿瘘的主要原因是（　　）
   A. 妇科手术创伤　　　　　B. 产伤　　　　　　　　　　C. 外伤
   D. 药物腐蚀　　　　　　　E. 长期放置子宫托

8. 某女性患者,因子宫脱垂入院治疗。护士对其健康教育,错误的是（　　）
   A. 加强营养,增强体质
   B. 积极防治慢性咳嗽、便秘等

C. 指导产后尽早参加重体力劳动

D. 鼓励做产后保健操

E. 实行计划生育,避免多孕、多产

（屈薇娜）

第十三章　妇科手术患者的护理

学习目标

掌握：妇科手术患者的术前和术后的护理评估、护理诊断、护理措施。

熟悉：妇科手术患者的护理评估、护理诊断/合作性问题及健康教育；腹部手术术后常见并发症的护理；腹部急诊手术的护理要点。

了解：妇科手术的分类及对患者的护理目标、护理评价。

近年来，在妇科疾病的治疗中，妇科手术已占有相当重要的地位，是妇科疾病尤其是肿瘤的主要治疗手段。手术既是治疗方法同时也是创伤过程，做好围手术期的护理是手术成功的关键。

第一节　腹部手术患者的护理

妇科腹部手术的种类，根据病情的缓、急可分为择期手术、限期手术和急诊手术三种；按手术范围可分为剖腹探查术、附件切除术、次全子宫切除术、全子宫切除术、次全子宫及附件切除术、全子宫及附件切除术、子宫根治术以及肿瘤细胞减灭术等；按手术方式分为开腹手术和腹腔镜手术。

一、腹部手术前患者的护理

【护理评估】

1. 健康史　了解患者的一般情况，如年龄、职业、体重、家庭住址、月经史、性生活史、婚育史、药物过敏史、既往疾病史、手术史、饮食及生活习惯等；还应评估疾病的轻、重、缓、急，以便于协助医师拟定手术时间，评估患病的部位，拟定实行的麻醉方式、手术方式、手术范围等。

2. 身体评估　评估患者的精神状态、生命体征、营养及饮食，对于生命体征异常者及时报告医师查明原因；评估患者所患疾病的症状、体征；评估阴道出血的量、性状，有无异味等；评估手术野有无感染等；评估患者有无对手术缺乏了解而导致紧张、焦虑，担心手术预后等；评估有无误认为手术后引起性欲降低、失去第二性征，而导致自我形象紊乱、抑郁、多虑、情绪不稳定。

3. 辅助检查　术前做血常规、尿常规、大便常规检查，出凝血时间、血型、血生化检查，感染性标志物、心电图检查，胸部 X 线平片，交叉配血及备血，评估患者身体重要器官的功能状态，是否合并糖尿病、高血压、心脏病等内科疾病。

【护理诊断/合作性问题】

1. 焦虑　与担心手术是否顺利及术后恢复有关。

2. 知识缺乏　缺乏对疾病的发生发展及手术相关知识的了解。

3. 抉择冲突　与对手术方式、范围存在顾虑有关。

4. 舒适度减弱 与手术前需要做各种准备工作及改变原有生活型态有关。

【护理目标】

1. 患者的焦虑程度得到缓解。

2. 患者对疾病的治疗过程及预后知识了解增加。

3. 患者能够正确选择手术方式及范围。

4. 患者舒适度如期恢复。

【护理措施】

1. 一般护理

（1）指导休息：为患者提供安静、舒适的休息环境，为减轻患者的紧张、焦虑，手术前 1 日晚遵医嘱给予镇静、安眠药，常用地西泮 5 mg 睡前口服，保证患者充分睡眠，有利于提高手术耐受力、身体的康复以及疾病的治疗。

（2）营养与饮食：术前应全面了解患者的营养与饮食状况，了解患者有无贫血，评价患者的身体状况能否耐受拟进行的手术。指导患者摄入高蛋白、高维生素饮食，必要时静脉补充营养或输血。

（3）观察生命体征：测量体温、脉搏、呼吸、血压，有异常者及时查明原因，积极处理后再手术。一般术前每 8 小时测体温、脉搏、呼吸 1 次，连续 3 日，血压每日测量 2 次。

（4）皮肤准备：手术前 1 日患者应淋浴、更衣、剪指甲，不能独立完成者，由护士协助进行；然后根据手术和麻醉的部位严格进行手术区域皮肤准备，其范围是上至剑突下，两侧至腋中线，下达大腿内上 1/3 处及外阴部皮肤，脐部要用溶剂（如松节油）清洁。

（5）胃肠道准备：根据手术、麻醉种类，一般于术前 3 日或者 1 日进行肠道准备。术前 8 小时开始禁食，4 小时禁饮，以保证胃彻底排空，防止术中、术后反流、呕吐导致误吸等，同时也能为可能涉及肠道的手术做准备。

1）一般手术：一般的妇科腹部手术（如子宫切除术、附件切除术、子宫肌瘤剥除术等）要求手术前 1 日晚进流质饮食，遵医嘱给予肥皂水灌肠 2 次，或口服番泻叶或麻仁等，患者排便 3 次以上即可。防止手术时的麻醉药物使肛门括约肌松弛，致使大便污染手术台；肠道排空，便于暴露手术视野、减轻或防止术后肠胀气。平日常有便秘的老年患者一般用低压肥皂水灌肠，每次 500～700 ml，个别老人肛门括约肌松弛，灌肠时应准备便盆。

2）可能涉及肠道的手术：如卵巢癌的肿瘤减灭术，肠道准备应从术前 3 日开始，术前 3 日进无渣半流质饮食，并遵医嘱给予抗生素，术前 1 日清洁灌肠，直至排出的灌肠液中无大便残渣。目前以多次口服番泻叶效果最佳，但应少量试服，以免个体差异引起脱水。

（6）阴道准备：用于已有性生活，即将行全子宫切除术的患者。于术前 3 日开始，用消毒液每日阴道冲洗 1 次，也可阴道擦洗 2 次，常用 1:5000 高锰酸钾溶液、0.02% 聚维酮碘溶液或 1:1000 苯扎溴铵溶液等。手术当日应再次冲洗阴道，用消毒液进行宫颈、阴道消毒，尤其注意宫颈和阴道穹隆部的消毒。消毒后应用大棉棒吸干，并在宫颈及阴道穹隆部涂 1% 甲紫。无性生活史的妇女和拟行附件手术的患者，无需做阴道准备。

（7）留置导尿管：术前 30 分钟留置导尿管，术中持续开放，避免术中损伤膀胱。

（8）药物治疗的护理：了解患者有无药物过敏史，做好抗生素、普鲁卡因皮试，并在病历上做好记录，为术中、术后用药做好准备。术前 30 分钟给予基础麻醉药，肌内注射阿托品 0.3 mg 和苯巴比妥 0.1 g，可稳定患者情绪，诱导麻醉，抑制腺体分泌，防止呕吐及误吸等情况发生。

（9）其他：完善术前检查，有异常者及时报告医师。术日早晨测量体温、血压、呼吸、脉搏，并记录在护理记录单上，对发热、血压高、月经来潮者应通知医师推迟手术时间。患者入手术室前取下义齿、发夹、首饰等，交给家属妥善保管。送患者进手术室前，再次核对患者姓名、床号，准备好病历以及术中用药，与手术室护士交接班。患者离开病房后，整理好床单位，铺好麻醉床，床旁准备好监护仪、负压吸引器、输液装置及各种抢救物品。

2.心理护理 ①护理人员应了解妇科手术患者的心理特点,努力与患者沟通,达成一致,并把疾病的相关知识介绍给患者及家属。目的是让患者了解手术的必要性、术前准备的必要性、术前准备的内容及目的等,使患者情绪稳定,配合护士,平静地接受各种术前准备工作。②手术室护士应在手术的前1日向主管医师和护士了解患者的情况,向患者自我介绍,增进了解以消除陌生感;同时,手术室护士应向患者介绍手术的过程、手术室环境、麻醉的方式等,并询问患者对手术过程的护理需求。目的是减轻患者对手术的恐惧、焦虑,以保证手术顺利进行。③鼓励患者说出自己的感受,如术后是否失去女性特征、失去生育能力、影响夫妻性生活等。对患者进行心理疏导,解除患者的疑虑,使患者面对现实,接受手术及手术后的效果。

[考点提示:腹部手术前患者的护理措施]

【护理评价】

1.患者心态平和,情绪稳定,能积极配合手术。

2.患者可以说出手术的名称、手术的范围、手术的必要性和手术前的护理相关知识。

3.患者可以理智地选择手术方式。

二、腹部手术后患者的护理

腹部手术后护理的目的是减轻患者的痛苦和不适,及时发现问题以便为医师提供治疗依据,防止术后并发症的发生,尽快恢复患者正常的心理及生理功能,促进早日康复。

【护理评估】

1.健康史 患者被送回术后复苏室后,手术室护士与复苏室护士要床旁交接班,复苏室护士要详细听取手术室护士或麻醉师的交代,了解手术方式、手术经过、术中出血量、输血和输液量、尿量、用药情况及术后注意事项等情况。

2.身心状况 需评估以下内容:

(1)生命体征:测量体温、血压、呼吸、脉搏,做好记录。观察术后血压的变化,并与术前、术中进行比较;观察体温在手术前与手术后的变化;观察呼吸的频率以及深度;观察心律是否整齐,脉搏是否有力。

(2)各种管道:患者通常留置尿管、腹腔及盆腔引流管,所以要注意观察尿管及引流管是否通畅,并记录尿液及引流液的颜色、量及性状,了解腹腔内是否保留有药液,并认真记录,以便术后的动态观察。

(3)其他:观察患者意识及精神状态,了解麻醉恢复情况;妇科手术常与子宫有关,观察有无阴道出血及出血的量、性质等;观察伤口有无渗血、渗液,敷料是否覆盖伤口等;观察患者有无腹胀、恶心、头晕等症状;观察患者疼痛的部位及程度等。术后患者多因伤口的疼痛、躯体不能自主活动等产生焦虑、烦躁情绪,又因担心手术效果及预后而产生抑郁情绪。

【护理诊断/合作性问题】

1.疼痛 与手术创伤有关。

2.舒适度减弱 与术后虚弱、疼痛、携带各种导管影响活动度有关。

3.有体液不足的危险 与术后出血及体液摄入不足有关。

4.潜在并发症 感染、出血、肠胀气、肺不张等。

【护理目标】

1.术后3日内,使患者疼痛逐渐缓解。

2.患者舒适度如期恢复。

3.术后24小时内不出现体液不足或体液不足及时得到纠正。

4. 避免术后并发症的发生。

【护理措施】

1. 一般护理

（1）搬动：患者术后送回术后监护室时，要正确搬动，平稳轻移，避免发生自主性低血压及各种引流管被牵拉，导致脱落。

（2）体位：

1）全身麻醉：在患者未清醒前要去枕平卧位，头偏向一侧；要有专人护理，保持呼吸道通畅，防止窒息、误吸，之后根据患者的需要选择舒适体位。

2）硬膜外麻醉：患者术后应去枕平卧 6～8 小时，以后患者垫枕平卧，减轻去枕平卧位带来的不适感。

3）蛛网膜下腔麻醉：患者应去枕平卧 12 小时，以避免脑脊液流到硬膜外隙，导致颅内压下降，引起血管扩张而头痛。

4）术后第 2 日早晨改为半卧位：有利于腹腔引流及缓解腹部伤口疼痛，也可以促使肺扩张，减少肺不张等并发症的发生。

（3）休息与活动：提供安静、舒适的休养环境；患者充分休息后，应鼓励其早期进行活动，早期活动有利于避免肺部感染、促进肠蠕动、防止下肢静脉血栓形成等。术后患者清醒后，若生命体征稳定，可每 2 小时变换体位 1 次；次日晨改为半卧位，若生命体征稳定，可下床活动。下床后观察有无心率加快、出冷汗、切口剧烈疼痛、出血、恶心等情况发生，如出现以上情况应立即停止活动。

（4）饮食：一般手术患者，术后 6 小时可进水。肛门排气前避免进食产气食物，如豆浆、牛奶等，可进流质饮食，以菜汤、藕粉等为好。肛门排气后逐渐由流质饮食过渡到半流质饮食，再过渡到普食。术后膳食以高蛋白、高维生素等营养丰富、全面的食物为主，以满足机体恢复的需要。

2. 观察生命体征 术后 15～30 分钟监测 1 次血压、脉搏及呼吸，连续监测直至平稳，平稳后改为每 4～6 小时 1 次，24 小时后改为每日 2 次，3 日后改为每日 1 次。术后 1～2 日体温可升高，但不应超过 38℃，这是机体对手术创伤的反应，每 4 小时测 1 次体温，如术后持续升高，或体温正常后再次升高，提示有感染存在，应注意腹部切口有无渗血、渗液及身体其他部位有无感染征象。

3. 观察麻醉恢复情况 麻醉停止后，患者逐渐苏醒，但有些患者可能会出现意识模糊、嗜睡、躁动等，应加强护理，遵医嘱给予吸氧及对症治疗。硬膜外麻醉和蛛网膜下腔麻醉的患者应注意下肢感觉的恢复，全身麻醉患者应注意意识的恢复。

4. 留置管的护理 妇产科手术常留置盆腔、腹腔引流管，所以应注意观察引流管是否通畅，以及引流液的色、量、质，并做好记录。术后 12～48 小时保留导尿管，广泛性子宫切除术加盆腔淋巴结清扫术留置导尿管 10～14 日。留置导尿管期间应注意外阴部清洁，每日用 0.1% 苯扎溴铵溶液擦洗 1～2 次，观察尿量及尿液性状，以判断有无输尿管、膀胱损伤。

5. 疼痛的护理 麻醉作用消失后，患者会感到伤口疼痛，至术后 24 小时疼痛最为明显。此期间患者可能因为惧怕疼痛而拒绝翻身、咳嗽、检查，应为患者提供舒适的休息环境，向患者解释疼痛的原因以及持续时间，协助患者取舒适的卧位，指导患者减轻疼痛的办法等。根据患者切口疼痛的性质和程度，遵医嘱给予镇静、止痛药。

6. 切口的观察 术后 24 小时内应观察切口敷料覆盖情况；观察切口有无渗血、渗液及红、肿、热、痛等征象；观察阴道分泌物的颜色、量及性状。协助医师换药、更换敷料。子宫全切除的患者，应观察有无阴道流血及阴道分泌物的量、质、色，以判断阴道切口愈合的情况。

7. 腹胀的护理 一般于术后 2～3 日肠功能恢复，应注意观察患者排气情况。如出现腹胀，可采用腹部按摩，以促进排气；变换体位，鼓励患者尽早下床活动，促进肠蠕动以促进排气；持续胃肠减压，有效吸出胃肠内的积液和积气；腹胀严重者，可遵医嘱给予针刺足三里、皮下注射新斯的明

(0.5 mg)等。如术后 4 日仍未排便,可遵医嘱给予缓泻剂和开塞露。炎症或低钾患者遵医嘱给予抗生素或补钾。

8. 心理护理　告之患者及家属手术的效果,解答患者及家属的各项疑问,及时进行心理疏导。疼痛是术后前 3 日主要解决的护理问题,疼痛可直接影响患者的进食、休息及术后恢复,应给予患者心理支持和安慰,耐心讲解疼痛的原因、持续时间及缓解疼痛的方法等知识,降低患者的疼痛。

[考点提示:腹部手术后患者的护理措施]

【护理评价】

1. 患者疼痛减轻,腹胀得到缓解。
2. 患者未出现体液不足的现象。
3. 患者生命体征稳定,没有感染现象及其他并发症发生。
4. 患者述说舒适度逐渐改善,能配合医务人员进行早期活动。

【健康教育】

1. 指导家属有关护理的技巧,协助患者尽快恢复。
2. 指导患者出院后的休息、饮食、用药以及复诊时间。
3. 嘱患者术后 2 个月内避免提举重物。

三、腹部手术术后常见并发症患者的护理

无论手术大小,都有发生术后并发症的可能,预防术后并发症的发生是术后护理的主要目标之一。术后并发症可直接发生在伤口,也可发生在周围的器官,或远离手术部位的体腔内;术后并发症可在术后立即发生,也可稍迟发生。护士必须熟知腹部手术术后常见并发症的临床表现,以做到早期发现,配合医师及时处理。妇产科手术术后常见的并发症:出血、切口感染、切口裂开、肺炎、肺不张、泌尿系统感染、腹膜炎、肠梗阻等。

1. 出血　多为手术止血不当,重要血管结扎线脱落或凝血机制障碍等原因所致。除刀口渗血外,多为内出血。如为少量缓慢出血,患者多能耐受,不易及时发现;大量内出血者则发病急、进展快,可迅速出现失血性休克甚至死亡。故患者回病室后,护士一定要严密观察患者的面色变化,监测血压、脉搏、呼吸,注意尿量,警惕内出血的发生。如发现异常情况,立即报告医师并协助医师查明原因,及时予以处理。刀口渗血者,给予无菌敷料加压包扎,多可止血。如为内出血,量不多者可给予止血药及补充血容量;如出血量多或出现休克者,应配合医师积极进行抢救,并做好剖腹探查进行止血的准备。

2. 切口感染　可因皮肤、器械、敷料消毒不严格,切口内血肿、异物,患者抵抗力降低等因素,导致切口内细菌得以繁殖而致感染。感染早期切口下有硬结、触痛;晚期会出现体温升高,局部红、肿、热、痛,白细胞计数升高,分类中性粒细胞升高。术后应每日观察体温变化、观察切口有无炎症表现。对早期触痛性硬结,可遵医嘱用青霉素加普鲁卡因局部封闭治疗,并给予热敷处理。已化脓者,应拆除缝线进行清创引流,并且按时换药。在换药过程中应彻底清除切口内感染的线头,否则可因反复感染而造成腹膜炎,护士应配合医师检查、确诊,彻底扩创引流。

3. 切口裂开　多发生在切口拆线后 1～2 日内,主要为患者贫血、术后咳嗽等原因所致。营养不良、腹壁脂肪太厚的患者,因组织愈合欠佳,也可发生切口裂开。切口裂开也可见于切口处理不当形成的血肿、无效腔或感染者。护士应针对原因,加强术后护理,促进切口愈合。如为皮下脂肪局限性小裂开,用宽胶布拉拢,以期待自然愈合即可;如切口裂开至腹直肌甚至腹膜者,则应配合医师立即重新缝合,并增加 2～3 针张力线缝合,一般于 10～12 日后拆除。第二次缝合后,更应加强护理,避免切口再次裂开。

4. 肺炎　主要由呼吸道感染和分泌物阻塞所致。症状为发热、咳嗽、胸痛、呼吸加快等,检查

肺部叩诊呈浊音,听诊可有湿性啰音,胸部 X 线检查可协助确诊。对全身麻醉的未清醒患者,术后应去枕平卧,头偏向一侧,派专人护理,直至患者清醒,随时擦去患者口腔内分泌物或呕吐物,防止吸入性肺炎的发生;患者清醒后,鼓励患者多翻身活动或下床活动,以预防肺炎的发生。术后呼吸道分泌物增多,咳痰会引起腹部切口疼痛,致使部分患者不敢咳痰。护士应教会患者正确咳痰的方法,减轻咳痰造成的疼痛,协助患者把痰咳出。痰多黏稠不易咳出者,可给予氨溴索雾化吸入;痰多不能自主咳出者,用吸痰器将痰吸出。对已发生肺炎者,遵医嘱给予有效抗生素治疗。

5. 肺不张　主要由肺支气管被黏痰完全阻塞所致,多发生于术后 48 小时内,为年老体弱无力咳嗽或不敢咳痰的患者易发生。由于血氧不足,患者常表现为呼吸短促、呼吸困难、脉搏加快、皮肤黏膜发绀等。检查肺部时叩诊为浊音或实音,听诊患侧呼吸音减弱、消失或为管状呼吸音,X 线检查为肺不张。护理措施同肺炎。

6. 泌尿系统感染　主要由反复导尿或持续导尿所引起,妇科常见于宫颈癌根治术后。患者主要表现为膀胱刺激症状,继之出现腰痛、腹痛、发热或脓尿等,尿液常规检查有红细胞、脓细胞,应遵医嘱给予有效抗生素治疗。为避免泌尿系统感染的发生,护理时应严格执行无菌操作;选择粗细恰当的导尿管,避免尿道、膀胱黏膜损伤;术后每日用消毒液擦洗尿道口 2 次,每日更换尿袋;拔除导尿管前 3 日行间断放尿;鼓励患者多饮水,以起到自然冲洗尿路的作用。

7. 腹膜炎　多见于感染性子宫附件手术时,由脓液溢入腹腔所致。患者表现为术后体温升高、恶心、呕吐、腹胀、腹部压痛及反跳痛,严重者可发生感染性休克。护理时注意观察病情,发现有感染表现立即报告医师,遵医嘱给予大剂量抗生素控制感染,协助医师完成诊治。疑有肠管损伤或子宫损伤感染者,应配合医师及早剖腹探查,争取抢救时机。如确诊为腹腔、盆腔积脓者,应经阴道后穹隆穿刺放脓或经腹切开引流处理。

8. 肠梗阻　多为腹部脏器粘连等原因引起。不完全性肠梗阻发病缓慢,腹胀、腹痛、恶心、呕吐较轻;完全性肠梗阻症状明显,还可出现排气、排便停止。发现后应及时报告医师,协助医师检查确诊,及早处理。一般处理为暂禁食、腹部热敷、胃肠减压、补液等。无效时请外科专家会诊,必要时行手术探查。

四、腹部急诊手术患者的护理要点

急诊手术的患者是指发病急、病情重,需要紧急手术进行治疗的患者。遇到急诊手术时,护士需要沉着、冷静,在最短的时间内扼要、重点地了解患者病史,快速准确地配合医师完成术前准备,使手术能够尽快进行。

1. 心理护理　由于发病急,患者在对自己病情及治疗不清楚的情况下,缺少完整的心理适应过程,患者及家属会产生紧张、恐惧心理。护士要通过良好的态度和娴熟的技术,使患者确信自己正处在被救治中。同时,护士主动安慰患者及家属,耐心解说病情并告知注意事项,鼓励患者要坚强、勇敢地接受治疗,并允许家属陪伴,以缓解患者的孤独、恐惧。

2. 迅速完成术前准备　急诊手术是以解决最迫切的问题为原则,医护人员要在最短的时间内完成腹部手术的术前准备,并取得患者及家属的信任,使其确信自己在接受最佳的处理方案,病情将迅速得到缓解。需立即观察生命体征,并记录。遇失血性休克患者,不需等待休克恢复后再手术,以免失去抢救时机,积极协助医师抢救休克的同时,迅速做好术前准备,尽快手术。

3. 术后护理　同一般腹部手术术后护理。

第二节　外阴-阴道手术患者的护理

外阴手术是指女性外生殖器部位的手术,主要有外阴根治切除术、前庭大腺切除术、处女膜切开术等。阴道手术包括阴道局部的手术和途经阴道的手术,如会阴Ⅲ度撕裂修补术、阴道成形术、尿瘘修补术、黏膜下肌瘤摘除术、阴式子宫切除术等。

一、外阴-阴道手术前患者的护理

【护理评估】

1. 健康史　基本同腹部手术。尤其要询问患者的年龄、婚姻状况。评估患者疾病的轻重、缓急及一般身体状况,以判断手术的方式、范围及时间。如先天无阴道、子宫脱垂的手术多属择期手术;处女膜闭锁有严重的经血潴留的手术,则需急诊手术。

2. 身心状况　身体状况同腹部手术。外阴、阴道手术时需暴露隐私部位,患者容易表露出忧虑、自卑、羞怯等。年轻女性担心丈夫知晓病情,担心术后影响性生活质量或不能生育而深感焦虑。这些原因均可导致患者出现忧虑、自我形象紊乱等心理问题。

3. 辅助检查　同腹部手术。有性生活患者进行白带常规检查和阴道脱落细胞学检查以排除外阴、阴道炎症。

【护理诊断/合作性问题】

1. 焦虑　与担心手术是否顺利及术后治疗效果有关。

2. 知识缺乏　缺乏疾病和手术的相关知识。

3. 情景性低自尊　与阴道、外阴疾病术前检查暴露外阴有关。

【护理目标】

1. 患者的焦虑程度得到缓解。

2. 患者获得相关的疾病知识及术后护理知识。

3. 患者能表述和讨论心里的担扰和顾虑,维持良好的心情。

【护理措施】

外阴-阴道手术前的护理与腹部手术基本相同,应注意以下六点。

1. 心理护理　为减轻患者的心理负担,护士要对患者进行积极的心理护理。应根据患者具有害羞、不愿暴露隐私部位的心理特征,仔细了解患者及家属的心理反应,并一起讨论有关疾病的治疗及术后护理知识。应做好家属的工作,特别是患者爱人的工作,与患者商讨用最恰当的方法向患者爱人做好解释工作。患者爱人的知情和理解对减轻患者的焦虑情绪有很大影响,也能使患者对日后的生活充满信心。

2. 皮肤准备　术前1日做好皮肤准备,备皮的范围:上至脐水平,下至外阴部、臀部、肛门周围、大腿内上1/3处。如若手术需要植皮,则要做好供皮区的准备。

3. 肠道准备　术前1周进低渣饮食,术前3日起进食无渣半流质饮食2日,术前1日进食流质饮食。术前1日及术日晨行肥皂水清洁灌肠。遵医嘱给予抗生素。

4. 阴道准备　术前3日开始阴道准备,一般为阴道冲洗或坐浴,每日2次。应用消毒液的种类同腹部手术中阴道准备所用的消毒液。

5. 术前指导　指导患者在床上排便,如外阴癌根治术后患者需要卧床1周,需要指导患者在床上使用便盆进行大小便,以免术后排便不畅引起腹压增加而影响恢复。指导患者深呼吸,有效训练咳嗽;指导术后翻身、抬臀等。

6. 其他　术前 12 小时禁食,6 小时禁水,术前 30 分钟常规用药,同腹部手术。

[考点提示:外阴-阴道手术前的护理措施]

【护理评价】

1. 患者焦虑情绪明显改善,能够积极地面对手术和生活。

2. 患者能说出疾病的治疗手段及术后护理知识。

二、外阴-阴道手术后患者的护理

【护理评估】

外阴-阴道手术后评估内容基本同腹部手术,但因手术的部位邻近尿道口和肛门,应特别注意观察有无血肿、感染的发生。另外,应注意观察患者的心理问题。

【护理诊断/合作性问题】

1. 疼痛　与手术切口,外阴部血运丰富有关。

2. 有感染的危险　与手术切口邻近尿道口和肛门有关。

3. 情境性自我贬低　与手术中暴露隐私部位所致的羞怯有关。

【护理目标】

1. 患者疼痛得以减轻。

2. 患者无感染发生。

3. 患者自我贬低的状态得以纠正,心态乐观。

【护理措施】

外阴-阴道手术后的护理措施基本与腹部手术相同,应注意以下八点。

1. 一般护理　监测生命体征,观察有无渗血、渗液、感染等情况,并观察尿液的量、颜色及性状。

2. 饮食　指导术后能进食的患者进高蛋白、高维生素的饮食。特殊情况,如会阴Ⅲ度撕裂修补术、子宫脱垂、阴道前后壁修补术等患者,术后 3 日进无渣流质或半流质饮食,如牛奶、面汤等,术后 5 日进少渣饮食,以避免过早排便对伤口造成污染,以及排便时腹压增加牵拉伤口。

3. 体位　外阴-阴道手术后的患者应根据不同的手术采用不同的卧位。处女膜闭锁及有子宫的先天性无阴道患者,术后应采取半卧位,有利于经血的流出;外阴癌行外阴根治术的患者应平卧,双腿屈膝外展位,膝下垫软枕头,以减少腹股沟及外阴部的张力,有利于切口愈合;子宫脱垂患者应卧床 7～10 日,早期尽量不取坐位或半卧位,以免引起阴道和会阴部水肿;行阴道前后壁修补术或盆底修补术的患者以平卧位为宜,禁止半卧位,以减少外阴、阴道部张力;膀胱阴道瘘的患者采取健侧卧位,以减少尿液对切口的刺激,有利于切口愈合。

4. 疼痛的护理　外阴神经末梢丰富,患者对疼痛特别敏感,要充分理解患者,在正确评估患者疼痛的基础上,给予不同的护理指导,以减轻疼痛。必要时遵医嘱给予止痛措施。如更换体位、使用镇痛泵等止痛方法,并评价止痛效果。

5. 切口的护理　外阴-阴道部位肌组织少,切口张力大,伤口不易愈合,要随时观察切口情况,有无红、肿、热、痛及渗出;观察患者切口周围皮肤的温度、湿度、颜色及有无皮下组织坏死等;注意阴道分泌物的颜色、性状、量,如发现异常及时报告医师。保持外阴、切口周围清洁、干燥,勤换内衣、内裤及床垫。每日用聚维酮碘棉球擦洗外阴 2 次。术后第 3 日可行外阴烤灯,以促进血液循环,有利于伤口愈合。有引流管者要保持引流管通畅,严密观察引流液的颜色、量、性状,定时更换引流袋。

6. 保持大小便通畅　一般导尿管需保留 5～7 日,生殖道瘘术后保留导尿管 7～14 日,子宫脱垂术后保留导尿管 10～14 日,应特别注意保持导尿管通畅,做好外阴的护理,每日用消毒液冲洗尿道口,拔除导尿管后协助患者排尿。一般术后3日开始形成大便。特殊情况,如会阴Ⅲ度撕裂修补术患者,应在患者排气后控制肠蠕动,遵医嘱给予鸦片酊5 ml,加水至10 ml口服,每日3次,于术后第5日口服缓泻剂,使大便软化,避免因用力排便腹压增加,使切口张力变大而影响愈合。

7. 外阴、阴道护理　阴道内填塞纱布要详细交班,按时取出、清点、记录。注意观察阴道有无出血及出血的颜色、量及性状;每日行外阴擦洗2次,大小便后冲洗外阴,保持外阴部清洁;注意用消毒会阴垫,勤换内衣、内裤,保持床单位清洁、干燥,避免伤口感染。

8. 心理护理　术后患者的心理问题会更多,其护理方法同术前护理,并鼓励患者积极主动讲出自己的感受,听音乐、看书、与家人和病友交流等。

[考点提示:外阴-阴道手术后的护理措施]

【护理评价】

1. 患者疼痛减轻。

2. 患者未出现感染的现象。

3. 患者能正确面对手术,能进行正确的自我评价。

【健康教育】

1. 保持外阴部清洁、干燥,勤换内裤。

2. 休息3个月,避免性生活及盆浴,避免重体力劳动及增加腹压。

3. 出院后1个月到门诊复查,手术后3个月再次到门诊复查,经医师确定切口完全愈合后才能恢复性生活。

[考点提示:外阴-阴道手术后患者的健康教育]

能力测试题

A1 型题

1. 子宫全切术术前1日护理措施中,不需要的是(　　)
   A. 皮肤的准备　　　　　B. 阴道的准备　　　　　C. 肠道的准备
   D. 输血的准备　　　　　E. 放置导尿管

2. 子宫全切术术后,肠道功能恢复的时间一般需要(　　)
   A. 1~2日　　　B. 2~3日　　　C. 3~4日　　　D. 4~5日　　　E. 5~6日

3. 术后患者的体位不正确的是(　　)
   A. 全身麻醉未清醒的患者应去枕平卧
   B. 蛛网膜下腔麻醉患者应去枕平卧
   C. 硬膜外麻醉的患者应平卧位
   D. 术后合并盆腔感染应采取半卧位
   E. 术后合并盆腔感染应采取头低足高位

4. 子宫脱垂患者手术后应采取的体位是(　　)
   A. 头高脚低位　　　　　B. 侧卧位　　　　　C. 平卧位
   D. 半卧位　　　　　　　E. 自由体位

5. 某患者,根据需要行经腹全子宫切除术,术前备皮范围应为(　　)
   A. 上至剑突下,两侧至腋中线,下达外阴部及大腿内上1/3
   B. 上至剑突下,两侧至腋前线,下达外阴部及大腿内上1/3
   C. 上至剑突下,两侧至腋中线,下达外阴部及大腿内上2/3

D. 上至脐部,两侧至腋中线,下达外阴部及大腿内上 1/3

E. 上至脐部,两侧至腋中线,下达外阴部及大腿内上 2/3

A2 型题

6. 患者,女性,65 岁,子宫Ⅱ度脱垂合并阴道前后壁膨出。行阴道子宫全切术加阴道前后壁修补术,术后护理措施正确的是( )

A. 留置导尿管 5～7 日

B. 术后 2 日可盆浴

C. 术后次日取半卧位

D. 术后进少渣半流质饮食 10 日

E. 术后每日检测生命体征 2 次,注意观察尿量、颜色及性状

7. 患者,女性,38 岁。患子宫肌瘤入院,准备在硬膜外阻滞麻醉下做全子宫切除术。在术前 1 日的准备中,不正确的是( )

A. 皮肤准备

B. 夜间遵医嘱口服镇静安眠药

C. 术前予肥皂水灌肠

D. 晚餐进软食,术前 12 小时禁食

E. 阴道冲洗并在子宫颈、穹隆部涂 1‰甲紫

A3 型题

(8～9 题共用题干)

患者,女性,45 岁。由于宫颈癌需做广泛性子宫切除和盆腔淋巴结清扫术。

8. 手术前 1 日的准备内容不包括( )

A. 导尿   B. 皮肤准备   C. 阴道冲洗   D. 灌肠   E. 镇静

9. 该患者术后保留导尿管的时间是( )

A. 1～2 日   B. 3～5 日   C. 5～7 日   D. 10～14 日   E. 2～3 周

(孙 俨)

第十四章　不孕症妇女的护理

学习目标

掌握：不孕症患者的护理诊断及护理措施。

熟悉：不孕症患者的护理评估。

了解：常用辅助生殖技术的内容及并发症。

受孕是一个极其复杂的生理过程，正常受孕需要具备以下基本条件：①女方在排卵期卵巢正常排卵；②男方无射精障碍，精液质量良好，有正常的精子；③女方的输卵管通畅，使精子和卵子能够较好地结合；④受精卵必须由输卵管运送至子宫腔，并生长在适宜的子宫内膜。若是以上任何一个条件出现问题，均会导致不孕症。辅助生殖技术是帮助不孕症患者受孕的先进技术，适用于有指征的不孕患者。

第一节　不　孕　症

不孕症(infertility)是指孕龄夫妇有正常性生活，未避孕达 1 年以上而未能妊娠者。主要分为原发性不孕和继发性不孕。无避孕从未妊娠者称为原发性不孕；曾经妊娠（包括足月分娩、早产、流产、异位妊娠和葡萄胎等）之后，未避孕 1 年不孕者称为继发性不孕。世界卫生组织(WHO)评估，每 7 对夫妇中约有 1 对夫妇存在生殖障碍。我国不孕症发病率为 7%～10%，近年有上升趋势。

【病因及发病机制】

男女双方对生育率均有影响。据调查，单纯女性因素导致不孕症占 40%～55%，单纯男性因素导致不孕症占 25%～40%，男女双方因素导致不孕症占 20%～30%，免疫和不明原因的不孕症约占 10%。所以在确诊不孕症病因时，要求对男女双方同时检查。

1. 女性不孕因素　以输卵管因素和卵巢因素居多。

(1)输卵管因素：输卵管具有捡拾卵子和运输卵子、精子的功能；输卵管也是精子获能，精卵相遇、受精的场所。各种输卵管的手术、输卵管异常，或非特异性炎症、子宫内膜异位症甚至输卵管周围的病变等，均可影响输卵管的功能而导致不孕症的发生。因此，输卵管因素是女性不孕的最常见的原因。

(2)卵巢因素：包括排卵障碍和卵巢内分泌功能紊乱。排卵障碍是导致不孕症的一种最严重的原因。引起卵巢功能紊乱导致排卵障碍的因素有：①卵巢病变，如先天性卵巢发育不全、卵巢功能早衰、功能性卵巢肿瘤、多囊卵巢综合征等；②下丘脑-垂体-卵巢轴功能紊乱引起的无排卵；③全身性因素，如营养不良、心理压力过大、过度肥胖、甲状腺功能亢进、肾上腺功能异常、药物不良反应等。

（3）子宫因素：子宫发育不良、各种子宫畸形、子宫内膜结核、宫腔内粘连、子宫内膜肿瘤等均可影响着床，引起不孕或孕后流产。

（4）宫颈因素：子宫颈的炎症、子宫颈发育异常、宫颈肿物等，或影响宫颈黏液的性状或影响宫颈管的结构，从而影响精子的活动、上游与储存，引起不孕症。

（5）外阴、阴道因素：处女膜发育异常、阴道部分或完全闭锁、阴道损伤后形成的瘢痕狭窄可影响性交或阻碍精子进入而致不孕症。严重的阴道炎可明显改变阴道的酸碱度，降低精子活力，缩短精子存活时间而影响受孕。

2. 男性不孕因素　男性不孕主要是生精异常及输精障碍。

（1）精液异常：许多因素可影响精子的数量、结构与功能，有些是暂时性的，如急性炎症；有些是永久性的，如先天发育异常。导致精液异常的诱因包括：①先天发育异常：睾丸的先天性发育异常［如无睾症、精曲小管发育不全（Klinefelter 综合征）、XYY 综合征、男性假两性畸形等］妨碍精子产生；②急性或慢性疾病：如腮腺炎、睾丸结核等；③外生殖器感染：如淋菌感染；④过度接触化学物质：如铅、砷、杀虫剂等；⑤治疗性因素：化疗药物和放射治疗导致的不孕；⑥局部阴囊温度过高：如长期汗蒸、桑拿浴等；⑦酗酒过度、吸毒。

（2）性功能障碍：包括性欲减退、勃起功能障碍、早泄、不射精和逆行射精等，精液不能正常射入阴道。

（3）免疫因素：在男性生殖道免疫屏障被破坏的条件下，精子、精浆在体内产生抗精子抗体，使射出的精子产生凝集而不能穿过宫颈黏液。

3. 男女双方因素　夫妇双方性知识缺乏，对男女生殖系统解剖与生理结构不了解而导致不正确的性生活；过分盼望妊娠以致精神高度紧张；精液中含有多种蛋白，产生免疫反应均可导致不孕症的发生。

4. 不明原因的不孕　夫妇双方所检查的各项指标都正常，依靠目前的检测手段尚未发现明确病因的不孕症，即诊断为不明原因的不孕症。推测不明原因不孕症的病因可能有：①不良的宫颈分泌物影响；②子宫内膜对早期胚胎接受性较差；③输卵管蠕动功能不良；④输卵管伞端拾卵功能障碍；⑤黄素化不破裂综合征；⑥轻微的激素分泌欠佳，如黄体功能不足；⑦卵子受精能力受损；⑧轻度子宫内膜异位症；⑨免疫因素，如抗精子抗体、抗透明带抗体或抗卵巢抗体；⑩腹膜巨噬细胞功能异常；⑪腹腔液中抗氧化功能受损。

【临床表现】

不孕症夫妇共同的临床表现为规律性生活 1 年，未避孕未孕。不同的病因导致的不孕症可能伴有相应病因的临床症状。

【辅助检查】

1. 男方检查　首先进行全身体格检查，然后重点检查外生殖器，观察各生殖器官的发育情况、是否存在畸形或炎症等。精液检查是不孕症首选的检查方法，正常精液量为 2～6 ml，平均为 3～4 ml，pH 为 7.0～7.8，室温下 5～30 分钟内完全液化，精子总数>8000 万/ml，活动数>50%，异常精子<20%。若精液量<1.5 ml，室温下>30 分钟不液化，精子总数<2000 万/ml，活动数<35%，异常精子>50%，均视为异常。

2. 女方检查

（1）卵巢功能检查：主要是了解卵巢的排卵功能、卵巢的储备能量及内分泌功能。包括基础体温（BBT）检查、阴道脱落细胞学检查、子宫内膜诊断性刮宫、性激素测定、宫颈黏液评分等。

（2）输卵管通畅检查：主要有子宫输卵管通液试验、B 型超声下输卵管过氧化氢通液试验、子宫输卵管碘油造影、腹腔镜下通液术。

（3）免疫学检查：

1）宫颈黏液、精液相合试验：试验应在预测排卵期的时间内进行，主要判断宫颈黏液的性状及精子活力。方法：在一玻片上距离2～3 mm的地方各放置1滴宫颈黏液和1滴液化后的精液，轻轻晃动玻片，使两滴液体互相接近，置于显微镜下观察。若精子能穿过黏液并继续向前运行，提示精子活动能力正常，宫颈黏液性状良好，无抗精子抗体存在。

2）性交后精子穿透力试验：试验应在预测排卵期的时间内进行，主要监测女性生殖道局部精子抗体。试验前3日禁止性生活，避免阴道用药和冲洗。在性交后2～8小时，取阴道后穹隆液检查有无活动精子。正常情况下，每个高倍镜视野可见20个或以上的活动精子。

（4）宫腔镜检查：通过宫腔镜检查，可直接观察子宫腔内情况，了解有无子宫黏膜下肌瘤、子宫内膜息肉、宫腔粘连等。

（5）腹腔镜检查：必要时，可行腹腔镜检查，进一步了解盆腔的全面情况。腹腔镜直视下观察子宫表面、输卵管和卵巢等有无病变；盆腔内有无子宫内膜异位症、盆腔粘连等，必要时在病变处取活组织检查。

【治疗要点】

不孕症往往是男女双方多种因素综合影响的结果，所以应在明确诊断的前提下，针对病因的处理是治疗不孕症的关键。积极治疗器质性疾病；增强体质；戒烟，不嗜酒，养成良好的生活习惯；掌握性知识，学会预测排卵，选择适当日期性交，性交次数适当；遵医嘱服用促排卵药物、改善宫颈黏液药物和消炎药物；根据具体情况使用辅助生殖技术等。

【护理评估】

1. 健康史 详细询问家族中有无精神病史、遗传病史等；重点评估男女双方的生长发育史，儿童期是否曾患影响性腺发育的疾病；双方的结婚年龄、婚育史、是否两地分居、性生活情况；双方有无不良嗜好；女方的月经情况等。

2. 身心状况 男女双方应进行包括第二性征发育情况的全身检查，并注意排除全身性疾病；男性检查应重点检查外生殖器有无畸形或病变；女性检查重点观察内外生殖器官的发育和病变情况。不孕症患者可因社会、家庭压力及歧视，出现一系列情绪反应，如沮丧、易激怒、嫉妒、负罪及失落感。

3. 辅助检查 常规行盆腔B型超声、胸部X线片及红细胞沉降率检查；精液常规检查是不孕症首选的检查方法；卵巢功能检查可了解有无排卵及黄体功能；输卵管通畅试验可了解输卵管的通畅情况；宫腔镜检查可了解子宫内膜情况；腹腔镜检查可进一步了解盆腔情况；免疫学检查可了解精子活力及宫颈黏液的性状。

【护理诊断/合作性问题】

1. 知识缺乏 缺乏生育及不孕症的相关知识。

2. 自尊紊乱 与不孕症诊治繁杂的检查、无效的治疗效果有关。

3. 社交孤立 与缺乏家人的支持、不愿与其他人沟通有关。

4. 悲哀 与真实的或潜在的丧失有关。

【护理目标】

1. 妇女能陈述不孕症的主要原因，并积极配合检查和治疗。

2. 妇女可以表达对不孕症的感受，正确评价诊断及治疗效果。

3. 妇女能与家人、朋友正常的交流沟通。

4. 妇女能够正确评价自我。

【护理措施】

1. 向妇女解释诊断性检查可能引起的不适 子宫输卵管碘油造影可能引起腹部痉挛，在术后持续 1～2 小时,随后可在当日或第 2 日缓解,不留后遗症。腹腔镜手术后可能会感到一侧或双侧肩部疼痛,持续 1～2 小时,可以遵照医嘱给予可待因或可待因类药物止痛。子宫内膜活体组织检查后可能有下腹部的不适(如痉挛、阴道流血)。若宫颈管有炎症,黏液黏稠伴有白细胞增多时,可能会影响性交后试验的结果。

2. 指导妇女用药　如果妇女服用氯米芬类促排卵药物,护理人员应告诉其此类药物的不良反应。月经间期下腹一侧疼痛、卵巢囊肿、血管收缩征兆等较常见,少见的不良反应有乏力、头晕、恶心、呕吐、食欲增加、风疹、皮炎、视力下降、畏光、复视、多胎妊娠、自然流产、乳房不适及可逆性脱发等。

3. 治疗护理　帮助不孕夫妇面对治疗过程。当多种治疗措施不佳时,护理人员应帮助不孕夫妇正确对待治疗结果,帮助他们选择停止治疗,或选择继续治疗,和不孕夫妇双方探讨人工辅助生殖技术。护理人员应尊重不孕夫妇做出的任何选择。

4. 指导妇女提高妊娠技巧　护理人员应指导妇女提高妊娠率的方法。①养成良好的生活习惯,保持健康状态,如注重营养、增强体质、减轻压力、戒烟限酒等;②与伴侣进行沟通,可以谈论自己的希望和感受;③不要把性生活单纯当作是为了妊娠而进行;④在性交前、中、后勿使用阴道润滑剂或阴道灌洗;⑤不要在性交后立即如厕,而应卧床,并抬高臀部,持续 20～30 分钟,以使精子进入宫颈;⑥在排卵期可增加性交次数。

5. 告知不孕症治疗的结局　不孕症治疗会出现三个结局:①治疗成功,发生妊娠。此时期她们焦虑感并没有减少,常担心在分娩前出现不测。即使分娩出健康新生儿,她们仍需他人帮助自己确认事实的真实性。②治疗失败,妊娠失败。此时妇女的悲伤感受较多。③治疗失败,停止治疗。一些不孕夫妇会因经济、年龄、心理压力等因素放弃治疗,应对他们的选择给予尊重与支持。

6. 心理护理　不孕症对于不孕夫妇来说是生活的危机,将经历一系列的心理反应(震惊、否认、悲伤、孤独等),护理人员应对夫妇双方提供适当的护理。不孕的时间越长,夫妇双方对生活的控制感越差,因此应积极采取心理护理帮助其尽快渡过悲伤期。

【护理评价】

1. 夫妇双方在诊治过程中解除顾虑,主动配合治疗,并能表达出自己对不孕症的态度。
2. 患者疼痛缓解。
3. 不孕症夫妇表示获得了正确的有关不孕症的信息。

【健康教育】

1. 指导患者增加营养,加强锻炼身体,养成良好的生活习惯,保证充足睡眠。
2. 患者需自我心理调节,及时放松及调整紧张心态,缓和与消除焦虑不安的情绪。
3. 女性患者注意自我保护,减少不孕症的发生;平时宜节欲,避免房事过频。

第二节　辅助生殖技术

辅助生殖技术(assisted reproductive techniques,ART)又称为医学助孕,以治疗不孕夫妇达到生育的目的,是生育调节的重要组成部分。辅助生殖技术包括体外受精与胚胎移植(俗称试管婴儿)、人工授精、人工供体授精、宫腔内授精配子输卵管内移植等,以及在这些技术基础上派生的各种新技术。

一、常用辅助生殖技术

(一)体外受精与胚胎移植

体外受精与胚胎移植(in vitro fertilization and embryo transfer,IVF - ET)即试管婴儿,是现

代新助孕技术中最基本的技术。体外受精是指从女性体内取出卵子,放入试管内培养一个阶段与精子结合成受精卵,发育成早期胚泡。胚胎移植是指胚泡移植到女性宫腔内使其着床发育成婴儿的全过程。

1. 适应证　①输卵管阻塞性不孕症(原发性和继发性)为最主要的适应证,如患有输卵管炎症、盆腔炎导致的输卵管堵塞、积水等。②子宫内膜异位症经治疗长期不孕者。③输卵管结扎后子女发生意外者,或输卵管吻合术失败者。④多囊卵巢综合征经保守治疗长期不孕者。⑤原因不明的不孕症。⑥其他,如免疫因素不孕者,男性少精、弱精者。

2. 患者准备　监测月经和血内分泌情况、妇科常规检查,进行 B 型超声检查、妇科检查、血液学检查、输卵管造影、宫颈及阴道分泌物检查、精液分析、男女双方染色体检查以及肝功能检查等。

3. 主要步骤

(1)促进与检测卵泡发育:目前常采用药物促进排卵,以获取较多的卵母细胞供使用。采用 B 型超声测量卵泡直径,以及测定血雌二醇、黄体生成素水平,监测卵泡发育。

(2)取卵:于卵泡发育成熟尚未破裂时,在 B 型超声引导下经腹或经阴道穹隆处用细针穿刺成熟卵泡,抽取卵泡液找出卵母细胞。

(3)体外受精:取出的卵母细胞放入培养液中培养,使卵子进一步成熟,达到与排卵时的相近状态,以提高受精率与卵裂率。

(4)胚胎移植:将体外培养至 2～8 个细胞的早期胚胎经阴道送回母体子宫内的过程。

(5)移植后处理:卧床 24 小时,限制活动 3～4 日,肌内注射黄体酮治疗,移植后第 14 日测定血β-hCG,若明显增高提示妊娠成功,按高危妊娠加强监测管理。

(二)人工授精

人工授精(artificial insemination,AI)指用非性交方式将精子注入女性生殖道以获得妊娠,根据精子来源分为夫精人工授精(AIH)及供精人工授精(AID)。

1. 适应证

(1)AIH:主要适用于男方患性功能障碍(勃起功能障碍、早泄、逆行射精、尿道下裂、性交后试验异常经治疗仍无显效者,精液正常或轻度异常)和女方先天或后天生殖道畸形及宫颈性不孕症(宫颈管狭窄、宫颈黏液异常、抗精子抗体阳性等)。

(2)AID:主要适用于男方精子质量有问题。包括:①严重精液量减少,不足 1 ml,以致精液不能接触宫颈口和宫颈黏液;②低精子计数,在不少于两次连续检查的精子计数低于 $20 \times 10^6/ml$;③精子活力低下,活动精子数少于 50%;④遗传性疾病及双方血型不合导致的免疫性不孕症。

2. 禁忌证　目前尚无统一标准。一般有:①患有严重的全身性疾病或传染病;②严重的生殖器官发育不全或畸形;③严重的宫颈糜烂;④输卵管梗阻;⑤无排卵。

3. 主要步骤

(1)收集和处理精液:用干净无毒取精杯经自慰法取精。按照世界卫生组织的标准,在 Makler 精子计数器上计算精子的浓度和活动度。

(2)促进排卵或预测自然排卵的规律:排卵障碍者可促排卵治疗,单用或联合用药。预测排卵的方法包括:①询问月经周期史;②基础体温测定;③宫颈黏液检查;④B 型超声监测卵泡;⑤实验室检查血雌二醇、黄体生成素。

(3)选择人工授精的时间:受孕的最佳时间是排卵前后的 3～4 日。一般通过宫颈黏液、B 型超声监测、基础体温测定等综合判断排卵时间,于排卵前和排卵后各注射 1 次精液为好。

(4)方法:准备人工授精的女性取膀胱截石位,臀部略抬高,通过妇科检查确定好子宫位置,以阴道窥器暴露宫颈口,取无菌棉球拭净宫颈外口黏液,然后用 1 ml 干燥无菌注射器连接用于人工授精的塑料管,吸取精液 0.3～0.5 ml,通过插入宫腔导管注入宫腔内授精。

（三）配子输卵管内移植

配子输卵管内移植（gamete intrafallopian transfer，GIFT）是将卵母细胞和洗涤后的精子直接移植到输卵管壶腹部的一种助孕技术，是继体外受精与胚胎移植之后发展起来比较成熟的助孕技术之一。

1. 适应证

（1）原因不明的不孕症：导致不孕的原因可能是精子运输、受精能力的异常，输卵管伞部拾卵功能障碍或卵泡未破裂黄素化综合征等。

（2）男性不孕症：大多为少精或弱精症。

（3）免疫性不孕症：免疫球蛋白中的 G 抗体可抑制受精，精子数量越多，抗原越多，越能激发免疫反应。

（4）子宫内膜异位症：药物或手术失败后都可用配子输卵管内移植或体外受精-胚胎移植治疗，轻中度子宫内膜异位症较合适，而重度子宫内膜异位症成功率较低。

（5）其他原因的不孕症：有宫腔异常、宫颈因素的不孕或卵巢不排卵等也可用配子输卵管内移植治疗。

2. 主要步骤

（1）诱发超排卵：方法和体外受精与胚胎移植相同，要根据女性的年龄、病因和以往治疗的反应确定治疗方案和 HMG 用量。

（2）监测卵泡：目的是观察卵巢对促性腺激素的反应，来决定 HMG 的用量、注射的时间等。

（3）处理精子：应在排卵前 2 小时取精。

（4）采卵：采卵的时间一般在注射 HMG 后 34～36 小时。

（5）移植配子：移植的卵细胞数量与妊娠率有关。

（四）宫腔内配子移植

宫腔内配子移植（gametes intrauterine transfer，GIUT）是将精子和卵子取出体外之后不进行体外受精，而是将一定数量的精子和卵子直接移植入宫腔内，从而使妇女受孕的一种助孕技术。主要适用于双侧输卵管阻塞、功能丧失的不孕症妇女。

（五）供胚移植

供胚来源于体外受精-胚胎移植中多余的新鲜胚胎或冻存胚胎，受者与供者的月经周期需要同步。主要适用于卵巢功能不良或患有严重遗传病的女性。

二、常见并发症

1. 卵巢过度刺激综合征（ovarian hyperstimulation syndrome，OHSS）　发生与所使用促排卵药物的种类、剂量、治疗方案、患者的内分泌情况以及与是否妊娠等因素有关。临床表现为胃肠道不适、腹胀、呼吸困难、少尿等，患者可出现双侧卵巢增大，严重者肝肾功能损害、心肺功能降低、血液浓缩、电解质紊乱等。

2. 多胎妊娠　促排卵药物的使用或多个胚胎的移植可导致多胎妊娠的发生率增高。多胎妊娠可导致孕妇的妊娠并发症，以及围生儿并发症明显增高，围生儿病死率也明显增高。

3. 流产与异位妊娠　体外受精-胚胎移植成功后的流产率增高，可能与年龄较大、多胎妊娠、黄体功能不全等有关。

能力测试题

A1 型题

1. 导致女方不孕症最常见的因素是（　　）
   A. 子宫因素　　　　　　B. 子宫颈因素　　　　　C. 输卵管因素
   D. 外阴、阴道因素　　　E. 排卵因素

2. 原发性不孕症是指夫妇婚后同居（　　）未孕
   A. 1 年　　　　　B. 2 年　　　　　C. 3 年　　　　　D. 4 年　　　　　E. 5 年

3. 下列不属于不孕症的原因的是（　　）
   A. 子宫发育不良　　　　B. 子宫肌瘤　　　　　　C. 子宫内膜异位症
   D. 子宫颈内口松弛　　　E. 子宫内膜结核

A2 型题

4. 患者,女性,27 岁。婚后性生活正常,同居 3 年未孕,16 岁来月经,2 个月 1 次,每次 6～8
   日,量中等,无痛经。经夫妇双方检查,男方精液常规结果正常,女方阴道通畅,宫颈红,呈
   颗粒状,宫口见清亮透明状分泌物,宫体后位,大小及活动度正常,附件未见异常,基础体温
   测定为单相。该患者不孕可能的原因主要是（　　）
   A. 宫颈炎　　　　　　　B. 子宫后位　　　　　　C. 无排卵
   D. 黄体发育不良　　　　E. 黄体萎缩不全

（孙　俨）

第十五章 计划生育妇女的护理

学习目标

掌握:各种避孕方法的护理。

熟悉:计划生育妇女的健康教育。

了解:功能节育器的种类及特点。

- -

计划生育是妇女生殖健康的重要内容。通过采用科学的方法控制人口数量、提高人口素质,是我国实行计划生育的一项基本国策。节育主要措施包括避孕、绝育、避孕和绝育失败的补救措施。

第一节 避孕方法及护理

避孕(contraception)是指应用科学手段,在不妨碍正常性生活和身心健康的前提下,使妇女暂时不受孕。目前,常采用药物、器具或应用生殖生理的自然规律达到避孕的目的。避孕的原理如图 15-1。

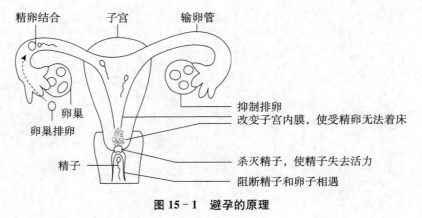

图 15-1 避孕的原理

一、药物避孕

药物避孕又称为激素避孕,具有方便、安全、成功率高等优点。避孕药分为内用和外用两类。根据避孕作用的时间长短不同又分为长效、短效和速效(探亲)三种。目前,避孕药的研发则更加注重女性个体化需求的满足。

(一)避孕机制

1. 抑制卵巢排卵 甾体激素避孕药可抑制下丘脑释放促性腺激素释放激素,使垂体分泌卵泡刺激素和黄体生成素减少,同时直接影响垂体对促性腺激素释放激素的反应,不再出现黄体生成素高峰,故不出现排卵。

2. 干扰受精卵着床 避孕药中的孕激素可干扰雌激素效应,抑制子宫内膜增殖变化及腺体的发育,不适合受精卵的着床。

3. 阻碍精子进入子宫 避孕药中的孕激素可使宫颈黏液的黏稠度增加,宫颈黏液量变少,拉丝度减小,不利于精子穿透。

4. 影响受精卵运行 由于雌孕激素的持续作用,改变输卵管正常的分泌活动与蠕动频率,改变了受精卵在输卵管内的正常运行速度,不利于受精卵的着床。

(二)禁忌证

1. 严重的心血管疾病、高血压、心脏病、血液疾病等。
2. 恶性肿瘤、子宫或乳房肿块、子宫肌瘤、月经稀发或年龄过大者。
3. 急慢性肝炎或肾炎、肝肾功能损伤者。
4. 哺乳期女性不宜使用,雌激素可抑制乳汁分泌,影响乳汁质量,不利于婴幼儿的生长发育。
5. 精神病患者、生活不能自理者。
6. 内分泌疾病,如糖尿病、甲状腺功能亢进症者不宜服用。
7. 年龄大于 35 岁的吸烟妇女不宜长期服用。
8. 原因不明阴道流血者不宜服用。

(三)常用避孕药物及用法

国内常用的避孕药及用法如表 15-1。

表 15-1 国内常用甾体类避孕药

类别	名称	雌激素含量(mg)	孕激素含量(mg)	剂型	给药途径
短效避孕药	复方炔诺酮片(避孕 1 号)	炔雌醇 0.035	炔诺酮 0.625	22 片/板	口服
	复方甲地孕酮片(避孕 2 号)	炔雌醇 0.035	甲地孕酮 1.0	22 片/板	口服
	去氧孕烯炔雌醇片	炔雌醇 0.03	地索高诺酮 0.15	21 片/板	口服
	复方孕二烯酮片	炔雌醇 0.03	孕二烯酮 0.075	21 片/板	口服
长效避孕药	复方左旋 18 甲长效避孕片	炔雌醚 3.0	左炔诺孕酮 6.0	片	口服
	三合一炔雌醚片	炔雌醚 2.0	炔诺孕酮 6.0	片	口服
			氯地孕酮 6.0	片	口服
探亲避孕药	炔诺酮探亲片	—	炔诺酮 5.0	片	口服
	探亲避孕片 1 号	—	甲地孕酮 2.0	片	口服
	53 号避孕药	—	双炔失碳酯 7.5	片	口服
长效避孕针	复方己酸羟孕酮注射液	戊酸雌二醇 5.0	醋酸甲羟孕酮 150.0	针	肌内注射
	(避孕针 1 号)庚炔诺酮注射液	—	庚炔诺酮 200	针	肌内注射
缓释避孕药	左炔诺孕酮埋植剂 I 型	—	左炔诺孕酮 36/根	6 根	皮下埋植
	左炔诺孕酮埋植剂 II 型	—	左炔诺孕酮 75/根	2 根	皮下埋植
	甲硅环	—	甲地孕酮 200 或 250	只	阴道放置
	左炔诺孕酮阴道避孕环	—	左炔诺孕酮 5	只	阴道放置

复方短效口服避孕药使用方法:复方炔诺酮、复方甲地孕酮,于月经来潮第 5 日起,每日 1 次,每次 1 片,晚上睡前服用更佳,连续服药 22 日,22 日服用完后,停药 7 日后服第二周期。若漏服,需在 12 小时内补服。复方长效口服避孕药因不良反应较多,已很少使用。

(四)药物避孕的不良反应及处理

1. 类早孕反应 由于避孕药中的雌激素可刺激胃黏膜,服药后可引起恶心、头晕、乏力、食欲下降等类似早孕的反应。轻者不需处理,坚持服用数日后,症状可自然减轻或消失;若症状较严重可服用维生素 C 100 mg、维生素 B$_6$ 20 mg,每日 3 次,以缓解症状;对症治疗无效者,可更换制剂或停止用药。

2. 阴道流血 多因药物漏服、少服、服药方法不恰当,或因个体差异,服药后体内激素水平不均衡,不能维持正常的子宫内膜生长而引起的出血。发生在服药前半周期,可每晚加服炔雌醇 0.005 mg～0.015 mg,与避孕药同时服用到 22 日停药;发生在服药后半周期,可每晚加服避孕药 1/4～1/2 片,与避孕药同时服用到 22 日停药;若出血量大则应停药,按月经来潮处理,并且在出血的第 5 日开始下一周期服药。

3. 月经改变 可改变月经周期,短效避孕药使月经周期规则、经量减少、经期缩短、痛经症状减轻或消失;长效避孕药使经量增多、经期延长,这时可考虑在月经前 4～5 日每日服用短效避孕药 1～2 片,也可肌内注射丙酸睾酮 2～3 日,或使用止血剂。若停止服用避孕药 7 日后无月经来潮即为闭经,在排除妊娠的前提下,于停药后第 7 日开始服用第二周期的药物;若发生连续 2 个月闭经者,应考虑调换避孕药种类;调换药品后仍然停经者或发生连续 3 个月闭经者,应停服避孕药,根据情况采取合适的措施。

4. 体重增加 长时间服用避孕药可能会产生代谢合成增加、水钠潴留、食欲增强等症状,一般不需处理。

5. 色素沉着 少数女性颜面上会出现淡褐色色素沉着,停药后多数女性可逐渐减轻或恢复。

6. 其他 服药期间可能会出现头痛、乳房胀痛、皮疹、瘙痒等,可对症处理,必要时停药。症状较严重者需停药后到医院就诊。

(五)长期服用甾体激素避孕药对人体的影响

1. 对机体代谢及心血管的影响 部分服用甾体激素避孕药的女性出现糖耐量降低,而空腹血糖正常,尿糖阴性,但无糖尿病征象,可能与避孕药中的雌激素、孕激素成分与剂量有关,一般停药后可恢复正常;部分女性血中甘油三酯、总胆固醇、高密度脂蛋白(HDL)、低密度脂蛋白(LDL)发生改变,对心血管不利,是一种潜在的危险因素;甾体激素对蛋白质代谢的影响较小,少数女性会出现血中总蛋白含量下降、白蛋白降低、球蛋白增高等,一般停药后可恢复正常。

2. 对凝血功能的影响 目前认为,避孕药中的雌激素可使凝血因子增高,大剂量使用雌激素会增加血栓性疾病的危险。国内经过多年观察和大量研究资料表明,我国女性服用的避孕药中的雌激素含量都较低,并不增加血栓疾病的发病率。

3. 对子代的影响 应用短效避孕药停药后妊娠,不增加胎儿畸形的发生。若是长效避孕药,则建议停药 6 个月后再妊娠是安全的,出生婴儿畸形率不增加。

4. 对肿瘤的影响 国内外大量研究资料表明,长期连续服用甾体激素避孕药,有减少子宫内膜癌、卵巢癌发病率的作用,是否潜在诱发宫颈癌和乳腺癌的问题,尚无定论。

(六)护理评估

1. 健康史 评估妇女年龄、月经史、婚育史,既往和现在有无生殖器官疾病、严重心血管疾病、急(慢)性肝肾疾病、血液病及肿瘤等病史。

2. 身心状况 首先是全身一般状况的评估,重点评估是否有使用避孕药的禁忌证。再次评估妇女及其丈夫对药物避孕的认识,是否自愿接受药物避孕,是否了解避孕药对人体的影响,有无顾虑等。

3. 辅助检查 必要时行肝肾功能检查、出凝血时间测定、B 型超声检查等。

(七)护理诊断/合作性问题

1. 知识缺乏 缺乏药物避孕的相关知识。

2. 舒适度改变 与出现类早孕反应、阴道不规则出血有关。

3. 焦虑 与担心出现药物不良反应或避孕失败有关。

(八)护理目标

1. 患者可以正确叙述药物的使用方法及注意事项。

2. 患者了解药物的不良反应及其处理方法。

3. 患者能按照医嘱服药,减少药物的不良反应。

(九)护理措施

1. 用药指导 指导育龄期的妇女选择合适的避孕药。药物妥善保存,按医嘱服药;服避孕药时,不应与巴比妥类、四环素类抗生素、抗癫痫药等同时服用。

2. 掌握适应证和禁忌证 详细评估妇女的身心状况,对有禁忌证的妇女,应予以解释说明,帮助其选择合适的避孕方法。

3. 保证药物有效剂量 注射避孕针剂时,注意要抽尽药液,深部注射、注完;漏服或迟服药物应在 12 小时内及时补服。

4. 心理护理 认真做好患者的解释工作,消除其思想顾虑,使其积极接受并配合。

(十)护理评价

1. 患者可以正确讲解用药的方法及注意事项。

2. 患者以积极的态度对待不良反应,并会做相应适当的处理。

3. 患者没有意外妊娠。

(十一)健康教育

1. 若有生育的需求,应在停药 6 个月后再妊娠。

2. 服药期间若出现严重的不良反应,应及时就诊,长期服药者应定期进行肝肾功能检查。

3. 掌握避孕药的保管事宜,放于干燥、阴凉处,药物受潮、变质不宜服用。

二、器具避孕

器具避孕又称工具避孕,是指利用器具阻止精子进入阴道或宫腔,或改变宫腔内环境,而达到避孕的目的。

(一)阴茎套

阴茎套又称男用避孕套。性交前套在阴茎上,男性射精时精液就排在套内,阻断精液进入阴道,达到避孕的目的。阴茎套为一次性由乳胶或其他材料制成的筒状避孕工具,直径有 29 mm、31 mm、33 mm、35 mm 四种,其前端为储精囊,呈小囊状。阴茎套是最常用、最无害的避孕方法,避孕率达 95% 以上,并且还可防止性传播疾病。

(二)女用避孕套

女用避孕套又称阴道套,是一种由聚氨酯或乳胶制成,长 15～17 mm,柔软、宽松的袋状物。开口处为直径 7 cm 的柔韧外环,内有 6.5 cm 的内环。女用避孕套既有避孕的作用,又能预防性传播疾病。

(三)阴道隔膜

阴道隔膜又称子宫帽,用乳胶制成,为女性避孕工具。性生活前放入阴道内,盖住宫颈,防止精子进入宫腔,起到避孕的作用。阴道隔膜有不同型号,在使用前,应先测量阴道后穹隆与耻骨联合后缘间距离,用于选择适宜型号。一般女性均适用,但子宫脱垂、阴道过紧、膀胱膨出、直肠膨出、重度宫颈糜烂者不宜使用此法避孕。

(四)宫内节育器

国内宫内节育器(intrauterine device,IUD)的种类很多,是一种安全、有效、方便、经济、可逆的避孕方法,是我国育龄妇女的主要避孕措施。

1. 种类　宫内节育器的种类和型号繁多,按照性能可分为两大类。

(1)惰性宫内节育器:是用惰性材料制成的,如不锈钢、塑料尼龙类和硅橡胶等。其理化性能稳定,本身不释放任何活性物质,如金属单环、麻花环、混合环、节育花等(图15-2)。由于惰性节育器的避孕效果较差,国内外已渐趋淘汰,而以活性节育器取代之。

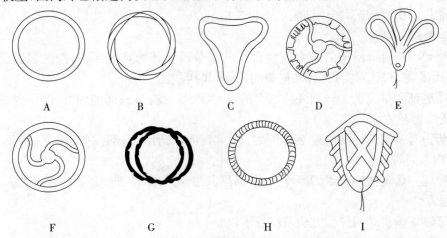

图 15-2　惰性宫内节育器

A. 不锈钢单环;B. 麻花环;C. 宫腔形宫内节育器;D. 太田塑料杯;

E. 节育花;F. 金塑混合环;G. 双环;H. 金塑杯;I. 硅橡胶盾环

(2)活性宫内节育器:是指利用节育器为载体,带有铜或锌等金属、孕激素、止血药物及磁性材料,置入宫腔后,体内能缓慢释放活性物质,从而增加避孕效果、降低副作用的新一代宫内节育器。其分为含铜宫内节育器和含药宫内节育器两大类。

1)含铜宫内节育器:是目前我国应用最广泛的宫内节育器。

·带铜 T 形宫内节育器(TCu-IUD):是目前临床常用的宫内节育器。其塑料支架呈 T 形,按带铜的面积不同又有多种型号,如 TCu200、TCu220、TCu380 等(图 15-3),其中 TCu200 应用最广,在其纵臂绕有铜丝。TCu-IUD 带有尾丝,便于检查和取出。使用年限为 5~7 年。

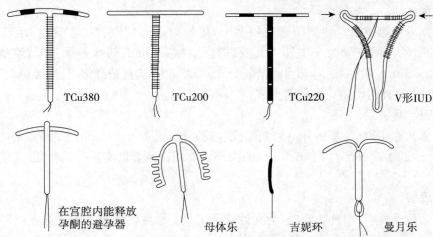

图 15-3　常见的宫内节育器

·带铜 V 形宫内节育器(VCu-IUD):是我国常用宫内节育器之一。其形态与子宫形态相似,以不锈钢丝为支架,外套硅橡胶管。其带器妊娠率、脱落率较金属环明显降低,但因症取出率较金属环单环稍高。

• 多负荷带铜宫内节育器(MLcu375)：商品名为母体乐宫内节育器,是以无毒的聚乙烯塑料为支架,二横臂侧弯并附有鳍状突出物,以减少脱落。有三种型号——标准型、短型、小型,小型更适合于未产妇女。使用年限为 5～8 年。

• 带铜无支架宫内节育器：商品名吉妮环,是由比利时医师研制的一种新型环。由于无支架从而有效地避免了支架对内膜的损伤而发生的出血、疼痛等不良反应。使用年限为 8 年。

2)含药宫内节育器：将药物储存在节育器内,通过每日微量释放提高避孕效果,降低不良反应。目前我国常用的有含孕酮的宫内节育器和含止血药物的宫内节育器。左炔诺孕酮宫内节育器(曼月乐)避孕的有效率为 99% 以上,主要不良反应有点滴出血及闭经。使用年限为 5 年。

2. 避孕机制　宫内节育器的避孕机制目前尚未完全明了。

(1)宫内节育器长期刺激子宫内膜引起无菌炎性反应：白细胞、巨噬细胞浸润增多,内膜多种酶活性增加,从而阻止精子获能和受精卵着床。

(2)节育器损伤子宫内膜,前列腺素分泌增加：从而影响了输卵管的蠕动,使受精卵与子宫内膜发育不同步,不能正常着床。

(3)子宫内出现大量吞噬细胞：可以吞噬精子。

(4)节育器中活性物质的使用：可干扰子宫内膜的正常周期性变化;可增加子宫内膜的无菌性炎症;改变宫颈黏液的生化特点,因此影响精子获能和受精卵着床等。

3. 适应证　已婚育龄妇女自愿放置宫内节育器而避孕,并无禁忌证者。

4. 禁忌证

(1)妊娠或可能妊娠者。

(2)3 个月内,月经频发、月经过多或不规则阴道流血者。

(3)子宫颈内口过松,重度撕裂伤、狭窄或脱垂。

(4)生殖系统炎症或肿瘤、子宫畸形等。

(5)严重的全身性急(慢)性疾病。

(6)人工流产后,出血过多、子宫收缩不良,疑有妊娠物残留或感染者。

(7)有铜过敏者,禁止放置含铜宫内节育器。

5. 放置时间　宫内节育器常规放置时间：①月经干净后 3～7 日内为宜;②若是月经延期或哺乳期闭经者,应在排除妊娠后才可放置;③产后 42 日恶露已净,会阴伤口已愈合,子宫恢复正常后放置;④自然流产正常月经后、人工流产后、药物流产 2 次正常月经后放置;⑤中期引产、足月分娩 3 个月后、剖宫产 6 个月后放置。

6. 放置方法

(1)做好术前准备,选择合适节育器、准备好手术器械包,行白带常规、血常规等术前检查。

(2)受术者排空膀胱,取膀胱截石位。

(3)手术人员洗手,更衣,戴帽子、口罩、无菌手套。

(4)按外阴阴道部常规消毒,铺洞巾。

(5)手术者行双合诊检查,了解子宫大小、位置及附件情况。

(6)阴道窥器暴露宫颈,再次消毒阴道、穹隆、宫颈和宫颈管等。

(7)用宫颈钳夹持宫颈前唇,借助子宫探针探测宫腔深度。

(8)将选定的宫内节育器用放置器送入宫腔达宫底,有尾丝者在距离宫颈外口处 1.5～2.0 cm 处剪断。

(9)观察有无出血,取出宫颈钳和阴道窥器,并填写手术记录。

7. 取出术

(1)适应证：①放置术后副作用严重或者出现并发症者;②改换其他避孕措施者;③带器妊娠

者；④计划再生育者；⑤绝经 1 年以上者；⑥放置宫内节育器达使用年限需更换者。

（2）手术时间：一般在月经干净后 3～7 日内为宜。带器妊娠者于行人工流产时取出；若阴道流血多者，可随时取出。

（3）取出方法：术前评估放置宫内节育器的相关情况，必要时可行 B 型超声、X 线等检查，确定宫腔内节育器类型及其位置。常规消毒后，以取环钩钩住节育器环下缘缓慢拉出；有尾丝者，用血管钳夹持尾丝缓慢取出。

8. 宫内节育器的副作用

（1）出血：表现为经量增多、经期延长或不规则阴道出血，常发生于放置节育器后 1 年内，尤其是最初 3 个月内。症状轻者不需处理，2～3 个月后多能自行好转；症状重者给予对症治疗，若无效者，可考虑更换节育器，或改用其他节育措施。

（2）腰酸腹坠：节育器若与宫腔大小或形态不符，可引起子宫过度收缩，从而导致腰酸或下腹部坠胀。轻者不需处理，重者嘱其多休息并应用前列腺素抑制剂，无效者应考虑更换节育器或改用其他节育措施。

9. 宫内节育器的并发症及防治

（1）感染：宫内节育器容易并发盆腔炎、腹膜炎或尿路感染等，可因放置时无菌操作不严、生殖道本身存在感染灶或节育器尾丝导致上行感染等。给予抗感染治疗，无效者应考虑取出宫内节育器。

（2）节育器异位：多因手术操作不当，戳穿子宫壁，将宫内节育器置于宫腔外；子宫壁薄而软、节育器过大或过硬，可因子宫收缩导致节育器逐渐异位于宫腔以外。术时查清子宫位置和大小可预防发生。若确诊节育器异位后，应在 X 线、B 型超声或宫腔镜下取出。

（3）节育器嵌顿：多因节育器过大、节育器表面粗糙，放置时损伤宫壁、放置时间过长所致。一经诊断，应及时取出。若出现取出困难，应在 B 型超声、X 线直视下或在宫腔镜下取出。术前注意选择与子宫腔大小相适应的、合格的宫内节育器；放置时提高操作技能，达到放置年限及时取出，可预防其发生。

（4）节育器下移或脱落：临床上常以避孕失败而出现。其原因很多，节育器放置不到位，未达宫底部；节育器与宫腔大小、形态不符；宫颈口过松，月经量过多等。建议术后随访检查，以及早发现该并发症。

（5）避孕失败：多见于节育器异位、脱落或下移，带器妊娠。一经确诊，应及时取出宫内节育器，并行人工流产术。

（五）护理评估

1. 健康史　评估妇女年龄、月经史、婚育史，评估末次月经及月经干净的时间，既往和目前有无生殖器官疾病、严重心血管疾病、急（慢）性肝肾疾病、血液病及肿瘤等病史，是否自愿选择。

2. 身心状况　首先是全身一般状况的评估，重点评估是否有使用器具避孕的禁忌证。再次评估妇女及其丈夫对所选的避孕工具的认识程度。对于放置或取出宫内节育器者，应做好术前护理，同时还应询问受术者是否存在焦虑、紧张、恐惧的心理。

3. 辅助检查　行常规检查（血常规、白带常规），必要时行盆腔 B 型超声检查。

（六）护理诊断/合作性问题

1. 知识缺乏　缺乏器具避孕的相关知识。

2. 焦虑　与担心出现器具避孕副作用及并发症有关。

3. 潜在并发症：感染　与尾丝暴露于阴道有关。

（七）护理目标

1. 护理对象了解有关器具避孕的知识。

2. 护理对象焦虑减轻。

3. 护理对象未发生感染或发生感染后及时发现并对症处理。

(八)护理措施

1. 术前准备 术前进行身心评估,排除禁忌证,确立手术时间;填写登记卡;做好术前检查,准备合适的节育器和手术器械包,消毒后备用;指导受术者排空膀胱,取膀胱截石位,消毒外阴-阴道部。

2. 术中护理 严格执行无菌操作原则,预防感染;在知情同意的原则下,帮助受术者选择最适宜的宫内节育器,并在放置前向受术者展示所用的节育器类型;术中全程陪伴,指导其配合手术,并注意受术者的反应,发现异常情况及时报告医师,保证手术顺利完成。

3. 术后护理 ①注意保持外阴、阴道部清洁,术后 2 周内禁止性生活及坐浴,以防感染。②术后休息 3 日,1 周内避免重体力活动和增加腹压的动作,以防移位和自然脱落。③术后 3 个月内,在月经期和便后应注意观察节育器有无脱落;放置节育器后应定期到医院做 B 型超声检查。④术后若出现月经不调、不规则出血对症治疗无效者、腰酸腹坠严重者及发热等症状者,要及时到医院治疗。

(九)护理评价

1. 护理对象可以正确讲解器具避孕的注意事项。

2. 护理对象能够积极配合手术,以积极的态度对待不良反应,并能做相对应的处理。

3. 护理对象没有意外妊娠。

4. 护理对象学会正确使用阴茎套和阴道隔膜。

(十)健康教育

1. 宫内节育器放置术后休息 3 日,1 周内避免重体力活动,2 周内禁止性生活及坐浴,注意个人会阴部卫生。术后出现严重发热、下腹部疼痛出血多时应及时就诊;术后 1 个月、3 个月、6 个月和 1 年各复查 1 次,以后每年检查 1 次,复查宜选择在月经干净后进行。

2. 学会选择合适的器具避孕,并严格按照正确的方法使用,禁止使用过期的、包装有破损的避孕器具。

三、其他避孕方法

1. 自然避孕法(natural family planning,NFP) 又称安全期避孕法。卵子自卵巢排出后可存活 1～2 日,而精子在女性生殖道内可存活 2～3 日,因此排卵前 4 日和排卵后 5 日为易孕期,其余时间视为安全期,采用安全期进行性生活而达到避孕目的。日历表法、基础体温测量法、宫颈黏液观察法均属自然避孕法。由于影响妇女排卵的因素很多,排卵时间不好确定,还可能发生额外排卵。因此,自然避孕法并不十分可靠,失败率可达 20%。

2. 体外排精法 性生活时男性将精液排出体外,使精子不进入阴道而达到避孕的目的。该方法具有不可靠性,并对身体有一定的危害。

3. 紧急避孕法 无保护性生活或避孕失败后 5 日(120 小时)内采取的应激避孕方法,常用雌孕激素复方制剂,无保护性生活 72 小时内即服 4 片,12 小时再服 4 片;单孕激素片无保护性生活 72 小时内服 1 片,12 小时再服 1 片。米非司酮无保护性生活 120 小时内服 1 片。

四、避孕措施的选择

(一)新婚期

原则:新婚夫妇,尚未生育。选用方法:复方短效口服避孕药使用方便,避孕效果好,不影响性生活,列为首选。男用阴茎套也是较理想的避孕方法,性生活适应后可选用阴茎套。还可选用外用避孕栓、薄膜等。由于尚未生育，一般不选用宫内节育器。不适宜用安全期、体外排精及长效避孕药。

(二)哺乳期

选用阴茎套是哺乳期选用的最佳避孕方式。哺乳期放置宫内节孕器，操作要轻柔，防止子宫损伤。由于哺乳期阴道较干燥，不适用避孕药膜。哺乳期不宜使用雌、孕激素复合避孕药或避孕针以及安全期避孕。

(三)生育后期

选用方法：各种避孕方法（宫内节育器、皮下埋植剂、复方口服避孕药、避孕针、阴茎套等）均适用，根据个人身体状况进行选择。对某种避孕方法有禁忌证者，则不宜使用此种避孕方法。

(四)绝经过渡期

此期仍有排卵可能，应坚持避孕，选择以外用避孕药为主的避孕方法。可选用阴茎套。原使用宫内节育器无不良反应者可继续使用，至绝经后 6 个月取出。绝经过渡期阴道分泌物较少，不宜选用避孕药膜避孕，可选用避孕栓、凝胶剂。不宜使用复方避孕药及安全期避孕。

第二节　输卵管绝育术

输卵管绝育术是通过手术或手术配合药物等方法，在输卵管部位阻断精子和卵子的相遇，从而达到避孕的目的。输卵管绝育术是一种安全、永久性的节育措施，并对控制人口问题发挥重要作用。输卵管绝育术包括腹式输卵管结扎术和经腹腔镜输卵管绝育术。经腹腔镜输卵管结扎术简单易行，安全、效果好，近年来逐渐在我国推广使用。

一、经腹输卵管结扎术

【适应证】

1. 自愿接受绝育手术而无禁忌证的已婚育龄妇女。

2. 患有严重的全身性疾病不宜生育者。

【禁忌证】

1. 急(慢)性盆腔感染、腹壁皮肤感染等。

2. 全身情况不良不能耐受手术者，如贫血、心力衰竭、产后出血、休克和其他疾病的急性期。

3. 严重的神经症。

4. 24 小时内有两次体温达到 37.5℃或以上者，应暂缓手术时间。

【术前准备】

1. 手术时间选择，非孕妇结扎时间一般宜选择在月经干净后 3～7 日，人工流产和中期终止妊娠后 48 小时内可进行手术，足月顺产产后和剖宫产时即可行手术，哺乳期或者闭经妇女排除早孕后可行结扎术。

2. 做好受术者及家属的咨询和解释工作，解除其思想顾虑。

3. 签署手术同意书。

4. 详细询问病史，做好全身体格检查及妇科检查，包括血尿常规、白带常规、出凝血时间及肝肾功能等辅助检查。

5. 按照妇科腹部手术前常规准备。

【麻醉】

麻醉方式有局部浸润麻醉、硬膜外麻醉，酌情选用其他麻醉。

【手术步骤】

1. 排空膀胱 必要者留置导尿管,受术者取仰卧位,手术野按常规消毒铺巾。

2. 切口位置 选择在下腹正中耻骨连合上两横指(3～4 cm)处做 2 cm 长纵切口,产后则在宫底下 2～3 cm 做纵切口。

3. 提取输卵管 术者可用卵圆钳取管法、吊钩取管法或指板取管法沿宫底后方滑向一侧,到达卵巢或输卵管后,提取输卵管;用鼠齿钳夹持输卵管系膜并追溯到输卵管伞端,以证实是输卵管,并检查卵巢。

4. 结扎输卵管 目前我国多采用近端包埋抽心法。在输卵管峡部背侧浆膜下注入 0.5%～1.0%普鲁卡因 1 ml,用尖刀切开膨胀的浆膜层,再用弯蚊钳轻轻游离该段输卵管,在相距 1.5 cm 处以 4 号丝线各做一道结扎,剪除其间的输卵管,最后用 1 号丝线连续缝合浆膜层,将近端包埋于输卵管系膜内,远端留于系膜外。同法处理对侧。

5. 清点手术器械、纱布,关闭腹腔,手术完毕。

【注意事项】

1. 严格执行无菌操作,不宜与盆腔内炎症手术、阑尾炎手术同时进行,手术中充分止血,避免形成血肿;哺乳期或者闭经期妇女,应在排除妊娠后再行手术。

2. 为了防止损伤膀胱、输卵管系膜及其他邻近器官,操作过程中要稳、准、轻,尤其是切开腹膜和提取输卵管时。

3. 应牢固结扎输卵管,以免滑脱,不可过紧,以防止将输卵管勒断,造成瘘孔。

4. 见到输卵管伞端才可结扎,切勿误扎子宫圆韧带、输尿管。

【术后并发症】

1. 出血、血肿 以腹壁血肿与输卵管系膜血肿最为常见。多因过度牵拉、钳夹而损伤输卵管或其系膜造成,或因手术中止血不严和缝合时留有残腔等所致。

2. 脏器损伤 有膀胱、肠管等损伤,大多因解剖关系辨认不清或者操作不当所致。

3. 感染 以腹部切口感染为多见,其他感染有盆腔感染、腹腔感染等。导致感染发生的原因很多,体内原有感染灶,未行处理致术后创面发生内源性感染;术前准备差、手术器械、敷料消毒不严或术中操作无菌观念不强,均可导致外源性感染。

4. 绝育失败 手术失败以致妊娠,可因绝育措施的本身缺陷,也可因技术操作失误引起。其结果大多发生异位妊娠,尚需警惕形成输卵管妊娠。

【护理要点】

1. 协助医师选择好手术时间。

(1)非孕妇女以月经干净后 3～7 日为宜。

(2)人工流产中期妊娠终止或宫内节育器取出术后可立即施行手术;自然流产待 1 个月转经后再做绝育手术。

(3)剖宫产的同时即可做绝育术;足月顺产者产后 24 小时内为宜;难产疑有产时感染者,需抗生素预防感染 3～5 日后,无异常情况可施行手术。

(4)哺乳期或闭经妇女绝育须先排除妊娠。

2. 术前准备

(1)做好受术者的思想工作,耐心回答所提出的各种疑问,解除其顾虑与恐惧。

(2)术前详细询问病史,通过全身体格检查、妇科检查、血常规、尿常规、出凝血时间、肝功能以及白带常规等检查全面评估受术者。

(3)按腹部手术要求准备皮肤。

3. 术后护理

(1)除行硬膜外麻醉外,受术者不需禁食,局部浸润麻醉者静卧数小时后可下床活动。

(2)术后密切观察受术者体温、脉搏,有无腹痛、内出血或脏器损伤征象等。

(3)若发生脏器损伤等,应严格执行医嘱,给予药物。

(4)保持腹部切口敷料干燥、清洁,防止感染。

(5)鼓励受术者及早排尿.

(6)告知受术者术后休息3~4周,禁止性生活1个月。

二、经腹腔镜输卵管绝育术

【适应证】

同经腹输卵管结扎术。

【禁忌证】

腹腔粘连、心肺功能不全、膈疝者禁用,余同腹式输卵管结扎术。

【术前准备】

同腹式输卵管结扎术的术前准备。

【麻醉】

麻醉方式有局部浸润麻醉、硬膜外麻醉,酌情选用其他麻醉。

【手术步骤】

受术者取头低臀高仰卧位。在脐孔下缘做 1 cm 长的小切口,将气腹针插入腹腔,充气(CO_2)2~3 L,插入套管针放置腹腔镜。在腹腔镜直视下将弹簧夹或者硅胶环置于输卵管峡部,以阻断输卵管通道;还可采用双极电凝法烧灼输卵管峡部,长度为1~2 cm,达到阻断输卵管的目的。

【术后护理】

严密观察受术者有无发热、腹痛、内出血或脏器损伤等现象。术后静卧数小时后可下床活动。

第三节　避孕失败的补救措施

无论任何方法的避孕,都有一定的失败率。应用者和医务工作人员都不应忽视,宜早发现、早处理。避孕失败的补救措施是人工终止妊娠,包括人工流产术和引产术,人工流产术包括手术流产和药物流产。手术流产方法有负压吸宫术、钳刮术;引产术常用依沙吖啶引产、水囊引产等。

一、早期妊娠终止妊娠方法

药物流产

【适应证】

1. 本人自愿,年龄小于 40 岁,妊娠在 49 日之内的健康女性,B 型超声确诊为宫内妊娠者。

2. 手术流产有高危因素者,如瘢痕子宫、哺乳期子宫、宫颈发育不良或严重骨盆畸形、子宫畸形。

3. 多次手术流产史,对手术流产有恐惧或顾虑心理者。

【禁忌证】

1. 有使用米非司酮的禁忌证,如肾上腺疾病及其他内分泌疾病、肝肾功能异常、血液病、血管栓塞、妊娠期皮肤瘙痒等病史。

2. 禁忌应用前列腺素者,如青光眼、心血管疾病、哮喘、胃肠功能紊乱、癫痫等。

3. 过敏体质、带节育器妊娠者、异位妊娠者等。

4. 24 小时内有两次体温达到 37.5℃或以上者，应暂缓手术时间。

【用药方法】

米非司酮 25 mg，空腹、早晚各 1 次，连续服用 3 日；第 4 日上午口服米索前列腺醇 600 mg，一次服完。药物流产必须在有正规抢救条件的医疗机构进行。

【不良反应】

药物流产不良反应轻，可能会有轻度的恶心、呕吐、下腹痛及乏力等症状。用药后应严密随访，出血量多者需急诊刮宫。

人工流产术

负压吸引术

【适应证】

1. 妊娠 10 周以内，自愿要求终止妊娠者。

2. 因某种原因不宜继续妊娠者，如严重心脏病、遗传性疾病。

【禁忌证】

1. 各种疾病的急性期。

2. 生殖器官炎症患者。

3. 全身情况差，不能耐受手术者。

4. 术前有两次体温达到 37.5℃或以上者。

【手术步骤】

1. 体位　受术者排空膀胱，取膀胱截石位，常规消毒外阴和阴道部，铺无菌洞巾。

2. 做双合诊复查子宫位置、大小及附件情况　用阴道窥器暴露宫颈并消毒。

3. 探测宫腔　用宫颈钳夹持宫颈前唇，用子宫探针探测子宫屈向和深度。

4. 扩张宫颈　用宫颈扩张器扩张宫颈管，从小号到大号，扩宫选用比吸管大半号或一号的宫颈扩张器。

5. 吸管负压吸引　吸引前需做负压吸引试验。将选用合适的吸管连接到负压吸引器上，负压不宜超过 500 mmHg，将吸管缓慢送入宫底部，遇到阻力后略往后退，打开负压开关，按顺时针方向吸引宫腔 1～2 周，即可将妊娠物吸引干净。当感到宫腔缩小、宫壁粗糙、吸头紧贴宫壁、移动受阻时，表示已吸净，然后慢慢取出吸管。

6. 检查宫腔是否吸净　用小号刮匙轻轻搔刮宫底及两侧宫角，并检查宫腔是否吸净，尤其是注意宫底及两侧宫角部。全部吸出物用纱布过滤，检查有无绒毛、胚胎或胎儿组织，有无水疱状物。肉眼观察发现有异常者，可送病理学检查。

钳刮术

【适应证】

1. 妊娠 10～14 周以内，自愿要求终止妊娠而无禁忌证者。

2. 因某种原因不宜继续妊娠者。

【禁忌证】

同负压吸引术。

【手术步骤】

术前先进行扩张宫颈准备。扩张宫颈的方法：①橡皮导尿管扩张宫颈管，于术前 12 小时将 16 号或 18 号导尿管慢慢插入宫颈，次日行钳刮术时先取出导尿管；②术前可口服、肌内注射或阴道放置前列腺素制剂以使宫颈软化、扩张；③宫颈扩张棒扩张宫颈管。手术步骤基本同负压吸引术，钳夹术中充分扩张宫颈后,先钳破胎膜,再逐步钳出胎儿、胎盘组织。

【并发症】

1. 子宫穿孔 多发生于在钳夹、吸宫、刮宫的手术过程中,也可发生于探针探测和扩张宫颈时。临床症状为手术者可感到落空感、宫底变深及负压消失,受术者可出现腹痛、阴道出血及腹腔内出血,甚至休克等。一旦发现穿孔,应立即停止手术。穿孔小,无明显内出血症状、流产已尽者,可卧床休息,并使用宫缩剂和抗生素,住院观察生命体征的变化。需要再刮宫者,小的穿孔可观察2～3日再行刮宫术,大的穿孔根据受术者情况另定。发现内出血多或脏器损伤时,应立即行剖腹探查修补穿孔处。

2. 人工流产综合征 即受术者在人工流产术中或手术结束时出现胸闷、呕吐、头晕、面色苍白、大汗淋漓等,严重者发生心动过缓、心律失常、血压下降、抽搐和晕厥等。主要是由手术中宫颈和子宫受到机械性刺激引起迷走神经兴奋所致,同时与孕妇精神紧张,不能耐受宫颈管扩张或负压吸引有关。因此,术前应给予精神安慰、操作动作应轻柔,扩张宫颈口时不宜过快或者用力过猛,负压不宜过高,发现症状应立即停止手术,给予吸氧,严重者可用阿托品0.5～1 mg静脉注射。吸尽后勿反复吸刮宫壁。

3. 术中出血 多发生于妊娠月份较大时,组织不能迅速地排出,影响子宫收缩,导致术中大出血,甚至休克等。可在扩张宫颈管后,注射缩宫素增加子宫收缩,同时尽快钳夹或吸出胎盘及胚胎。

4. 吸宫不全 部分妊娠组织物残留于宫腔内,引起流产术后阴道不规则出血,甚至大出血。应用B型超声辅助诊断。若无明显感染征象,应行刮宫术,刮出物送病理学检查,术后给予抗感染及缩宫治疗。

5. 漏吸 确定为宫内妊娠,在行人工流产术时未吸出妊娠物。多因子宫畸形、子宫过度屈曲、孕卵着床部位异常及操作不熟练等引起。一旦漏吸,应再行负压吸引术。术毕,检查有无绒毛吸出是及时发现漏吸的关键。

6. 术后感染 多因术中无菌观念不强、术前生殖道炎症未发现或未治疗,术后不能保持外阴部清洁或术后过早性生活等导致。主要表现为体温升高、下腹部疼痛、白带增多或不规则阴道出血,双合诊检查时,子宫或其附件区有压痛。一旦确诊,应卧床休息,支持疗法,及时使用广谱抗生素。

7. 羊水栓塞 不常见,常因宫颈损伤、胎盘剥离使血窦开放,羊水进入母体血液循环所致。妊娠早期、中期时羊水含有细胞等物质少,若发生羊水栓塞,其症状较晚期妊娠轻。

8. 远期并发症 如宫颈、宫腔粘连、慢性盆腔炎、月经异常、继发不孕等。

二、中期妊娠终止妊娠方法

孕妇患有严重疾病不宜继续妊娠或防止先天性畸形儿出生需终止中期妊娠,可采取水囊引产术或依沙吖啶引产术。

【适应证】

1. 妊娠13周至不足28周要求终止妊娠而无禁忌证者。

2. 因某种疾病不宜继续妊娠者,胎儿畸形者。

【禁忌证】

1. 各种疾病的急性期或慢性病急性发作期。

2. 生殖器官炎症。

3. 反复阴道出血者。

4. 术前有两次体温达到37.5℃或以上者。

5. 瘢痕子宫、畸形子宫或子宫发育不良者。

【手术步骤】

1. 水囊引产术

（1）术前测量生命体征。

（2）孕妇排空膀胱，取膀胱截石位，清洗、消毒外阴及阴道部，铺无菌洞巾。

（3）用阴道窥器打开阴道，暴露宫颈，进一步消毒阴道和宫颈。于阴道后穹隆及阴道后壁放置纱布，以避免水囊碰到阴道壁。

（4）插入水囊。选择避开胎盘附着处的方向，用长钳夹住润滑过的水囊中段，沿宫颈管缓慢送入子宫腔，直到水囊全部放入子宫腔内。

（5）注入无菌生理盐水于水囊内。缓慢注入无菌生理盐水（可滴入亚甲蓝于生理盐水内），注入生理盐水的量应根据妊娠月份而定，妊娠 4 个月注入 400 ml，5 个月注入 500 ml，最大量不超过 500 ml，注入液量过少不易诱发好的宫缩，注入过多可导致宫缩过强、胎盘早剥或子宫破裂。

（6）注液完毕，将导尿管末端折叠扎紧，用无菌纱布包裹后塞入阴道内。

（7）术毕，测量子宫底高度后，观察有无胎盘早剥及内出血征象。

2. 依沙吖啶引产术　　依沙吖啶又称利凡诺，具有较强的杀菌作用和直接刺激子宫收缩的作用，其有效剂量安全范围大，引产成功率较高，且感染率低，目前是我国常用的中期妊娠引产的方法。安全用药量每次 50～100 mg，不超过 100 mg。

（1）体位：受术者排空膀胱，平卧于手术台上，按照常规消毒腹部皮肤，铺无菌洞巾。

（2）选择穿刺点：取宫底下 2～3 横指，中线旁开 2～3 cm，选择囊性感明显部位处为穿刺点。

（3）羊膜腔穿刺：用 20～22 号腰椎穿刺针，从选好的穿刺点垂直刺入，有落空感及进入羊膜腔内，拔出针芯，见有羊水溢出才可注药。

（4）注药：将盛有依沙吖啶药液的注射器与穿刺针相接，回抽出羊水，证实穿刺无误后，注入药液。

（5）拔针：注完药液，将针芯重放入腰椎穿刺针内，用无菌纱布压迫止血，并用 2% 碘酒消毒穿刺点后用无菌纱布包扎。

（6）将受术者送回病房休息：注意观察有无阴道出血、腹痛等产兆。一般在注药后 24～48 小时出现产兆。

【接产处理】

引产成功者，大多会自然破膜，娩出过程顺利，产时出血不多，按正常分娩常规进行接产处理。

【并发症及防治】

1. 全身反应　注药后 24～48 小时内，部分受术者可出现体温升高，一般在短时间内恢复，若不能恢复或持续升高者则考虑感染，需对症处理。

2. 胎盘和胎膜滞留　可出现产后出血量增多，检查胎盘和胎膜不完整。确诊后，应立即行清宫术。

3. 产后出血　大部分受术者的出血量一般不超过 100 ml。出现大量出血应给予止血、抗感染和抗休克治疗。

4. 感染　发生率低，出现感染者按照常规处理。

【护理要点】

1. 术前护理　认真做好孕妇身心状态评估，测量体温、脉搏、血压，协助医师严格掌握适应证与禁忌证。告知受术者手术过程中可能出现的情况，取得其积极配合。指导受术者做到术前 3 日禁止性生活。早期终止妊娠通过 B 型超声检查明确早期宫内妊娠，并通过血常规、出凝血时间及白带常规评估受术者。依沙吖啶引产者需行 B 型超声检查以定位胎盘及穿刺点，做好穿刺部位皮肤准备。术前每日冲洗阴道。

2. 术中护理　注意观察受术者的生命体征,并识别有无呼吸困难、发绀等羊水栓塞症状。

3. 术后护理　手术流产、药物流产后应在观察室卧床休息 1 小时,观察腹痛及阴道流血情况。引产术后让受术者尽量卧床休息。注意测量生命体征,严密观察并记录宫缩出现的时间和强度、胎心与胎动消失的时间及阴道流血等情况,产后仔细检查胎盘、胎膜是否完整,有无软产道裂伤,发现裂伤及时缝合,胎盘、胎膜排出后常规行清宫术,同时注意观察产后宫缩、阴道流血及排尿情况,指导受术者及时采取回奶措施。嘱受术者保持外阴清洁,预防感染。

4. 健康指导　康复期注意休息,加强营养。为其提供表达内心焦虑、恐惧和孤独等情感的机会,给予同情、宽慰、鼓励和帮助,减轻其无助感。人工流产术后 1 个月内禁止性生活及盆浴,引产术后 6 周禁止性生活及盆浴,为受术者提供避孕指导。告知受术者若出现发热、腹痛及阴道流血量多等异常情况,及时就诊。

能力测试题

A1 型题

1. 人工流产吸宫术适用于妊娠(　　)
   A. 6 周内　　　　B. 8 周内　　　　C. 10 周内　　　　D. 12 周内　　　　E. 14 周内

2. 受术者发生人工流产综合征反应的症状时,首选的护理措施为(　　)
   A. 肌内注射 0.5 mg 阿托品
   B. 帮助受术者改变体位
   C. 立即停止手术,安慰受术者
   D. 注意保温
   E. 配合医师尽快结束手术

3. 放置宫内节育器的时间为(　　)
   A. 月经前 3~7 日　　　B. 月经干净后 3~7 日　　　C. 排卵前
   D. 排卵后　　　E. 月经来潮前

A2 型题

4. 某女,33 岁,1-1-0-2,行经腹输卵管结扎术。术后护理错误的是(　　)
   A. 术后卧床 24 小时以上
   B. 观察伤口有无渗血
   C. 术后 6 小时督促排尿
   D. 术后 5 日拆线,做好记录
   E. 出院时嘱咐 1 个月后来院复查

5. 某女,妊娠 6 周,行吸宫术终止妊娠。为预防感染,患者能恢复性生活的时间是(　　)
   A. 7 日后　　　　B. 2 周后　　　　C. 3 周后　　　　D. 1 个月后　　　　E. 2 个月后

6. 某女,32 岁,欲放置宫内节育器避孕。下述不属于放置节育器的禁忌证的是(　　)
   A. 轻度贫血　　　　B. 急性盆腔炎　　　　C. 月经过频
   D. 生殖道肿瘤　　　　E. 宫颈口过松

7. 某女行人工流产术。术后护理措施错误的是(　　)
   A. 术后休息 1~2 小时,无异常即可离院
   B. 保持外阴清洁

C. 术后 6 个月内禁止性交

D. 术后 1 个月内禁止盆浴

E. 若有明显腹痛持续 10 日以上,应随时到医院就诊

8. 某女,30 岁,自愿放置带铜宫内节育器。在无临床症状的情况下,可以放置的年限是（　　）

A. 3 年　　　　　　B. 6 年　　　　　　C. 12 年

D. 15 年　　　　　　E. 18 年

9. 患者,女,32 岁,患有乙型病毒性肝炎。最适宜的避孕方法是（　　）

A. 阴茎套　　　　　B. 口服短期避孕药　　　　C. 放置宫内节育器

D. 安全期避孕法　　E. 体外排精法

（单　媛）

第十六章 妇女保健

学习目标

了解：妇女保健的工作内容；妇女保健的意义和目的，生殖健康的概念、内容和影响因素；妇女保健的组织机构，生殖健康的现状与发展。

- -

第一节 妇女保健的意义与组织机构

妇女保健学是一门综合性交叉性边缘学科，以妇女为对象，运用现代医学和社会科学的基本理论、基本技能及基本方法，研究妇女身体健康、心理行为及生理发育特征的变化及其规律，分析其影响因素，制订有效的保健措施。该学科涉及女性的青春期、生育期、围生期、绝经过渡期和老年期等各阶段，综合运用临床医学、保健医学、预防医学、心理学、社会学、卫生管理学等多学科的知识和技术，保护和促进妇女身心健康，提高人口素质。

一、妇女保健工作的意义

妇女保健是以维护和促进妇女健康为目的，以"保健为中心，临床为基础，保健与临床相结合，以生殖健康为核心，面向基层，面向群体"为工作方针，开展以群体为服务对象，做好妇女保健工作，保护妇女健康，提高人口素质，是国富民强的基础工程。

二、妇女保健工作的目的

妇女保健工作的目的是通过积极的预防、普查、监护和保健措施，做好妇女各期保健以降低患病率，消灭和控制某些疾病及遗传性疾病的发生，控制性传播疾病的传播，降低孕产妇和围生儿死亡率，促进妇女身心健康。

三、妇女保健的服务范围

从年龄考虑，妇女保健服务范围是妇女的一生；从服务性质考虑，随着医学模式向社会-心理-生物医学新模式转换，除身体保健外，还包括心理社会方面保健。妇女保健涉及女性的青春期、生育期、围生期、绝经过渡期和老年期，研究各期的特点和保健要求，以及影响妇女健康的卫生服务、社会环境、自然环境和遗传等方面的各种高危因素，制订保健对策和管理方法，开展妇女各期保健、妇女常见病和恶性肿瘤的普查普治、计划生育指导、妇女劳动保护、妇女心理保健等保健工作，以利于提高妇女健康水平。

四、妇女保健与生殖健康

WHO给予"生殖健康"的定义为"在生命所有各个阶段的生殖功能和生命全过程中，身体、心理和社会适应的完好状态,而不仅仅是没有疾病和虚弱"。妇女保健促进生殖健康。生殖健康要点是:①以人为中心,生殖健康把保护妇女健康提高到人权水平,把提高妇女地位作为先决条件;②以服务对象的需求为评价标准,保健工作不是单纯通过生物医学等技术手段,而是通过增强妇女权利和提高妇女地位,最终达到降低死亡率的目标;③强调满意和安全的性生活;④强调社会参与和政府责任,生殖健康的落实需要人们的广泛参与,需要社会各团体、各部门的协调,政府要给予政策支持和保证;⑤涉及学科广,包括生物医学、心理学、社会学、人类学、伦理学等学科领域。

五、妇女保健工作的组织机构

1. 行政机构

(1)卫生部内设妇幼保健与社区卫生司(简称妇社司),下设妇女保健处、儿童保健处、社区卫生处、健康促进与教育处等处室,领导全国妇幼保健工作。

(2)省级(直辖市、自治区)卫生厅设妇幼保健与社区卫生处(简称妇社处)。

(3)市(地)级卫生局内设妇幼卫生科或防保科。

(4)县(市)级卫生局一部分设防保股,一部分设业务股,少数县由专人分管。

2. 专业机构 妇幼卫生专业机构包括:各级妇幼保健机构、各级妇产科医院、综合医院的妇产科、计划生育科、预防保健科,中医医疗机构中的妇科,不论其所有制关系(全民、集体、个体)均属妇幼卫生专业机构。各级妇幼保健机构情况如下。

(1)国家级,目前为国家妇幼保健中心负责管理。

(2)省级妇幼保健机构(直辖市、自治区)设立省级(直辖市、自治区)妇幼保健院及部属院校妇产科、妇幼系。

(3)市(地)级设立市(地)级妇幼保健院。

(4)县级设立县妇幼保健院(所)。各级妇幼保健机构均属于业务实体,都必须接受同级卫生行政部门的领导,认真贯彻妇幼卫生工作方针。

六、妇女保健工作的方法

妇女保健工作是一个社会系统工作,应充分发挥各级妇幼保健专业机构及三级妇幼保健网的作用。有计划地组织培训和继续教育,不断提高专业队伍的业务技能和水平。在调查研究基础上,制订工作计划和防治措施,做到群众保健与临床保健相结合,防与治相结合;开展广泛的社会宣传和健康教育,提高群众的自我保健意识;同时健全有关法律和法规,保障妇女和儿童的合法权利,加强管理和监督。

第二节 妇女保健工作的任务

妇女保健工作的任务包括妇女各期保健,妇女常见病和恶性肿瘤的普查普治,计划生育技术指导,妇女劳动保护,女性心理保健,社区妇女保健,健康教育与健康促进等。

一、妇女各期的保健

1. 女童期保健 是指对青春期前女童提供的特殊保健服务。儿童在10周岁以前,性器官仍处于幼稚型,但在其生长发育过程中会出现生殖器官炎症、生殖器官损伤、两性畸形、性早熟等健康问题,其发育与青春期后生殖功能及健康有着密切的联系。因此,针对女童生殖健康的有关问题要给予充分的关注。

2. 青春期保健 应重视健康与行为方面的问题,以加强一级预防为重点。

（1）自我保健：加强健康教育，使青少年了解自己生理、心理上的特点，懂得自爱，学会保护自己，培养良好的个人生活习惯，合理安排生活和学习，有适当的运动与正常的娱乐，注意劳逸结合。

（2）营养指导：注意营养成分的搭配，提供足够的热量，定时定量，三餐有度。

（3）体育锻炼：对身体健康成长十分重要，注意运动负荷量，不宜过量，经期应避免剧烈的跑跳动作。

（4）卫生指导：注意经期卫生，正确保护皮肤，防止痤疮，保护大脑，开发智力，远离烟酒。

（5）性教育：通过性教育使少女了解基本性生理和性心理卫生知识，正确对待和处理性发育过程中的各种问题，以减少非意愿妊娠率，预防性传播疾病。二级预防包括早期发现疾病和行为偏导以及减少危险因素两个方面，通过学校保健等普及对青少年的体格检查，及早筛查出健康和行为问题。三级预防包括对女青年疾病的治疗与康复。

3. 婚前保健　是为即将婚配的男女双方在结婚登记前所提供的保健服务，包括婚前医学检查、婚前卫生指导和婚前卫生咨询。婚前医学检查是通过医学检查手段发现有影响结婚和生育的疾病，给予及时治疗，并提出有利于健康和出生子代素质的医学意见。婚前卫生指导能促进服务对象掌握性保健、生育保健和新婚避孕知识，为个人达到生殖健康目的奠定良好的基础。婚前卫生咨询能帮助服务对象改变不利于健康的行为，对促进健康、保障健康生育起到积极的保护作用。这三类问题需要通过耐心、细致的咨询服务，方能达到保护母婴健康和减少严重遗传性疾病患儿出生的目的。①"暂缓结婚"，如精神病在发病期间，指定传染病在传染期期间，重要脏器疾病伴功能不全，患有生殖器官发育障碍或畸形；②"不宜结婚"，双方为直系血亲或三代以内旁系血亲；③"不宜生育"，严重遗传性疾病患者。总之，婚前保健保障个人和家庭幸福，减少遗传性疾病蔓延，为优生优育打下良好的基础，也为计划生育提供保证。

4. 生育期保健　主要是维护生殖功能的正常，保证母婴安全，降低孕产妇死亡率和围生儿死亡率。应以加强一级预防为重点：普及孕产期保健和计划生育技术指导；二级预防：使妇女在生育期因孕育或节育导致的各种疾病，能做到早发现、早防治，提高防治质量；三级预防：提高对高危孕产妇的处理水平，降低孕产妇死亡率和围生儿死亡率。

5. 围生期保健　围生期保健是指一次妊娠从妊娠前、妊娠期、分娩期、产褥期、哺乳期为孕产妇和胎儿及新生儿的健康所进行的一系列保健措施，从而保障母婴安全，降低孕产妇死亡率和围生儿死亡率。

（1）孕前保健：选择最佳的受孕时机，有计划妊娠，以减少许多危险因素和高危妊娠。女性小于18岁或大于35岁是妊娠危险因素，易造成难产及其他产科并发症，以及胎儿染色体病。孕前仔细评估既往慢性疾病史、家族和遗传病史，积极治疗对妊娠有影响的疾病，如病毒性肝炎、心脏病等，选择适宜时间受孕，不宜妊娠者应及时告知。妊娠前健康的心理和社会环境也很重要，生活中发生不良事件与妊娠期高血压疾病、产后抑郁症等的发生有关。戒烟酒，避免接触有毒物质和放射线。使用长效避孕药物避孕者需改为工具避孕6个月后再受孕。孕前3个月补充叶酸或含叶酸的多种维生素，可明显降低胎儿神经管畸形等风险。若前次有不良孕产史者，此次受孕应向医师咨询，做好孕前准备，以减少高危妊娠和高危儿的发生。

（2）妊娠早期保健：妊娠早期是胚胎、胎儿分化发育阶段，易受外界因素及孕妇疾病的影响，导致胎儿畸形或发生流产，应注意防病、防致畸。避免接触有害化学制剂和放射线，避免密切接触宠物，避免病毒感染。患病时遵医嘱服药。应尽早确诊妊娠，建立孕期保健手册。评估孕前保健情况。做好预防流产相关知识宣教，指导妊娠早期营养和生活方式，保证充足睡眠，适当活动，避免高强度工作、高噪音环境和家庭暴力，避免精神受刺激，保持心理健康，解除精神压力，预防孕期及产后心理问题的发生。确定基础血压、体重。进行高危妊娠初筛，了解有无不良孕产史、家族成员有无遗传病史，了解有无慢性高血压、心脏病、糖尿病、系统性红斑狼疮等慢性病史，及时请相关学科会诊,不宜继续妊娠者应告知并及时终止妊娠;高危妊娠继续妊娠者,严密观察,严格执行转诊制度。

(3)妊娠中期保健:妊娠中期是胎儿生长发育较快的阶段。胎盘已形成,不易发生流产,妊娠晚期并发症尚未出现,但此阶段应仔细检查妊娠早期各种影响因素对胎儿是否有损伤,妊娠晚期并发症的预防也需从妊娠中期开始。评估首次产检结果。进行妊娠中期营养、生活方式、妊娠生理知识、早产的认识与预防、妊娠期糖尿病筛查意义等宣教;在妊娠中期行胎儿畸形筛查,对疑有畸形或遗传病及高龄孕妇的胎儿要进一步做产前诊断和产前治疗。适当补充铁剂和钙剂,监测胎儿生长发育的各项指标,预防和及早发现胎儿发育异常,并预防和治疗生殖道感染,可以减少妊娠晚期、产时、产后的并发症。

(4)妊娠晚期保健:妊娠晚期胎儿生长发育最快,体重明显增加。此期需进行妊娠晚期营养及生活方式、孕妇自我监护、分娩及产褥期相关知识、母乳喂养、新生儿筛查及预防接种等宣教。定期行产前检查,监测胎儿生长发育的各项指标,防治妊娠并发症(妊娠期高血压疾病,妊娠期肝内胆汁淤积症、胎膜早破、早产、产前出血等),及早发现并矫正胎位异常,特别注意胎盘功能和胎儿宫内安危的监护,及时纠正胎儿缺氧,妊娠达到或超过41周,需住院待产。做好分娩前的心理准备,考虑对母儿合适的分娩方式。指导孕妇做好乳房准备,有利于产后哺乳。

(5)分娩期保健:指分娩与接产时的各种保健和处理,这段时间虽短,但很重要且复杂,是保证母儿安全的关键。提倡住院分娩,高危孕妇应提前入院待产。近年我国卫生部门针对分娩期保健提出"五防、一加强",内容是:防出血(及时纠正宫缩乏力,及时娩出胎盘,注意产后2小时的出血量),防感染(严格执行无菌操作规程,院外未消毒分娩者应用破伤风抗毒素注射防新生儿破伤风,防产妇产褥期感染),防滞产(注意胎儿大小、产道情况、产妇精神状态,密切观察宫缩,定时了解宫颈扩张和胎先露部下降情况),防产伤(尽量减少不必要干预及不适当操作或暴力,提高接产质量),防窒息(及时处理胎儿窘迫,接产时做好新生儿抢救准备);"一加强",是加强产时监护和产程处理。

(6)产褥期保健:均在初级保健单位进行,产后访视应在出院后3日内、产后14日、产后28日进行。

(7)哺乳期保健:哺乳期是指产后产妇用自己乳汁喂养婴儿的时期,通常为1年。为保护母婴健康,降低婴幼儿死亡率,保护、促进和支持母乳喂养是哺乳期保健的中心任务。母乳喂养的好处有:①母乳是婴儿最理想的营养食品,营养丰富,适合婴儿消化、吸收;②母乳喂养省时、省力,经济又方便;③母乳含丰富的抗体和其他免疫活性物质,能增加婴儿抵抗力,预防疾病;④通过母乳喂养,母婴皮肤频繁接触,增加母子感情。

为提高母乳喂养率,WHO提出"促进母乳喂养的十项措施":①向所有卫生保健人员常规传达母乳喂养政策;②培训所有保健人员,执行此方针;③向所有孕妇宣传母乳喂养优点;④协助产妇分娩后30分钟内即开始喂奶;⑤指导母亲如何喂奶,以及在必须与婴儿分开的情况下如何保持泌乳;⑥除医疗上需要外,只喂母乳,不给新生儿任何其他食品和饮料;⑦实行母婴同室;⑧按需哺乳;⑨不给婴儿吸橡皮奶嘴;⑩促进母乳喂养支持组织的建立,并将出院的母亲转给妇幼保健组织。我国目前三级医疗保健网较健全,将出院的母亲转给街道妇幼保健组织,对母婴进行家庭访视。

现在母乳喂养率不断提高,但母乳不足的发生率也随婴儿月龄增长而逐月上升。其实母乳不足并不说明母亲没有足够奶水,而是婴儿未能吃到足够乳汁。原因有:①母乳喂养因素:表现在产后开奶延迟,开奶前使用过奶瓶和橡皮奶头,哺乳次数少,尤其夜间不哺乳,哺乳时间过短未吸空乳房;②母亲心理因素:信心不足,心情紧张、忧虑、疲劳,不愿哺乳;③母婴健康状况:产后母亲服用利尿药、避孕药,使乳量减少,婴儿生病或口腔畸形;④暂时性供需不足:生后2个月婴儿体重增长最快,需要营养相对增加,而乳汁分泌尚未随之增多。处理方法:①保健人员亲自观察母亲哺乳全过程,找出问题所在。②教会母亲判断婴儿是否获得足够奶量的方法:观察婴儿体重增长情况,正常情况下,婴儿体重增长每月应不少于 600 g;观察和记录婴儿排尿情况,通常婴儿昼夜至少排尿 6~8次,尿外观色淡而无味。③提供有关母乳喂养知识和哺乳技巧,频繁、有效地吸吮会使乳汁越吸越多,并增强母亲哺乳信心,克服紧张、焦虑情绪。许多药物能通过乳汁进入婴儿体内,哺乳产妇用药需慎重,哺乳期最好采用工具避孕。

6. 绝经过渡期保健 绝经过渡期是指妇女 40 岁左右开始出现内分泌、生物学变化与临床表现直至绝经。有部分妇女在此期前后出现因性激素减少所引发的一系列躯体和精神心理症状。绝经过渡期保健内容有:

(1)合理安排生活,重视蛋白质、维生素及微量元素的摄入,保持心情舒畅,注意锻炼身体。

(2)保持外阴部清洁,预防萎缩的生殖器发生感染;防治绝经过渡期月经失调,重视绝经后阴道流血。

(3)体内支持组织及韧带松弛,容易发生子宫脱垂及压力性尿失禁,应进行肛提肌锻炼,即用力做收缩肛门括约肌的动作,以加强盆底组织的支持力。

(4)此期是妇科肿瘤的好发年龄段,应每年定期身体检查。

(5)在医师指导下,采用激素补充治疗、补充钙剂等方法防治绝经综合征、骨质疏松、心血管疾病等发生。

(6)虽然此期生育能力下降,仍应避孕至月经停止 12 个月以后。

7. 老年期保健 国际老年学会规定 65 岁以上为老年期。老年期是一生中生理和心理上一个重大转折点,由于生理方面的明显变化所带来心理及生活的巨大变化,使处于老年期的妇女较易患各种身心疾病,如萎缩性阴道炎、子宫脱垂和膀胱膨出、直肠膨出、妇科肿瘤、脂代谢紊乱、老年性痴呆等。应定期体格检查,加强身体锻炼,合理应用激素类药物,以利于健康长寿。

二、定期进行妇女疾病和恶性肿瘤的普查普治

建立健全妇女疾病及防癌保健网,定期进行妇女疾病及恶性肿瘤的普查普治工作,35 岁以上妇女每 1~2 年普查 1 次。普查内容包括妇科检查(外阴、阴道、宫颈、双合诊、三合诊)、阴道分泌物检查、宫颈细胞学检查、B 型超声检查。当普查发现异常时,应进一步行阴道镜检查、宫颈活组织检查、分段诊刮术、CT、MRI 等特殊检查。对妇科恶性肿瘤应早发现、早诊断、早治疗,以降低发病率,提高治愈率。

三、做好计划生育技术指导

开展计划生育技术咨询,普及节育科学知识,以妇女为中心,大力推广以避孕为主的综合节育措施。人工流产只能作为避孕失败后的最后补救手段,不应作为避孕措施。指导育龄夫妇选择安全、有效的节育方法,以降低非意愿妊娠,而且屏障式避孕措施还能预防性病的传播。保证和提高节育手术质量,减少和防止手术并发症的发生,确保受术者安全与健康。

四、做好妇女劳动保护

采用法律手段,贯彻预防为主的方针,确保女职工在劳动工作中的安全与健康。目前我国已建立较为完善的妇女劳动保护和保健的法律,有关规定如下。

1. 月经期调干不调湿(不下水田等),调轻不调重(不从事重体力劳动)。

2. 对妊娠 7 个月以上的女职工,用人单位不得延长劳动时间或安排夜班劳动,并应当在劳动时间内安排一定的休息时间。妊娠女职工在劳动时间内进行产前检查,所需时间计入劳动时间。不得在女职工妊娠期、分娩期、哺乳期降低其基本工资或解除劳动合同;对有两次以上自然流产史,现又无子女的女职工,应暂时调离有可能导致流产的工作岗位。

3. 产期女职工顺产假为 98 日,其中产前休息 15 日,难产的增加产假 15 天。多胞胎生育的,每多生育 1 个婴儿,增加产假 15 日。女职工怀孕未满 4 个月流产的,享受 15 日产假;怀孕满 4 个月流产的,享受 42 日产假。

4. 哺乳期调近不调远,哺乳时间为 1 年,不得安排夜班及加班。用人单位应当在每日的劳动时间内为哺乳期女职工安排 1 小时哺乳时间,女职工生育多胞胎的,每多哺乳 1 个婴儿每日多增加 1 小时哺乳时间。

五、女性心理保健

健康的心理对妇女的身心健康有不可忽视的意义,尤其对女性度过一生中几个特定的时期更为重要。

1. 月经期心理卫生　月经初潮来临,身心发生的巨大变化会造成少女困惑、焦虑和烦躁,这需要对少女进行适当的性教育。月经周期中激素水平变化可能和相应的情绪变化有关,在经前期雌激素水平低时,情绪常消极;经期前后的乏力、烦躁不安、嗜睡、少动为常见的心理行为症状,需适当运动加以放松。相反,生活方式改变、环境变迁、工作紧张等引起的情绪障碍,也可导致月经周期混乱和闭经。

2. 妊娠期和分娩期心理卫生　妊娠期的心理状态分为 3 个时期:较难耐受期、适应期和过度负荷期。孕妇最常见心理问题为焦虑或抑郁状态:对妊娠、分娩、胎儿和产后等方面的关心或担心。这时的心理卫生保健重点是充分休息,进行心理咨询和心理疏导。分娩期常见的心理问题是不适应心理(对于环境陌生和对分娩的紧张)、焦虑紧张心理(担心新生儿有缺陷、分娩不顺利,会影响宫缩而难产)、恐惧心理(会加剧分娩的疼痛,大量消耗体力和精力,导致子宫收缩乏力、产程延长)、依赖心理。因此,在分娩过程中,医护人员要耐心安慰孕妇,提倡开展家庭式产室,有丈夫或家人陪伴,以消除产妇的焦虑和恐惧。

3. 产褥期心理卫生　产妇在产后 2 周内特别敏感,情绪不稳定,具有易受暗示和依赖性强等特点。常见的心理问题是焦虑和产后抑郁症,而心理因素可直接兴奋或抑制大脑皮质,刺激或抑制催乳素及缩宫素释放,影响母乳喂养。产褥期的心理保健要依靠家人和社区妇幼保健人员及时了解产妇的心理需要和心理问题,鼓励进行母乳喂养和产后锻炼,并进行心理疏导。

4. 辅助生育技术相关的心理卫生　人工授精解决男性不育问题,其中使用供体的精子前需经已婚夫妻双方同意,要求他们签署知情同意书。孩子出生后,应保护妇女和孩子的利益,不得歧视她们。体外受精解决妇女因输卵管堵塞而引起的不育问题,体外受精的成功率目前仍较低,可能导致多胎妊娠,导致孕妇的患病率和死亡率增加,而且这些妇女还承受着为丈夫传宗接代的心理压力,所以要密切观察她们的身心健康。

5. 绝经过渡期及老年期心理卫生　绝经过渡期及老年期妇女体内雌激素水平显著降低,引起神经体液调节紊乱,导致绝经前后的心理障碍,主要是抑郁、焦虑及情绪不稳定、身心疲劳、孤独、个性行为改变。随着机体逐步适应,内分泌环境重新建立平衡,这些心理反应也会逐渐消失。必要时加强心理咨询、健康教育和激素替代治疗,增加社会文体活动。

6. 与妇科手术有关的心理问题

(1)行子宫、卵巢切除手术的心理问题:由于受术者对卵巢、子宫的功能认识不足,当因病需行子宫和(或)卵巢切除时容易产生许多顾虑,担心自己女性形象受损,自我完整感丧失,担心会影响夫妻性生活等,患者会表现出情绪低落、苦闷、抑郁。对子宫、卵巢切除的患者应重视术前心理咨询,医师应向患者说明手术的必要性及方法,告知术后不会影响夫妻性生活,也不会改变妇女形象,可定期补充适当的性激素类药物,还要做好患者丈夫和家属的工作,多方面减少患者的压力和精神负担。

（2）行输卵管结扎术的心理问题：绝育手术输卵管结扎术，使卵子与精子无法相遇，达到永久性避孕的目的，并不影响卵巢功能和夫妻间的性生活，不等同于"阉割"。但行绝育手术的女性多为健康个体，对手术容易产生恐惧、疼痛、怕出现手术后遗症的心理。因此，术前应仔细检查受术者有无神经衰弱、癔症等心理疾病，并告知手术原理，缓解其不良心理反应。

第三节　妇女保健统计指标

做好妇女保健统计可以客观地反映妇幼保健工作的水平，评价工作的质量和效果，并为制订妇幼保健工作计划、指导妇幼保健工作的开展和科研提供科学依据。

一、妇女病普查普治的常用统计指标

1. 妇女病普查率＝期内（次）实查人数/期内（次）应查人数×100%
2. 妇女病患病率＝期内患病人数/期内受检查人数×10万/10万
3. 妇女病治愈率＝治愈例数/患妇女病总例数×100%

二、孕产期保健指标

1. 孕产期保健工作统计指标
（1）产前检查覆盖率＝期内接受一次及以上产前检查的孕妇数/期内孕妇总数×100%
（2）产前检查率＝期内产前检查总人次数/期内孕妇总数×100%
（3）产后访视率＝期内产后访视产妇数/期内分娩的产妇总数×100%
（4）住院分娩数＝期内住院分娩产妇数/期内分娩产妇总数×100%
2. 孕产期保健质量指标
（1）高危孕妇发生率＝期内高危孕妇数/期内孕（产）妇总数×100%
（2）妊娠期高血压疾病发生率＝期内患病人数/期内孕妇总数×100%
（3）产后出血率＝期内产后出血人数/期内产妇总数×100%
（4）产褥感染率＝期内产褥感染人数/期内产妇总数×100%
（5）会阴破裂率＝期内会阴破裂人数/期内产妇总数×100%
3. 孕产期保健效果指标
（1）围生儿死亡率＝（孕28足周以上死胎数＋出生后7日内新生儿死亡数）/（孕28足周以上死胎数＋活产数）×1000‰
（2）孕产妇死亡率＝年内孕产妇死亡数/年内孕产妇总数×10万/10万
（3）新生儿死亡率＝期内生后28日内新生儿死亡数/期内活产数×1000‰
（4）早期新生儿死亡率＝期内出生后7日内新生儿死亡数/期内活产数×1000‰

三、计划生育统计指标

1. 人口出生率＝某年出生人数/该年平均人口数×1000‰
2. 人口死亡率＝某年死亡人数/该年平均人口数×1000‰
3. 人口自然增长率＝年内人口自然增长数/同年平均人口数×1000‰
4. 计划生育率＝符合计划生育的活胎数/同年活产总数×100%
5. 节育率＝落实节育措施的已婚育龄夫妇任一方人数/已婚育龄妇女数×100%
6. 绝育率：男和女绝育数/已婚育龄妇女数×100%

能力测试题

A1 型题

1. 劳动保护法规定,女性哺乳期时间为(　　)
 A. 5 个月　　　　　　B. 6 个月　　　　　　C. 8 个月
 D. 10 个月　　　　　E. 12 个月

2. 我国妇女常见病的普查人群年龄主要是(　　)
 A. 20 岁以上　　　　B. 25 岁以上　　　　C. 35 岁以上
 D. 40 岁以上　　　　E. 55 岁以上

3. 国家对边远贫困地区的母婴保健事业给予(　　)
 A. 赞助　　　　　　B. 扶持　　　　　　C. 拨款
 D. 资助　　　　　　E. 帮助

4. 婚前卫生咨询的内容是(　　)
 A. 病史调查
 B. 对有关婚配、生育保健等问题进行咨询
 C. 对双方可能犯的疾病的检查
 D. 对预防接种进行咨询
 E. 关于性卫生知识、生育知识和遗传性疾病知识

5. 下列关于孕前指导错误的一项是(　　)
 A. 如果夫妇婚后不准备避孕应向双方进行孕前指导
 B. 经济困难、居住拥挤不属于不利于妊娠的心理-社会因素
 C. 受孕应在夫妇双方身心健康良好的情况下进行
 D. 如有长期接触对胎儿有毒有害物质史暂不适合妊娠
 E. 孕前指导是围生保健中的重要一环

6. 下列不属于环境因素影响生殖健康的特点的一项是(　　)
 A. 环境因素可影响生殖细胞突变,可影响生殖过程和结局
 B. 环境因素可影响生殖过程的任何一个环节,造成生殖功能障碍或不良生殖结局
 C. 孕晚期接触环境有害因素对孕妇及胎儿没有影响
 D. 环境致畸因素可通过妊娠中的母体,干扰正常的胚胎发育过程,引起先天缺陷
 E. 孕期接触环境有害因素,可导致子代体能和智能损害或通过胎盘致癌

（万丛芳）

第十七章 妇科常用护理技术

学习目标

掌握：妇科常用护理技术的操作流程。

熟悉：妇科常用护理技术的物品准备。

了解：妇科常用护理技术的注意事项。

一、会阴擦洗

【实训目的】

1. 保持患者会阴及肛门部清洁，促进患者的舒适和会阴伤口的愈合，防止生殖系统、泌尿系统的逆行感染。

2. 会阴擦洗的适应证

(1)产科或妇科术后留置导尿管者及外阴术后患者。

(2)产后会阴有伤口患者。

(3)急性外阴炎患者。

(4)长期阴道流血患者。

(5)长期卧床，无自理能力的患者。

【物品准备】

一次性治疗巾，会阴擦洗盘(消毒治疗巾 1 块，弯盘 2 个，无菌止血钳或长镊子 2 把，无菌棉球若干，无菌干棉球若干，清洁卫生垫 1 块，无菌纱布)，0.1%苯扎溴铵溶液、1：20 聚维酮碘或1：5000高锰酸钾溶液，屏风。

【操作流程】

1. 操作前准备 ①向患者做好解释工作，以取得配合；②嘱患者排空膀胱；③患者取屈膝仰卧位，脱下一只裤腿，暴露外阴，注意保暖，用屏风遮挡；④在患者臀下垫一次性治疗巾。

2. 会阴擦洗 ①用无菌纱布堵住阴道口；②用一把止血钳夹取浸有消毒液的棉球，另一把止血钳夹取棉球，擦洗会阴 3 遍；③第一遍顺序：自上而下，自外向内(阴阜→大腿内上 1/3→大小阴唇→会阴→肛门周围，每擦一处需更换无菌棉球，直至把分泌物擦干净为止；④第二、三遍自内向外，无菌伤口则以伤口为中心擦洗，最后擦洗肛门；⑤可根据患者情况增加擦洗次数，直至擦净；⑥用干纱布擦干，顺序与第二遍相同。

3. 操作后护理 擦洗结束后协助患者穿好衣裤，整理用物及床单位，做好记录。

【注意事项】

1. 操作轻柔，操作过程中关心、体贴患者，工作作风严谨。

2. 操作时请病房内无关人员暂时回避，以减轻患者的心理压力。

3. 擦洗时注意观察会阴部及局部伤口有无红肿、分泌物性质、伤口愈合情况等,发现异常及时向医师汇报。

4. 护理人员每完成一次擦洗均应清洁双手,然后再护理下一位患者,并注意将感染者安排在最后擦洗,以免交叉感染。

5. 留置导尿管者要注意导尿管通畅,避免脱落或打结。

二、阴道冲洗

【实训目的】

1. 促进阴道血液循环,减少阴道分泌物,缓解局部充血,控制和治疗炎症。

2. 阴道灌洗的适应证

(1)各种阴道炎及宫颈炎患者。

(2)子宫切除术前或阴道手术前的常规阴道准备。

【物品准备】

会阴擦洗盘,无菌灌洗筒 1 个,橡胶管(管口带有止水夹),灌洗头,治疗盘,无菌治疗碗,阴道窥器,卵圆钳,一次性治疗巾,无菌棉球及消毒卫生垫,便盆,无菌干纱布,灌洗液(1∶5000 高锰酸钾溶液、生理盐水、4∶1000 或 8∶1000 聚维酮碘溶液、4% 硼酸溶液、0.5% 醋酸、1% 乳酸溶液、2%～4% 碳酸氢钠溶液 500～1000 ml)。

【操作流程】

1. 操作前准备　①向患者解释,取得配合;②排空膀胱;③取膀胱截石位,于患者臀下垫一次性治疗巾。

2. 会阴擦洗　按会阴擦洗程序行会阴擦洗,清洁局部伤口。

3. 阴道冲洗

(1)直接冲洗:①将灌洗筒挂在高于床面 60～70 cm 处;装上灌洗头,排出管内空气。②右手持灌洗头柄部,开放止水夹,先冲洗外阴;左手分开小阴唇,将灌洗头沿阴道侧壁缓缓插入至后穹隆部,边冲洗边转动。③当灌洗液剩下约 100 ml 时,取出灌洗头,再次冲洗外阴 1 次。④擦干外阴。⑤滴虫阴道炎用酸性溶液灌洗,念珠菌性阴道炎用碱性溶液灌洗,非特异性炎症用一般消毒液。

(2)借助阴道窥器冲洗:①右手持阴道窥器,左手分开两侧小阴唇,沿阴道后壁斜行插入阴道窥器,旋转阴道窥器成正位。②左手接过阴道窥器,右手持灌洗头柄部,开放止水夹,先冲洗外阴,再冲洗阴道。③冲洗时转动阴道窥器,以便冲净阴道四周皱襞。④当灌洗液剩下约 100 ml 时,取出灌洗头和阴道窥器,再次冲洗外阴。

4. 操作后护理　①协助患者坐于便盆上,使阴道内存留的灌洗液流出。②撤离便盆擦干外阴;③协助患者穿衣,整理用物及床单位,做好记录。

【注意事项】

1. 灌洗筒距床面不超过 70 cm,以免压力过大,水流过快,使液体或污物进入子宫腔,或灌洗液与局部作用的时间不足,影响治疗效果。

2. 灌洗液温度以 41～43℃ 为宜。温度过高易烫伤阴道黏膜,温度过低可引起患者不适。

3. 灌洗头不能插入过深,灌洗过程中动作轻柔,勿损伤阴道壁或宫颈组织。

4. 未婚妇女可用导尿管灌洗,不能使用阴道窥器。

5. 对某些产后 10 日后或妇产科手术 2 周后患者,因阴道分泌物混浊或盆腔感染者,可低位阴道灌洗,高度不超过床沿 30 cm。

6. 宫颈癌患者有活动性出血时,禁止灌洗;月经期、产后 42 日内或人工流产术后宫口未闭、阴道出血者,一般不做灌洗。

三、会阴湿热敷

【实训目的】

1. 促进局部血液循环,改善组织营养,加速组织再生和消炎、止痛。

2. 会阴湿热敷常用于会阴水肿、血肿及会阴伤口硬结、有早期感染的患者。

【物品准备】

会阴擦洗盘(消毒治疗巾 1 块,弯盘 2 个,无菌止血钳 2 把,无菌棉球若干,无菌干棉球若干,清洁卫生垫 1 块),棉垫、干纱布、橡皮垫、一次性治疗巾、医用凡士林,常用湿热敷溶液有 95% 乙醇、50% 硫酸镁等。

【操作流程】

1. 操作前准备　①解释治疗目的,取得配合;②嘱患者排尿,取膀胱截石位;③暴露治疗部位,于患者臀下铺一次性治疗巾。

2. 会阴湿热敷　按会阴擦洗顺序清洁会阴,清洁局部伤口。会阴湿热敷程序包括:①热敷部位涂一薄层凡士林,盖上无菌干纱布;②轻轻覆盖一层蘸有 50% 硫酸镁的湿纱布;③纱布外加盖棉垫;④一般每 3~5 分钟更换 1 次,可将热水袋放在棉垫外,延长更换敷料时间,一次湿热敷时间为 15~30 分钟。

3. 操作后处理　湿热敷完毕,用干纱布拭干外阴,会阴部垫消毒垫;整理用物及床单位,做好记录。

【注意事项】

1. 热敷的面积为病损范围的 2 倍。

2. 湿热敷的温度为 41~48℃,注意防止烫伤。

3. 热敷时注意患者的反应。对休克、昏迷、术后皮肤感觉不灵敏者,应密切观察皮肤颜色,警惕烫伤。

四、阴道-宫颈上药

【实训目的】

用于各种阴道炎、子宫颈炎或术后阴道残端炎的治疗。

【物品准备】

阴道灌洗物品、阴道灌洗液、阴道窥器、长镊子、干棉球、纱布、长棉签、一次性手套,治疗用的药物等。

【操作流程】

1. 上药前准备　①做好解释工作,取得患者的全力配合;②嘱患者排尿;③协助患者上检查床,取膀胱截石位。

2. 阴道灌洗　戴一次性手套,用阴道窥器撑开阴道,冲洗外阴,根据具体情况选择不同的灌洗液。

3. 阴道-宫颈上药　①纳入法:每晚上药前洗净双手,右手示指、中指夹持药片放至阴道后穹隆部位;或用长镊子夹持带尾线蘸药大棉球塞于宫颈口部,线尾留于阴道口外,嘱患者 12 小时后自行取出。②涂擦法:用棉签蘸取药物,均匀涂擦于阴道病变处。如为腐蚀性药物,首先在正常黏膜上遮垫厚纱布,以保护正常组织,涂药后取出纱布。③喷撒法:用喷撒器喷撒药粉于阴道、宫颈病变处;或将药粉喷撒在带尾线的大棉球上,再将棉球顶塞于阴道病变处,线尾留在阴道口外,嘱患者 12 小时后自行将棉球牵出。

4. 上药后护理 协助患者穿衣服,整理用物及床单位,并做好记录。

【注意事项】

1. 月经期、子宫出血者不宜经阴道给药。

2. 给未婚女性上药时,可用长棉棒涂抹,棉棒上的棉花应捻紧,涂药须朝同一方向转动,以防棉花脱入阴道内不易取出。不宜使用阴道窥器。

3. 上药时,应转动阴道窥器,使阴道四壁均匀涂布药物。

4. 阴道栓剂最好于晚上或休息时上药,以免站立时脱出,影响治疗效果。

5. 应用腐蚀性药物时,要注意保护好阴道壁及正常组织。

6. 上药期间禁止性生活。

五、坐浴

【实训目的】

促进局部组织的血液循环,增强抵抗力,减轻外阴局部炎症及疼痛,清洁创面,有利于组织的恢复,常作为治疗各种外阴炎、阴道炎的辅助疗法,或作为外阴阴道手术前的准备。

【物品准备】

坐浴盆、水温计、坐浴架、无菌纱布若干。

【操作流程】

1. 配置药液 根据病情配置坐浴药液约 2000 ml。①滴虫阴道炎:0.5％醋酸或 1％乳酸或 1:5000 高锰酸钾溶液;②假丝酵母菌阴道炎:2％～4％碳酸氢钠溶液;③萎缩性阴道炎:0.5％～1％乳酸溶液;④外阴炎、其他非特异性阴道炎、外阴阴道手术术前准备:1:5000 高锰酸钾、0.1％苯扎溴铵溶液等。

2. 坐浴 ①在坐浴架上放置坐浴盆;②嘱患者排空膀胱后,擦净外阴和阴道周围,将臀部和外阴浸泡在溶液中,持续 20 分钟。

3. 坐浴后护理 无菌纱布擦干外阴,整理用物。

【注意事项】

1. 坐浴药液严格按比例配置,浓度过低不能达到治疗效果,浓度过高易灼伤皮肤、黏膜。

2. 药液温度以 41～43℃为宜。

3. 坐浴前先将外阴及肛门擦洗干净。

4. 坐浴时需将臀部及全部外阴浸入药液中。

5. 坐浴盆一人一用,防止交叉感染。

- -

能力测试题

A1 型题

1. 阴道灌洗液的最佳温度是( )
   A. 38～40℃　　　　B. 36～37℃　　　　C. 34～35℃　　　　D. 41～43℃　　　　E. 43～45℃

2. 每次会阴湿热敷的时间是( )
   A. 3～5 分钟　　　　B. 6～10 分钟　　　　C. 10～15 分钟
   D. 15～30 分钟　　　　E. 大于 30 分钟

A2 型题

3. 患者,女性,35 岁,已婚。因外阴瘙痒、灼痛入院,诊断为外阴炎,需外用药物坐浴。在对患

者的坐浴指导中,错误的是(　)

A. 药液温度以 45～48℃为宜

B. 坐浴药液严格按比例配置

C. 坐浴前先将外阴及肛门擦洗干净

D. 坐浴盆要专用,防止交叉感染

E. 坐浴时需将臀部及全部外阴浸入药液

（单　媛）

英汉名词对照

A

acute cervicitis	急性子宫颈炎症
amenorrhea	闭经
androblastoma	睾丸母细胞瘤
anovulatory dysfunctional uterine bleeding	无排卵性功血
artificial insemination, AI	人工授精
assisted reproductive techniques, ART	辅助生殖技术
atrophic vaginitis	萎缩性阴道炎
atypical hyperplasia	不典型增生

B

bacterial vaginosis, BV	细菌性阴道病
bartholinitis	前庭大腺炎
bartholin cyst	前庭大腺囊肿
bonney test	指压试验

C

cervical cancer	子宫颈癌
cervical hypertrophy	子宫颈肥大
cervical intraepithelial neoplasia, CIN	子宫颈上皮内瘤变
cervical polyp	子宫颈息肉
choriocarcinoma	绒毛膜癌
chronic cervicitis	慢性宫颈炎症
clue cell	线索细胞
complete hydatidiform mole	完全性葡萄胎

D

dermoid cyst	皮样囊肿
dysgerminoma	无性细胞瘤
dysfunctional uterine bleeding, DUB	功能失调性子宫出血
dysmenorrhea	痛经

E

endocervicitis	慢性宫颈黏膜炎
endodermal sinus tumor	内胚窦瘤
endometrial carcinoma	子宫内膜癌
endometritis	子宫内膜炎
estrogen, E	雌激素

F

fecal fistula	粪瘘
fibroma	纤维瘤
follicle - stimulating hormone, FSH	卵泡刺激素

frozen pelvis　　　　　　　　　　　　　　　　　　冰冻骨盆

G

gamete intrafallopian transfer,GIFT　　　　　　配子输卵管内移植

gametes intrauterine transfer,GIUT　　　　　　宫腔内配子移植

genital herpes　　　　　　　　　　　　　　　　　生殖器疱疹

gestational trophoblastic disease,GTD　　　　　妊娠滋养细胞疾病

gestational trophoblastic neoplasia,GTN　　　　妊娠滋养细胞肿瘤

gonorrhea　　　　　　　　　　　　　　　　　　　淋病

granulosa cell tumor　　　　　　　　　　　　　　颗粒细胞瘤

H、I

herpes simplex virus,HSV　　　　　　　　　　　单纯疱疹病毒

human papilloma virus,HPV　　　　　　　　　　人乳头瘤病毒

human placental lactogen,hPL　　　　　　　　　人胎盘生乳素

hydatidiform mole, HM　　　　　　　　　　　　葡萄胎

immature teratoma　　　　　　　　　　　　　　　未成熟畸胎瘤

intramural myoma　　　　　　　　　　　　　　　肌壁间肌瘤

intrauterine device,IUD　　　　　　　　　　　　宫内节育器

invasive mole　　　　　　　　　　　　　　　　　侵蚀性葡萄胎

in vitro fertilization and embryo transfer, IVF‑ET　体外受精与胚胎移植

K、L

Krukenberg tumor　　　　　　　　　　　　　　库肯勃格瘤

loop electrosurgical excision procedure,LEEP　子宫颈环形电切除术

luteinizing hormone,LH　　　　　　　　　　　　黄体生成素

luteinizing hormone releasing hormone,LHRH　黄体生成激素释放激素

M、N

Manchester surgery　　　　　　　　　　　　　　曼彻斯特手术

mature teratoma　　　　　　　　　　　　　　　　成熟畸胎瘤

Meigs syndrome　　　　　　　　　　　　　　　　梅格斯综合征

menopause syndrome　　　　　　　　　　　　　绝经综合征

mucinous cystadenoma　　　　　　　　　　　　黏液性囊腺瘤

mucinous cystadenocarcinoma　　　　　　　　黏液性囊腺癌

myxoma peritonei　　　　　　　　　　　　　　腹膜黏液瘤

naboth cyst　　　　　　　　　　　　　　　　　子宫颈腺囊肿

natural family planning,NFP　　　　　　　　　自然避孕法

non-specific vulvitis　　　　　　　　　　　　　非特异性外阴炎

O、P

ovarian epithelial tumor　　　　　　　　　　　卵巢上皮性肿瘤

ovarian sex cord stromal tumor　　　　　　　卵巢性索间质肿瘤

ovarian germ cell tumor　　　　　　　　　　　卵巢生殖细胞肿瘤

ovarian hyperstimulation syndrome,OHSS　　卵巢过度刺激综合征

ovarian tumor　　　　　　　　　　　　　　　　卵巢肿瘤

partial hydatidiform mole，PHM	部分性葡萄胎
pelvic inflammatory disease，PID	盆腔炎性疾病
polycystic ovarian syndrome，PCOS	多囊卵巢综合征
progesterone，P	孕激素
prolactin，PRL	垂体催乳激素

S、T

sequela of PID	盆腔炎性疾病后遗症
serous cystadenoma	浆液性囊腺瘤
serous cystadenocarcinoma	浆液性囊腺癌
sertoli-leydig cell tumor	支持细胞-间质细胞瘤
sexually transmitted diseases，STDs	性传播疾病
sexually transmitted infections，STI	性传播感染
stress urinary incontinence，SUI	压力性尿失禁
submucous myoma	黏膜下肌瘤
subserous myoma	浆膜下肌瘤
syphilis	梅毒
teratoma	畸胎瘤
theca cell tumor	卵泡膜细胞瘤
trichomonal vaginitis	滴虫阴道炎

U、V、W、Y

urinary fistula	尿瘘
uterine myoma	子宫肌瘤
uterine prolapse	子宫脱垂
venereal diseases，VD	传统性病
vulvitis	外阴炎
vulvovaginal candidiasis，VVC	外阴阴道假丝酵母菌病
whiff test	胺臭味试验
yolk sac tumor	卵黄囊瘤

参 考 文 献

[1] 谢幸,苟文丽.妇产科学[M].北京:人民卫生出版社,2013.

[2] 魏碧容.妇科护理学[M].北京:人民卫生出版社,2009.

[3] 马常兰,李玉兰.妇产科护理学[M].南京:江苏科学技术出版社,2011.

[4] 郑修霞.妇产科护理学[M].4 版.北京:人民卫生出版社,2006.

[5] Lynda Juall Carpention.护理诊断手册[M].李宁译.北京:科学技术文献出版社,2011.

[6] 全国卫生专业技术资格考试应试指南编委会.2011 年全国卫生专业技术资格考试训练题集及考题汇编——护理学专业(执业护士含护士)[M].北京:新世界出版社,2011.